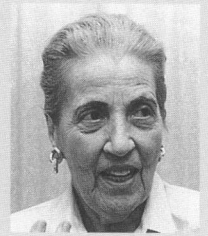

Susanne Klein-Vogelbach (1909–1996)

— Susanne Klein-Vogelbach ist die Begründerin des Behandlungs-
konzepts der Funktionellen Bewegungslehre
— Sie absolvierte zunächst eine Ausbildung an der Schauspiel-
schule in München und anschließend eine Ausbildung zur
Lehrerin für rhythmische Gymnastik am Konservatorium in
Basel. Dies bildete die Grundlage für ihre spätere Arbeit als
Physiotherapeutin
— Neben ihrer Tätigkeit in der eigenen Praxis gründete sie die
Physiotherapieschule am Kantonsspital Basel
— Ab 1963 gab sie Fortbildungskurse im In- und Ausland, und ab
1976 verfasste sie mehrere Lehrbücher zur Funktionellen
Bewegungslehre
— 1979 wurde ihr von der medizinischen Fakultät der Universität
Basel der Ehrendoktor verliehen
— 1993 startete sie das Forschungsprojekt für Musikerkrankheiten
FBL Klein-Vogelbach und gründete mit Irene Spirgi-Gantert eine
Praxisgemeinschaft in Bottmingen (Schweiz)
— In ihren letzten Jahren behandelte sie hauptsächlich Musiker
mit tätigkeitsbedingten Gesundheitsproblemen und erarbeitete
das Basisprogramm für Musiker zur Vorbeugung von
Spielschäden

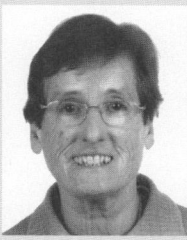

Katrin Eicke-Wieser

— Sie erhielt von 1955–1958 ihre Ausbildung zur Physiotherapeutin an der neu gegründeten Schule für Physiotherapie
»Kantonsspital Basel«, deren Leitung Susanne Klein-Vogelbach
übernommen hatte. Nach dem Diplom arbeitete sie in der Praxis
von Susanne Klein-Vogelbach
— 1980 gründete sie die Fachgruppe FBL Klein-Vogelbach und
organisierte und begleitete viele Jahre die Weiterbildungskurse
in FBL in der Schweiz
— 1984 schloss sie die dreijährige Ausbildung zur FBL-Instruktorin
(Lehrtherapeutin) ab
— Bis 1996 beteiligte sie sich an der Ausbildung der Lehrtherapeuten und arbeitete eng mit Susanne Klein-Vogelbach
zusammen an der weiteren Entwicklung der Funktionellen
Bewegungslehre und an ihren Büchern
— Katrin Eicke-Wieser hat eine Praxis in Basel

Katrin Eicke-Wieser

FBL Klein-Vogelbach

Functional Kinetics:

Therapeutische Übungen

Herausgegeben von

Irene Spirgi-Gantert und Barbara Suppé

Katrin Eicke-Wieser

FBL Klein-Vogelbach Functional Kinetics: Therapeutische Übungen

5. Auflage

Unter Mitarbeit von Vreni Pfefferli-Hügin und Salah Bacha

Mit 51 Abbildungen in 173 Teilabbildungen

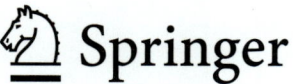

Herausgeber
Irene Spirgi-Gantert
Haasenbergstr. 6
6044 Udligenswil
Schweiz

Barbara Suppé (ehemals Werbeck)
Schule für Physiotherapie an der
Stiftung Orthopädische Universitätsklinik
Schlierbacher Landstr. 200a
69033 Heidelberg

Autoren
Katrin Eicke-Wieser
Alemannengasse 112
4058 Basel
Schweiz

Susanne Klein-Vogelbach †
Georg und Susanne Klein-Vogelbach-Stiftung
Wiesenthalstr. 126
7000 Chur
Schweiz

ISBN-10   3-540-29872-X Springer Medizin Verlag Heidelberg
ISBN-13   978-3-540-29872-4 Springer Medizin Verlag Heidelberg

Bibliografische Information der Deutschen Bibliothek
Die Deutsche Bibliothek verzeichnet diese Publikation in der Deutschen Nationalbibliografie;
detaillierte bibliografische Daten sind im Internet über http://dnb.ddb.de abrufbar.

Springer Medizin Verlag.

springer.de

© Springer Medizin Verlag Heidelberg 1978, 1986, 1992, 2001, 2006

Printed in Germany

Planung: Marga Botsch, Heidelberg
Projektmanagement: Claudia Bauer, Heidelberg
Redaktion DVD: Kristina Jansen
Design: deblik Berlin
SPIN: 11407911
Satz: medionet AG, Berlin
Druck: Stürtz, Würzburg
Gedruckt auf säurefreiem Papier   22/21 22/cb – 5 4 3 2 1 0

Vorwort zur 5. Auflage

Erfreulicherweise ist wieder eine Neuauflage des Buchs »Therapeutische Übungen« notwendig geworden. Das bestätigt, dass die Funktionelle Bewegungslehre (FBL Klein-Vogelbach) nach wie vor ein fester Bestandteil der physiotherapeutischen Grundausbildung ist.

Die Neuauflage bietet die Chance, das äußere Erscheinungsbild des Buchs zu modernisieren und, wenn möglich, lerndidaktisch noch besser zu gestalten. Inhaltlich kamen zwei neue Übungen dazu (Klötzchenspiel und Spinnübung), deren Lernziele besonderes Gewicht auf die segmentale Vorstabilisierung der Wirbelsäule legen. Alle Übungen wurden im Hinblick auf die neusten Erkenntnisse wissenschaftlicher Arbeiten überprüft und angepasst. Zunehmend erbringen Arbeiten aus Physiologie, Neurophysiologie, Motor Learning und Hirnforschung Erklärungen und Begründungen für die positiven Effekte beim Umgang der Patienten mit den therapeutischen Übungen. Mit diesen Übungen verbessert der Patient sein kinästhetisches Empfinden und den Sinn für ein ökonomisches Bewegungsverhalten. Das ermöglicht es ihm, weitgehend selbständig mit seinen funktionellen Problemen umzugehen.

Susanne Klein-Vogelbach schuf diese Übungen intuitiv und durch beharrliches Beobachten an den Patienten. Durch die Erfolge in der Therapie angespornt, arbeitete sie unermüdlich weiter, um die funktionellen Zusammenhänge im Bewegungsverhalten des menschlichen Körpers besser zu verstehen

Ich hatte das grosse Glück, von Anfang an die Entstehung der therapeutischen Übungen miterleben und die Übungen mit erarbeiten zu können. In langjähriger Unterrichtserfahrung wurde uns Instruktoren und Lehrtherapeuten der Funktionellen Bewegungslehre aber auch bewusst, dass der für Lernende oft schwer verständliche Text der Bücher umgearbeitet werden muss. Für das Buch »Therapeutische Übungen« wurde diese Aufgabe an mich heran getragen, und ich habe sie gerne übernommen. Der vorliegende Band enthält alle therapeutischen Übungen, auch diejenigen der »Gangschulung«. Alle wurden von Grund auf überarbeitet und neu gestaltet. Die Nomenklatur ist wesentlich vereinfacht.

Ich bedanke mich ganz herzlich bei Vreni Pfefferli-Hügin. Unsere vielen Diskussionen und ihre konstruktive Kritik an dieser Arbeit waren mir eine große Hilfe und Unterstützung.

Ulrike Rostin Leye und Chantal Wawrzyniak danke ich herzlich, dass sie sich als Modelle zur Verfügung gestellt haben, und dem Fotografen Herrn Lecoultre für seine ausgezeichneten Aufnahmen.

Mein Dank gilt auch Marga Botsch und Gabriele Siese vom Springer Medizin Verlag für die angenehme Zusammenarbeit und die sorgfältige Durchsicht des Manuskripts.

Nicht zuletzt danke ich meiner Familie für die Geduld und Nachsicht während der arbeitsreichen Zeit, die ich mit der Überarbeitung dieses Buchs zugebracht habe.

Basel, März 2006
Katrin Eicke-Wieser

Vorwort zur ersten Auflage

Ein gesundes Kind lernt im Laufe seiner ersten Lebensjahre gehen, sprechen und seine Hände gebrauchen. Dazu benötigt es keinen anderen Lehrer, als eine Umwelt, die ihm erlaubt, sich entsprechend seiner Anlagen und der bestehenden Stimuli zu entwickeln und in unendlichen Wiederholungsvorgängen Ordnung in die empfangenen Botschaften zu bringen. Will es sich aber besondere Geschicklichkeiten aneignen, wie z. B. die Beherrschung eines Musikinstrumentes, so braucht es dazu Fleiß, Ausdauer und wenn möglich einen fähigen Lehrer. Das allein genügt aber nicht, um etwas Außerordentliches zu erreichen. Das Potenzial seiner Begabungen definiert zusätzlich seine Grenzen und Möglichkeiten. Es gibt zwar viele Wege, Talente zu fördern, aber keine, sie zu erzeugen.

Ein Patient, der aus gesundheitlichen Gründen therapeutische Übungen machen muss, erlebt die Situation, dass er eine körperliche Fertigkeit erwerben sollte, zu der er kein Talent besitzt. Mit anderen Worten: Auch ein idealer, kooperativer, bestens motivierter Patient wird, trotz Fleiß und Ausdauer, mit seinen therapeutischen Übungen höchstens einen »guten Durchschnitt« erreichen können. Durch die Therapie muss er eine schmerzliche Erfahrung hinnehmen, die er vielleicht zum ersten Mal bewusst erlebt. Dinge, die einem schwer fallen, weil man dafür nicht begabt ist, und um die man sich, aus welchen Gründen auch immer, strebend bemüht, verdienen im Lichte der vergleichenden Kritik niemals ein besonderes Lob. Das, was einem leicht fällt, das, wozu man Talent besitzt, wird bewundert und erntet oft auch dann noch Lob, wenn dafür kein besonderer Einsatz geleistet worden ist.

Die Konfrontation mit den eigenen Bewegungsschwierigkeiten im Rahmen der Therapie verlangt vom Patienten, dass er durch Selbsterfahrung lernt, das Optimum im Bereich seiner eigenen Möglichkeiten zu erkennen und zu erlangen. Den Vergleich mit »den Anderen«, die er vielleicht bewundert und beneidet, muss er ertragen und akzeptieren.

Der Therapeut aber sollte die Leistung des Patienten beurteilen können. Er kennt das Ausmaß an Anstrengung und Geduld, das der Patient permanent aufbringen muss, um die Differenz zwischen seinem Bewegungsverhalten und dem »guten Durchschnitt« zu vermindern. Dafür verdient der Patient Lob und Anerkennung. Der Therapeut ist die Bezugsperson, die beides spenden soll. Sowohl durch die Freude über die verdiente Anerkennung als auch durch die unbestechliche Beurteilung seines Bewegungsverhaltens wird der Patient schneller vom Wahrnehmen und Lernen angesprochen. Das Wahrnehmen und Verstehen seines Bewegungsverhaltens macht es ihm leichter, seine Behinderung mit mehr Gelassenheit anzunehmen. Gelingt diese Selbstmotivation, an seinem Bewegungsverhalten kontinuierlich weiterzuarbeiten, dann findet der Patient auch den Weg, seine eigene Wirklichkeit ökonomisch zu planen und zu gestalten und diese mit der ihm eigenen Vitalität zu leben.

Basel, im Februar 1978
Susanne Klein-Vogelbach

Lernziele im Überblick

Training der segmentalen Stabilisierung der Wirbelsäule

– Klötzchenspiel	Die Körperabschnitte in die Körperlängsachse einordnen und die stabilisierte Wirbelsäule vermehrter Belastung aussetzen
– Spinnübung	Die segmentale Stabilisierung der Wirbelsäule bei Seitwärtsneigung erhalten

Training mit besonderer Betonung der Bauchmuskulatur

– Taillentrimmer	Konzentrische Aktivität der schrägen und queren Bauchmuskulatur und Stabilisation und Mobilisation der Rippen-/Wirbelgelenke
– Klassischer Frosch	Funktionelle Bauchmuskelbelastung mit Hubbelastung
– Urfrosch	Funktionelle Bauchmuskelbelastung bei Flachrücken und/oder vermehrter Lendenlordose
– Diagonaler Frosch	Diagonale Bauchmuskelbelastung bei erhöhter Anforderung der Stabilisierungsaktivität der Rückenmuskeln
– Anpassung der Frösche durch Lageveränderung im Raum	Bauchmuskeltraining mit reduzierter Hubbelastung
– Brückenbauch	Dynamische Stabilisierungsaktivität der Bauch- und Schultergürtelmuskulatur

Training mit besonderer Betonung der Rückenmuskulatur

– Klassischer Vierfüßler	Extensorische/rotatorische Stabilisierung der Brustwirbelsäule unter Gewichtsbelastung bei synergistischer Anspannung der Bauch- und Schultergürtelmuskulatur
– Anpassung des klassischen Vierfüßlers durch Lageveränderung im Raum	Extensorisches Muskeltraining mit reduzierter Hubbelastung
– Mobilisierender Vierfüßler in Flexion/Extension	Mobilisation der flexorischen/extensorischen Rückenmuskulatur
– Lateralflexorischer Vierfüßler	Lateralflexorische Mobilisation der Wirbelsäule ohne Hubbelastung
– Lateralflexorischer liegender Vierfüßler	Maximale Hubbelastung der Lateralflexoren der Wirbelsäule
– Aufgeklappter Vierfüßler	Maximale Hubbelastung der Lateralflexoren bei hohen Anforderungen an Balance- und Stabilisierungsgeschicklichkeit der proximalen Extremitätengelenke
– Albatros	Geschicklichkeitstraining der extensorischen Wirbelsäulen- und Hüftgelenkmuskulatur
– Alle Stunde wieder	Mobilisation der Wirbelsäule in Flexion/Extension im Sitzen
– Im Gleichgewicht	Dynamische Stabilisierung der Wirbelsäule unter erhöhten Anforderungen
– Stehauf-Männchen	Selbstmobilisation des thorakalen und des totalen Rundrückens
– Der eingeklemmte Bart	Den Kopf in die Körperlängsachse einordnen und die Nacken-, Schulter- und Brustwirbelsäulenmuskulatur kräftigen

— **Stockgeher**	Training für ein hinkfreies Gehen mit Unterarmkrücken
— **Treppengeher**	Kniegelenkschonendes Treppauf- und –abwärtsgehen

Atemtraining

— **Ruheatmung**	Die Merkmale der Ruheatmung wahrnehmen
— **Rhythmische Atmung**	Konzentrische/exzentrische Aktivität der Atemmuskulatur
— **Blasebalg**	Das Brustkorbvolumen aktiv erweitern und verkleinern
— **Luftschlucker**	Das Luftschlucken bekämpfen

Inhalt

H   Atemtraining

I   Anhang

Einführung

Funktionelles Üben

1

1.1   Was bedeutet funktionelles Üben?

Durch systematisches Beobachten von Menschen in Ruhe und Bewegung wird ersichtlich, dass das vielfältig bewegliche System eines Körpers in ständiger Auseinandersetzung mit der Schwerkraft steht. Die im Vergleich zur Körperlänge kleine Standfläche verlangt vom Körper bei jeder Veränderung einer Gelenkstellung eine Anpassung, eine **Reaktion**, um im Gleichgewicht zu bleiben. **Das bedingt einen ständigen Umgang mit den Gewichten seiner Körperteile.** Auf Grund dieser Erkenntnis wurden die therapeutischen Übungen der Funktionellen Bewegungslehre erarbeitet.

Von einer exakt eingestellten Ausgangsstellung ausgehend, wird vom Patienten eine **Bewegung** in eine genau definierte Richtung verlangt. Als Antwort auf die Gewichtsverschiebung dieser **Primärbewegung** erfolgt spontan eine voraussehbare **Gegenbewegung**. Mit dieser neuen Anordnung der Gewichte versucht der Körper, im Gleichgewicht zu bleiben. Dieses automatische Reagieren erfolgt zur richtigen Zeit, koordiniert und mit einer ökonomischen, adäquaten Aktivität der Muskulatur. Das ist dem Patienten nicht bewusst, weil er sich auf die Ausführung des Bewegungsauftrags konzentriert.

Zusätzlich zum Bewegungsauftrag muss der Patient **Bedingungen** einhalten, z. B. gleich bleibende Abstände zwischen zwei Körperpunkten. Diese Aufgabe erfüllt der Körper mit einer gezielten **dynamisch stabilisierenden Aktivität** der entsprechenden Muskulatur. Eine andere Bedingung kann z. B. das **Beibehalten der Unterstützungsfläche** sein. Das begrenzt die Primärbewegung. Durch diese Bedingungen verläuft die Bewegung erst in der vom Therapeuten gewollten Art und Weise.

Das **Lernziel** einer therapeutischen Übung soll die voraussehbare Reaktion auf einen Bewegungsauftrag und/oder die dynamisch stabilisierende Muskelaktivität beim Einhalten der Bedingungen sein. Durch diese automatisch einsetzenden unbewussten Aktivitäten werden unökonomische Anstrengungen und Ausweichbewegungen vermieden.

Die in diesem Buch vorgestellten therapeutischen Übungen sind Modelle für bestimmte Lernziele. Die Übungen lösen komplexe Bewegungen aus, bei denen bestimmte Muskelgruppen und Bewegungskomponenten angesprochen werden. Das erfordert viel Koordination und Bewegungsvermögen des ganzen Körpers.

Funktionell üben bedeutet auch zu berücksichtigen, welchen Anforderungen einzelne Muskelgruppen im nor-malen, täglichen Gebrauch ausgesetzt sind. Zum Beispiel müssen die Abduktoren des Hüftgelenks am Standbein im Einbeinstand und im Gehen das Gewicht des Beckens, des Brustkorbs, des Kopfs, der Arme und des Spielbeins am Becken verankern. Die Abduktoren des Hüftgelenks arbeiten dabei in der Stützfunktion im geschlossenen System. Das isolierte Üben der Abduktoren mit Abheben des Beins würde den normalen Anforderungen nicht entsprechen.

Durch die vorangegangene sorgfältige Bestandsaufnahme, den **funktionellen Status** (s. Klein-Vogelbach 2006), gewinnt der Therapeut Verständnis für die funktionellen Probleme des Patienten.

Für den Therapeuten ist es wichtig, die Abweichungen von der Norm z. B in Bezug auf Konstitution, Kondition und Statik in der Therapie zu berücksichtigen. Sie beeinflussen das Bewegungsverhalten eines Patienten in voraussagbarer Weise. Es ist zum Beispiel sinnlos, von einem Menschen mit langen Oberschenkeln zu verlangen, in die Hocke zu gehen. Er würde zu viel Gewicht nach hinten bringen und umfallen.

Abweichungen von einer idealen Statik führen zu Überlastungen einzelner Muskelgruppen und Gelenke. Nicht eingeordnete Gewichte müssen durch zusätzliche Muskelarbeit gehalten werden. In den Gelenken entstehen Abscherkräfte.

> **Wichtig**
>
> Der Therapeut bestimmt auf Grund der gefundenen Defizite und des Zustands des Patienten, welche Anforderungen er in Form von **Belastung der Muskulatur, der Koordinationsfähigkeit und der Beweglichkeit der Gelenke** dem Patienten zumuten kann und will.

Eine genaue Einordnung der Körperabschnitte in die Körperlängsachse ist aus funktionellen Gründen bei vielen Übungen wichtig. Diese Neutralstellung der Wirbelsäule soll auch unter verschiedenen Belastungen beibehalten werden. Das funktioniert nur, wenn die segmentale Vorstabilisierung durch die lokale Muskulatur gewährleistet ist.

Beim genauen Beobachten, ob und wie lange der Patient die Neutralstellung der Wirbelsäule ohne Mühe halten kann, gewinnt der Therapeut wichtige Informationen für die Planung der Therapie

Da die **Übungen Modellcharakter** haben, entstehen viele Möglichkeiten, sie jedem einzelnen Fall anzupassen oder nur Teile daraus zu nutzen. Das funktionelle Problem des Patienten ist ausschlaggebend. So genannte Übungsschemata für bestimmte Krankheiten entfallen. Diese Art, mit einem Patienten umzugehen, macht die Arbeit des Therapeuten jeden Tag neu und interessant.

1.2 Das Analysenkonzept

Das im Folgenden zur Beschreibung und Analyse jeder therapeutischen Übung benutzte Konzept soll dem Therapeuten eine übersichtlich gegliederte Orientierungshilfe an die Hand geben.

Mit dem Durcharbeiten der einzelnen Abschnitte lernt er, den programmierten therapeutischen Bewegungsablauf zu verstehen und dieses Wissen im Umgang mit dem Patienten therapeutisch einzusetzen.

Der Therapeut kann sich einzelne Vorgänge merken und sie beim Üben mit dem Patienten kontrollieren. So lernt er, sehr genau zu beobachten und zu beurteilen, wie verschieden jeder Körper mit seinen Gelenken und Gewichten umgeht.

1.3 Spezielle Namen und Begriffe der Funktionellen Bewegungslehre

Namen der Übungen

Beim Durchblättern dieses Buchs fallen die Fantasienamen der Übungen auf. Diese Namen wurden oft spontan entweder von den Patienten oder von den Therapeuten vergeben, die die Übungen entwickelten. Sie sind hier ganz bewusst beibehalten worden. Schon beim Nennen des Namens der Übung wird eine Assoziation ausgelöst. Es entsteht ein Bild einer Stellung oder eines komplexen Bewegungsablaufs. Mit dieser Vorstellung wird der Übungsablauf programmiert: Der Patient ist angeregt und aufmerksam; oft verbessert sich auch spontan sein Haltetonus.

Zudem fällt es dem Patienten beim Üben zu Hause leichter, sich an eine Übung zu erinnern.

Türmchen

In der Funktionellen Bewegungslehre wird immer wieder betont, wie wichtig das Einordnen der Körperabschnitte Becken, Brustkorb und Kopf in die daraus entstehen-

de Körperlängsachse ist. Damit entsteht ein gemeinsam funktionierendes Gebilde, das bislang keinen Namen hatte. Die sonst gebräuchlichen Begriffe dafür sind für unsere Zwecke nicht geeignet: Bei »Rumpf« fehlt sozusagen der Kopf, bei »Oberkörper« das Becken.

In der Arbeit mit den Patienten bildeten sich die Begriffe **»Klötzchen«** oder **»Bausteine«** für Becken, Brustkorb und Kopf heraus. Stellt man sie übereinander, ergibt sich daraus ein **»Türmchen«**. So ist diese leicht nachvollziehbare, einleuchtende Bezeichnung entstanden (▶ Kap. 3).

Drehpunkt

Innerhalb des Körpers findet Bewegung in den Gelenken statt. Sie sind die Schaltstellen der Bewegung. Beobachten kann man Bewegung aber nur an der **Stellungsänderung der Gelenkpartner**, die sich im Gelenk drehen. Wir bezeichnen die Orte der Bewegung als Drehpunkt.

Ökonomische Aktivität

Ökonomische Aktivität wird bei allen Übungen angestrebt. Sie ist dann erreicht, wenn für einen Bewegungsauftrag der dafür entsprechende Kraftaufwand der Muskulatur geleistet wird.

- Bei **zu viel Kraftaufwand** werden die Bewegungen steif und undifferenziert.
- **Zu wenig Kraftaufwand** verzögert die Gleichgewichtsreaktionen und belastet die passiven Strukturen des Bewegungsapparats.

Verschiedene Aktivitäten, wie z. B. Bergsteigen oder Spazierengehen, erfordern unterschiedliche Intensitäten der Muskelaktivitäten, wenn sie ökonomisch ausgeführt werden sollen.

> **Wichtig**
>
> Eine sich anpassende, wechselnde Intensität der ökonomischen Aktivität garantiert eine harmonische Bewegung.

Trennebene

Die Trennebene ist eine gedachte Ebene. Sie steht senkrecht auf der Unterstützungsfläche, wo der Fußpunkt des Lots des momentanen Körperschwerpunkts die Unterstützungsfläche trifft. Außerdem steht sie rechtwinklig zur Primärbewegung. Sie erlaubt, die beschleunigenden Gewichte der Primärbewegung und diejenigen der Gleichgewichtsreaktion zu erkennen. Mit der Verschiebung des Lots des Körperschwerpunkts innerhalb einer Unterstützungsfläche oder über einer neuen Unterstützungsfläche verlagert sich auch die Trennebene.

Analysenkonzept

2

2.1 Name der Übung

Jede Übung hat einen Namen. Es sind meistens **Fantasienamen**, die bei den Patienten die Assoziation eines Bewegungsbilds auslösen sollen. Dadurch prägen sich die Übungen besser in sein Erinnerungsvermögen ein und sind durch diese Vorstellung leichter reproduzierbar. Viele der Namen wurden von den Patienten spontan beim Üben erfunden.

2.2 Lernziel

Das Lernziel nennt die Anforderungen an bestimmte Muskelgruppen oder Bewegungsabläufe bei einer funktionellen Übung.

2.3 Konzept

Unter Konzept versteht man die Entwicklung und die Planung einer Übung. Es basiert auf der Vorstellungskraft und dem Wissen über die zu erwartenden Reaktionen bei einer Bewegung.

Eine sorgfältig geplante **Ausgangsstellung** ist die Voraussetzung für das Gelingen eines gewünschten Bewegungsablaufs und für das Erreichen des Therapieziels.

Die Lage der **kritischen Bewegungsachsen im Raum** bestimmt die vorgesehene Belastung der Muskulatur, ob mit oder ohne Hubarbeit. Daraus ergibt sich eine entsprechende Ausgangsstellung, bei der die Gelenke, die an der Bewegung teilhaben sollen, genügend Bewegungstoleranz haben müssen.

Dann wählt man einen **kritischen Punkt am Körper** (am Bein, Arm, Kopf oder Türmchen). Mit dem Einhalten einer bestimmten **Richtung** dieses Punkts wird die Bewegung auf die Gelenke überlaufen, die der Therapeut ausgewählt hat und die Bewegungstoleranzen in dieser Richtung aufweisen.

Nach dem Prinzip der Funktionellen Bewegungslehre soll das **Therapieziel** in der **Reaktion** auf eine Bewegung und die dadurch entstehende **Gewichtsverschiebung** liegen. Zwei automatische Reaktionen sind möglich:

- Entweder reagiert der Patient mit dem Einsetzen eines **Gegengewichts**,
- oder er **verändert die Unterstützungsfläche**. Für jede Übung wird festgelegt, ob die Unterstützungsfläche verändert werden darf oder nicht.

2.4 Lernweg

Dieser Abschnitt soll dem Therapeuten eine **praktische Hilfe** sein, auf welche Art und Weise er dem Patienten die Übung vermitteln kann.

Zudem werden hier detaillierte Hinweise gegeben, worauf der Therapeut während des Bewegungsablaufs achten muss und wie er die Übung an die jeweilige Situation des Patienten anpassen kann.

Übungsanleitung für den Patienten

Um dem Therapeuten die Instruktion einer Übung zu erleichtern, wird sie in einer beispielhaften, leicht verständlichen Sprache, der sog. **Patientensprache**, von der Ausgangsstellung bis zur Endstellung ausführlich beschrieben.

Hinweise für den Therapeuten

In diesem Abschnitt sind unbedingt notwendige **Voraussetzungen** für den Verlauf der Übung mit den jeweiligen **funktionellen Begründungen** aufgeführt.

- **Mögliche Änderungen der Übung:** Dieser Teil enthält Änderungsvorschläge für mögliche erleichterte oder erschwerte Ausgangsstellungen und Bewegungsabläufe, ohne dass das Therapieziel außer Acht gelassen wird.

Anpassungen an statische Abweichungen, Kondition und Konstitution

Jede dieser Übungen ist ein Modell und muss in jedem Fall dem Patienten mit seinen Abweichungen von der Norm angepasst werden.

Die **Konstitution** ist ein unabänderlicher Faktor und muss vom Therapeuten in seiner funktionellen Auswirkung erkannt werden.

Die **statischen Abweichungen** und die **Kondition** des Patienten können und sollen sich während der Therapie verändern. Das bedingt eine ständige Anpassung an die sich verändernden Verhältnisse.

2.5 Analyse

In der **Fachsprache** der Funktionellen Bewegungslehre werden die Ausgangsstellung sowie der Bewegungsablauf mit seinen Bedingungen und den daraus folgenden Reaktionen sehr genau beschrieben, damit ist der Therapeut in der Lage, die Übung theoretisch zu verstehen und nach-zuvollziehen.

Ausgangsstellung

Das Einnehmen einer exakten Ausgangsstellung vor einem Übungsablauf ist von größter Bedeutung und ent-scheidet über das Gelingen einer Übung.

Kontaktstellen des Körpers mit der Umwelt

Die Körperteile, die Kontakt mit einer Unterlage, einer Abstützung oder mit einer Hängevorrichtung haben, wer-den benannt.

Die Größe der Fläche, die diese Kontakte einschlie-ßen, bestimmt, ob es sich um eine **stabile** oder **labile** Aus-gangsstellung handelt. Zu beachten ist auch, wo der Kör-perschwerpunkt die Unterstützungsfläche trifft: je näher am Rand der Unterstützungsfläche, umso labilere Verhält-nisse liegen vor.

Gelenkstellungen

Die Gelenke, deren Stellung von der Nullstellung abweicht, werden mit der jeweiligen **Bewegungskomponente** und dem **bewegenden Gelenkpartner** benannt, z. B. 90° Flexi-on im Hüftgelenk vom distalen/proximalen Gelenkpart-ner oder durch Drehpunktverschiebung.

Muskuläre Aktivitäten

Aus den Kontaktstellen des Körpers mit der Umwelt und den beschriebenen Gelenkstellungen ergeben sich die spe-ziellen Belastungen der einzelnen Körperabschnitte und deren muskuläre Beanspruchung – ob sie in **Stütz- oder Spielfunktion** oder einfach **mit ihrem Gewicht abgelegt** sind. Die Intensität der ökonomischen Muskelaktivität ist den Anforderungen entsprechend geringer oder höher.

Bewegungsablauf bis in die Endstellung
Primärbewegung

Als Bewegungsauftrag werden dem Patienten ein oder mehrere **kritische Punkte am Körper** genannt, die er in eine genau einzuhaltende **Richtung** bewegen soll. Dazu muss er bestimmte **Bedingungen** beachten.

Der kritische Punkt bzw. die kritischen Punkte am Körper bewegen sich in eine Richtung und lösen damit die Bewegung aus. Dieser kritische Punkt bzw. diese kri-tischen Punkte werden beschrieben und auch alle Verän-derungen der Gelenkstellungen, die er/sie auf dem Bewe-gungsweg verursachen, bis die Endstellung erreicht ist.

Reaktion

Jede Bewegung innerhalb des Körpers oder Bewegung des Körpers oder Teilen davon im Raum verschiebt Gewichte in eine Richtung. Um das Gleichgewicht zu halten, muss der Körper darauf reagieren.

> **Wichtig**
>
> Die aus dem Bewegungsauftrag folgenden **Reakti-onen** werden dem Patienten nicht bewusst. Der The-rapeut aber sieht sie voraus und plant sie als das ei-gentliche Therapieziel ein.

- Gewichte, die nach oben/unten gebracht werden, lösen keine Gleichgewichtsreaktionen aus.
- Gewichte, die eine horizontale Komponente auf ihrem Bewegungsweg aufweisen, lösen immer Gleichgewichtsreaktionen aus.

Deshalb muss schon im Entwurf der Übung festgelegt werden, ob die Übung **standortverändernd oder standort-konstant** verlaufen soll.

Standortverändernd

Die Unterstützungsfläche verschiebt sich in die Richtung der Primärbewegung. Dabei wird die alte Unterstützungs-fläche zum Teil oder ganz aufgegeben.

Standortkonstant

Wenn sich der Druck auf die Unterstützungsfläche nicht verändern darf, reagiert der Körper bei der geringsten Gewichtsverschiebung der Primärbewegung mit dem Ein-setzen von Gegengewichten in die entgegengesetzte Rich-tung. Sie halten das Gleichgewicht und wirken bremsend auf die Primärbewegung.

Wenn der Körperschwerpunkt innerhalb der Unter-stützungsfläche in eine Richtung verschoben werden kann, setzen die Gegengewichte später ein.

Bedingungen

Indem der Therapeut bestimmte Bedingungen stellt, ver-fügt er über die Möglichkeit, die Bewegung in einer von ihm gewünschten Art verlaufen zu lassen, um das Lern-ziel zu erreichen.

Der Bewegungsablauf wird durch das Einhalten der Bedingungen differenziert, und erst dadurch zu einer the-rapeutischen Übung.

2

Das Erfüllen der Bedingungen verlangt vom Patienten große Aufmerksamkeit und eine differenzierte kinästhetische Körperarbeit.

Es geht um folgende **Bedingungen:**

Gleich bleibende Abstände zwischen körpereigenen Punkten

Diese Bedingung spricht die kinästhetische Wahrnehmung des Patienten an.

Damit sich ein Abstand nicht durch das Weiterlaufen der Primärbewegung verändert, muss die Muskulatur, die die beiden Körperpunkte verbindet, dynamische Stabilisierungsarbeit leisten.

Gleich bleibende Abstände zwischen körpereigenen Punkten, Ebenen und Achsen mit der Umwelt

Diese Art von Bedingung appelliert an das Orientierungsvermögen des Patienten im Raum. Schon in der Ausgangsstellung soll der Patient wissen, welchen Abstand z. B. seine Nase, die Verbindungslinie der Spinae anteriores oder die Flexions-/Extensionsachse des Kniegelenks zu Bezugspunkten im Raum hat. Solche Abstände müssen dann auch während des Bewegungsablaufs gleich bleiben.

Der Körper erfüllt diese Bedingung mit akribischer, dynamischer Stabilisierungsaktivität der verantwortlichen Muskelgruppen, während sich der Patient auf das Einhalten der geforderten Bedingungen konzentriert.

Räumliche Fixpunkte

Diese Bedingung verlangt, dass die Kontaktstellen des Körpers auf einer Unterlage, an einer Abstützung oder an einer Hängemöglichkeit von der Ausgangsstellung bis zur Endstellung unverändert bleiben. Eventuell wird auch noch **gleich bleibender Druck** auf diese Kontaktstellen gewünscht.

Durch das Einhalten dieser fixen Kontaktpunkte des Körpers im Raum wird die Primärbewegung mit dynamischer Gegenstabilisierungsaktivität begrenzt.

Bewegungstempo

Jede Übung hat ihr spezifisches, ideales Tempo der Bewegung. Das soll während des Erlernens der Übung angestrebt werden. Es garantiert einen harmonischen Bewegungsablauf mit der gewünschten Intensität der ökonomischen Muskelaktivität.

B

Training der segmentalen Stabilisierung der Wirbelsäule

Klötzchenspiel

Lernziel

Der Patient soll lernen,
— Becken/Brustkorb und Kopf so übereinander einzuordnen, dass die Wirbelsäule in ihre Neutralstellung kommt,
— diese Stellung jederzeit einzunehmen und sie zu halten,
— das durch die Einordnung der drei Körperabschnitte entstandene Türmchen bei Vor- und Rückneigung mit der lokalen und globalen Muskulatur zu stabilisieren.

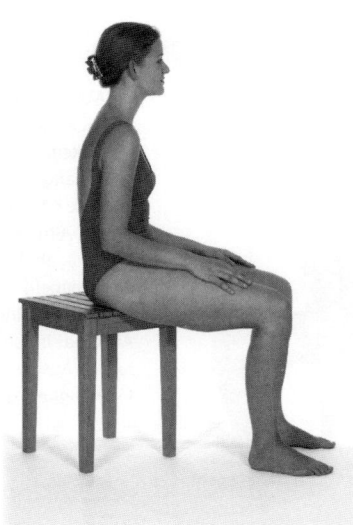 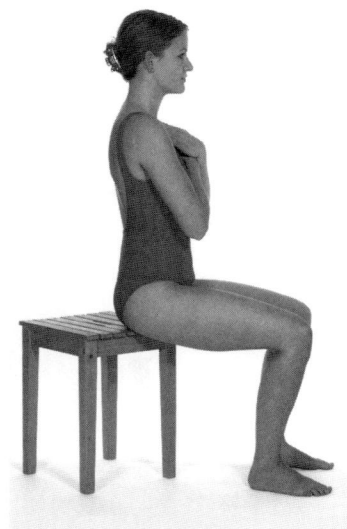

3

3.1　Konzept

Als Ausgangsstellung eignet sich der Sitz auf einem Hocker über Eck. Dann haben die Oberschenkel keinen Kontakt mit der Sitzfläche. Die Tuber ischii stehen damit auf zwei rechtwinklig zueinander liegenden Kanten. Das verhindert die Abrutschgefahr der Tuber beim Vorneigen des Türmchens. Das Becken kann sich ungehindert in den Hüftgelenken bewegen. Das ist wichtig für die Einordnung der Körperabschnitte in die Körperlängsachse und auch für die Vorneigung des Türmchens (◘ Abb. 3.1).

3.2　Lernweg

Übungsanleitung für den Patienten

»Setzen Sie sich vorn auf die Ecke dieses Hockers. Die Füße stehen unter den Knien in einem beckenbreiten Abstand auf dem Boden. Achten Sie darauf, dass die Knie gleich viel Abstand voneinander haben wie die Füße.

Legen Sie eine Hand auf den Bauch und die andere hinten auf das Kreuz. Wenn Sie nun das Becken nach hinten sinken lassen, merken Sie, wie Sie zusammensinken und hinter den Sitzknochen mehr auf dem Gesäß sitzen.

Wenn Sie das Becken jetzt wieder nach vorn bringen, spüren Sie, wie Sie einen Moment lang auf Ihren Sitzknochen sitzen und dabei von selbst groß geworden sind. Geht das Becken noch weiter nach vorn, dann sitzen Sie vor den Sitzknochen.

Das Becken ist wie eine Schüssel. Geht es nach hinten oder vorn, kippt der Inhalt aus. Nur beim Sitzen auf den Sitzknochen steht es senkrecht und die obere Öffnung horizontal. Darauf kann der Brustkorb gut sitzen, ohne ‚abzurutschen‘. Auch der Kopf hat sich gut darüber gestellt. Die drei Klötzchen Becken/Brustkorb und Kopf stehen gut übereinander und bilden zusammen ein Türmchen.

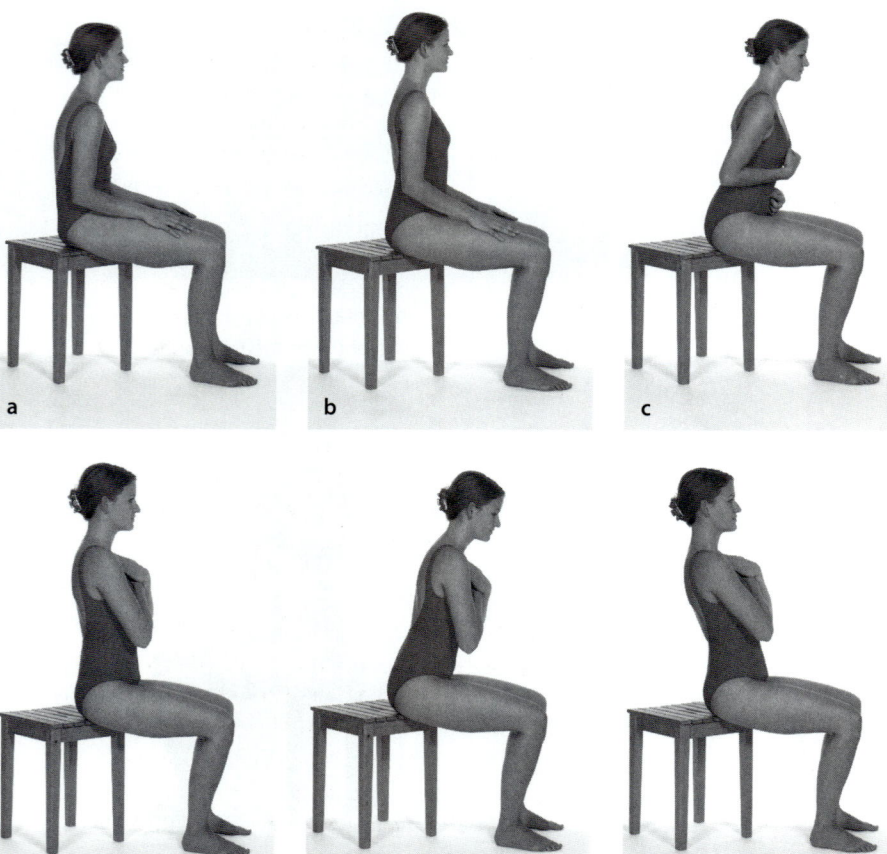
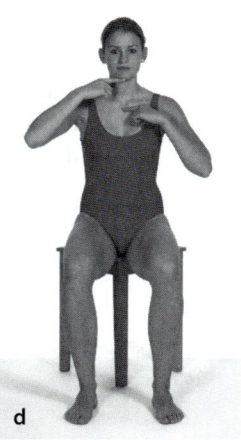

◘ **Abb. 3.1a–g.** »Klötzchenspiel«. **a** Übliche zusammengesunkene Sitzhaltung. **b** Ausgangsstellung. Eingeordnete Körperabschnitte Becken/Brustkorb/Kopf. **c** Einprägen des Abstands Bauchnabel/Processus xyphoideus. **d** Einprägen des Abstands Incisura jugularis/Kinn. **e** Ausgangsstellung. **f** Vorneigung. **g** Rückneigung

Zwei Finger einer Hand legen Sie jetzt auf den Bauchnabel, zwei Finger der anderen Hand auf das untere Ende des Brustbeins. Sie merken sich diesen Abstand zwischen Bauchnabel und Brustbeinspitze genau. Denn jetzt neigen Sie das Türmchen etwas nach vorn/unten und achten darauf, dass dieser Abstand absolut gleich bleibt. Die beiden Punkte dürfen sich weder aufeinander zu noch voneinander weg bewegen.

Kommen Sie zurück in die Senkrechte. Dann geht das Türmchen gleich weiter nach hinten, aber nur wenig. Trotzdem spüren Sie, wie die Bauchmuskeln arbeiten müssen. Jetzt geht es gemächlich einmal nach vorn und wieder zurück. Legen Sie einmal eine Hand vorn auf den Bauch und eine hinten auf das Kreuz. Sie spüren das Härterwerden der Rückenmuskulatur beim Vorwärtsneigen und der Bauchmuskulatur beim Rückwärtsneigen. Zwischen beiden Neigungen, in der geraden Stellung, sind beide Muskelpartien gleich weich und entspannt. Dann sitzen Sie auf Ihren Sitzknochen. Das ist die beste Stellung, um ohne Anstrengung zu sitzen.

Jetzt wird das Tempo gesteigert. Vor Beginn neigen Sie das Türmchen nach vorn. Von da aus geht es nun in raschem Tempo zurück in die Senkrechte, aber nie mehr darüber hinaus nach hinten, nur rück/vor, rück/vor. Nun zeigt es sich, ob das Türmchen stabil bleiben kann.«

Hinweise für den Therapeuten

Bestimmte Vorarbeiten sind wichtig, bevor man das Türmchen zunehmender Belastung aussetzt.

- Oft muss man erst die **Körperabschnitte manipulierend einordnen**: Der Therapeut sitzt seitwärts vom Patienten. Mit einer Hand manipuliert er die Beckenstellung. Mit dem anderen Arm umgreift er von vorn den Brustkorb des Patienten, hebt ihn ein wenig hoch, dirigiert ihn etwas nach oben/hinten, bis die Muskelspannung lumbal nachlässt. Man fordert den Patienten auf, den Bauch loszulassen und damit die Atmung freizugeben. Jetzt soll der Patient diese Stellung langsam übernehmen und sie halten. Wenn er das ohne Mühe kann, funktioniert die Stabilisierung der lokalen Muskulatur.
- Mit kleinen Widerständen an verschiedenen Punkten des Türmchens prüft man seine Stabilität und Reagibilität.

Tipp
- Beim Vorneigen ist es hilfreich, die Aufmerksamkeit des Patienten auf die »Bauchhand« zu lenken. Sie soll mit dem Becken die Bewegung einleiten. Dabei nimmt sie unter Einhaltung der Abstände das ganze Türmchen mit. Das verhindert das sonst so häufig auftretende Flektieren des Brustkorbs.
- Hat sich der Kopf nach der Einordnung von Becken und Brustkorb nicht von selbst eingeordnet, muss man hier manipulativ eingreifen, bis sein Gewicht neutralisiert ist. Mit zwei Fingern einer Hand misst der Patient den Abstand Incisura jugularis/Kinn, der bei der Vor- und Rückneigung gleich bleiben muss. Es darf bei der Vorneigung keine vermehrte Extension in den oberen Kopfgelenken geben. Bei einer kleinen Rückneigung kann dieser Abstand auch beibehalten werden. Bei vermehrter Rückneigung muss man aber eine Flexion in den oberen Kopfgelenken tolerieren, damit der Blick geradeaus gerichtet bleiben kann.
- Bei der Steigerung des Tempos vor/rück ist es wichtig, aus der Vorneigung zu beginnen. Dann ist das Türmchen schon vorstabilisiert.
- Das Ausmaß der Vor- und Rückneigung muss nicht groß sein. Die Steigerung an Anforderung an die Muskulatur kann über die Steigerung des Tempos erreicht werden.
- Neigt man das Türmchen weiter vor, verliert das Gesäß den Kontakt mit dem Hocker.
- Der Patient steht kurz auf den Füßen. Das kann als kontinuierlicher Übergang zum Beinmuskeltraining genutzt werden.
- Bei verstärkter Rückneigung dürfen die Füße sofort den Kontakt mit dem Boden aufgeben. Die Beine hängen ohne Bewegung in den Hüftgelenken am Becken.

Anpassung an Konstitution und Kondition
- **Bei langen Unterschenkeln** und/oder **Einschränkung in der Flexion in den Hüftgelenken** erhöht man die Sitzfläche, damit das Becken in seine Neutralstellung eingestellt werden kann und nicht extensorisch in den Hüftgelenken und flexorisch in LWS ausweicht.
- **Bei übermäßigem Bauchgewicht** können die Beine in vermehrter Abduktion stehen.

- **Bei Rundrücken,** besonders dem steifer werdenden Altersrundrücken, empfiehlt es sich, zuerst die mobilisierende Übung »Stehauf-Männchen« im Sitzen vorauszuüben.

3.3   Analyse

Ausgangsstellung
Kontaktstellen des Körpers mit der Umwelt
Die **Füße** stehen beckenbreit auf dem Boden. Die **Beine** sind in Parkierfunktion.

Die **Tuber ischii** haben Kontakt mit der Sitzfläche und drücken mit dem Gewicht der Körperabschnitte Becken/Brustkorb/Kopf und Arme auf die Sitzfläche.

Gelenkstellungen

Körperabschnitt Beine
Die **Zehen- und Fußgelenke** sind in Neutralstellung. Die **Kniegelenke** sind vom distalen Hebel in 90° Flexion, die **Oberschenkel** vom distalen Hebel in 90° Flexion/etwas Abduktion.

Körperabschnitte Becken/Brustkorb und Kopf
Sie sind in die senkrecht stehende Körperlängsachse eingeordnet, die Wirbelsäule ist in ihrer Neutralstellung.

Körperabschnitte Arme
Die **Finger- und Handgelenke** stehen in Neutralstellung, die **Ellbogengelenke** vom distalen Hebel aus in Flexion, die **Humeroskapulargelenke** vom distalen Hebel aus in Innenrotation.

Körperabschnitt Kopf
Er befindet sich in seiner Neutralstellung.

Muskuläre Aktivitäten
In allen Körperabschnitten ist die muskuläre Aktivität gering.

Bewegungsablauf
Primärbewegung

Vorneigung
Der kritische Distanzpunkt, Incisura jugularis, bewegt sich nach vorn/etwas unten flexorisch in den Hüftgelenken.

Rückneigung
Der kritische Distanzpunkt, Incisura jugularis, bewegt sich nach hinten/oben dann nach hinten/etwas unten extensorisch in den Hüftgelenken.

Reaktion

In Form von Gegengewichten
Bei der Rückneigung hängt sich das Gewicht der Beine flexorisch in den Hüftgelenken an das Becken.

In Form von Veränderung der Unterstützungsfläche
- Bei der Rückneigung vergrößert sich die Unterstützungsfläche etwas nach hinten auf der Sitzfläche durch das Sitzen hinter den Tubern.
- Bei der Vorneigung verlagert sich der Körperschwerpunkt innerhalb der Unterstützungsfläche nach vorn gegen die Füße. Die Beine kommen in Stützfunktion.

Bedingungen

Gleich bleibende Abstände zwischen körpereigenen Punkten
- Die Abstände zwischen Symphyse/Bauchnabel, Bauchnabel/Processus xyphoideus, Processus xyphoideus/Incisura jugularis und Incisura jugularis/Kinn verändern sich nicht. Das erfordert dynamische Stabilisierungsaktivität der lokalen und globalen Rücken- und Bauchmuskulatur zur Erhaltung der Neutralstellung der Wirbelsäule. Bei der Vorneigung ist vor allem die Rückenmuskulatur, bei der Rückneigung die ventrale Muskulatur betroffen.
- Der Abstand zwischen den Knien bleibt gleich. Das verlangt dynamische Stabilisierungsaktivität der Ab- und Adduktoren und der Rotatoren in den Hüftgelenken.

Räumliche Fixpunkte

Der Kontakt der Füße mit dem Boden und des Gesäßes auf der Sitzfläche bleibt erhalten. Das begrenzt die Primärbewegung.

Bewegungstempo

Für eine Vor- und Rückneigung ca. 2 Sekunden.

Spinnübung

> **Lernziel**
>
> Der Patient soll lernen,
> - das in sich stabilisierte Türmchen seit-
>   wärts zu bewegen, ohne die Neutralstel-
>   lung der Wirbelsäule aufzugeben
> - die Extremitäten rechtzeitig und koordi-
>   niert als Gegengewicht einzusetzen.

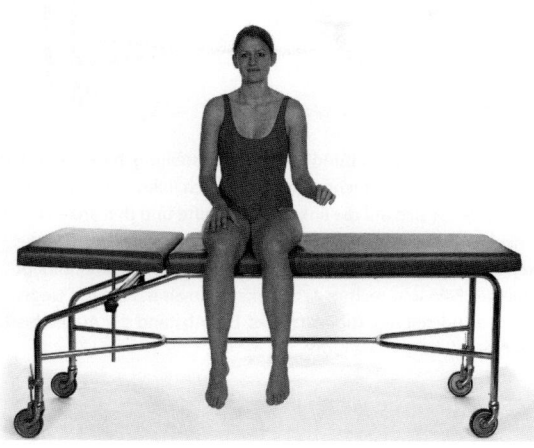
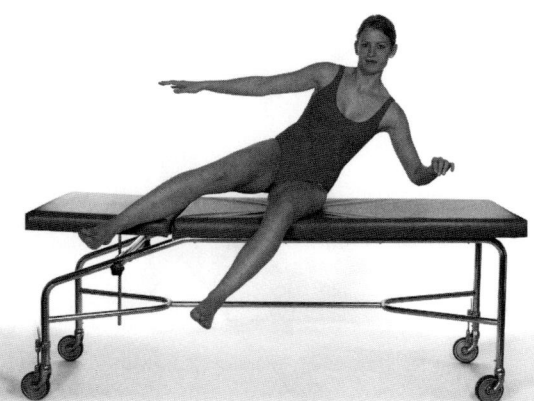

4

4.1   Konzept

Als Ausgangsstellung ist der Sitz auf der Längskante einer Behandlungsbank geeignet. So hat der Patient seitwärts nach rechts und links Bewegungsfreiheit. Die Oberschenkel liegen auf der Bank. Die Bank soll so hoch eingestellt sein, dass die Unterschenkel frei hängen. Dann kann man davon ausgehen, dass bei der Seitwärtsneigung des Türmchens sofort Gegengewichte eingesetzt werden (◘ **Abb. 4.1**).

4.2   Lernweg

Übungsanleitung für den Patienten

»Setzen Sie sich auf die Längsseite dieser Bank. Die Oberschenkel dürfen auch auf der Bank liegen. Die Kniekehlen sind nahe an der Bankkante, berühren sie aber nicht. Die Unterschenkel baumeln, weil die Bank so hoch ist. Sie sitzen möglichst gerade und spüren Ihre Sitzknochen. Die Hände liegen auf den Oberschenkeln. Während der

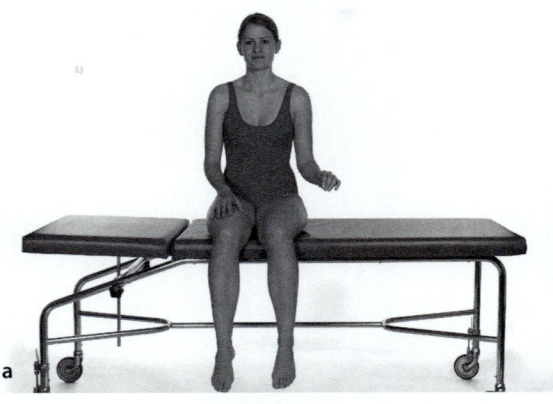
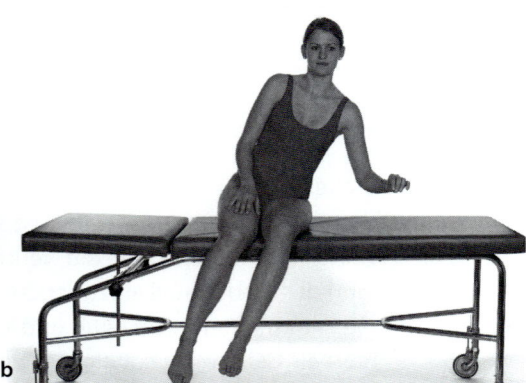
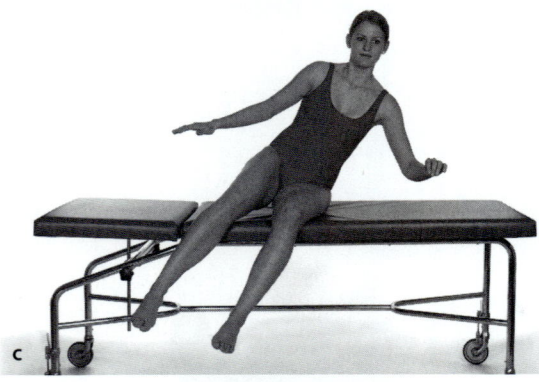
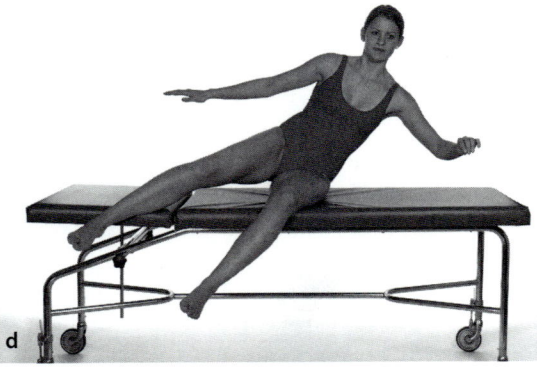
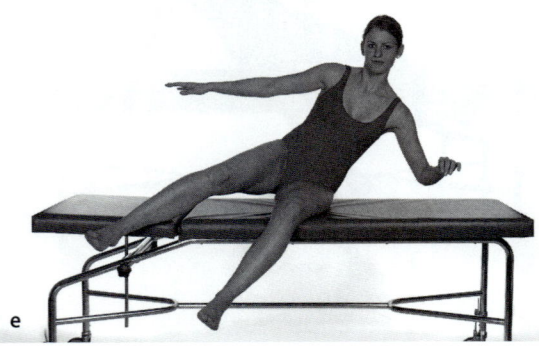

◘ **Abb. 4.1a–e.** »Spinnübung«. **a** Ausgangsstellung. **b** Der linke Arm geht nach links, das Türmchen neigt sich nach links. **c** Die Unterstützungsfläche hat sich auf die linke Beckenhälfte und den linken Oberschenkel verlagert. Rechte Beckenhälfte und rechter Oberschenkel wirken als Gegengewicht. **d** Das rechte Bein ist gestreckt und hebt ab. Rechtes Bein und rechter Arm wirken nun als maximales Gegengewicht. **e** Endstellung. Tubersitz links. Der Abstand der Augen bleibt horizontal

ganzen Übung schauen Sie immer nach vorn. Die Übung soll nach links und rechts gehen.

Zuerst prüfen wir, ob das Türmchen stabil bleibt, wenn Sie es seitwärts neigen.

Legen Sie zwei Finger einer Hand auf den Bauchnabel und zwei Finger der anderen Hand auf die untere Spitze des Brustbeins. Merken Sie sich diesen Abstand zwischen den Fingern gut. Er darf sich in keiner Richtung verändern. Nun schaukeln Sie ein wenig auf Ihren Sitzknochen hin und her, mal auf den linken mal auf den rechten. Das Türmchen neigt sich dabei auch zur Seite. Aber es bleibt stabil. Nach diesem ersten Versuch kann es weitergehen.

Setzen Sie sich wieder wie am Anfang hin. Stellen Sie sich vor, die linke Hand möchte Klavier spielen. Der Ellbogen hat sich gebeugt, der Unterarm und die Hand schauen nach vorn,

Die Übung heißt die ‚Spinnübung'. Darum sollen Sie jetzt mit dem Daumen und zwei Fingern einen Faden ‚spinnen'. Dieser Faden wird geradlinig nach links der Bankkante entlanggesponnen. Stellen Sie sich vor, der Unterarm will etwas nach links horizontal wegschieben. Dabei darf sich der Winkel zwischen Ober- und Unterarm nicht vergrößern. Der Ellbogen wird nie gestreckt.

Sobald es losgeht, spüren Sie, dass das Gewicht auf der Bank nach links verlagert wird und der Arm das Türmchen mitnimmt. Die rechte Gesäßhälfte und der rechte Oberschenkel lösen sich sofort von der Bank.

Auf der rechten Seite sind das rechte Bein, der Arm und sogar der linke Unterschenkel von selbst nach rechts gegangen. Das ist wichtig, um im Gleichgewicht zu bleiben. Die Augen schauen weiter nach vorn. Das Türmchen darf nicht zusammenfallen. Sie spüren selbst, wie weit Sie mit dem linken Arm gehen können – prinzipiell bis die Gewichte rechts ausgeschöpft sind. Es kann so weit gehen, bis Sie auf der Seite des linken Oberschenkels sitzen. Aber natürlich nur, wenn Sie sich dabei sicher fühlen. Bleiben Sie einen Moment in dieser Balance sitzen. Dann geht es zurück in die Mitte. Jetzt übernimmt die rechte Hand das Spinnen. Das Türmchen geht nach rechts. So können Sie gemütlich von einer Seite zur anderen gehen.«

Hinweise für den Therapeuten

- Das Ausmaß der Primärbewegung wird durch die individuellen Gewichte des Patienten bestimmt. Mit Hilfe der vorgestellten Trennebene erkennt man die beschleunigenden Gewichte der Primärbewegung auf der einen Seite und die bremsenden Gewichte der Gleichgewichtsreaktion auf der anderen Seite.

- Die Hand und der Unterarm müssen sich absolut horizontal bewegen. Der Patient wird in der Ausgangsstellung darauf aufmerksam gemacht, dass die »Spinnfinger« über der Bankkante stehen. Während der Bewegung soll der Faden parallel zur Bankkante gesponnen werden. Oft versucht der Patient mit der Spinnhand nach hinten auszuweichen.
- Die Einordnung von Becken und Brustkorb ist sehr wichtig. Bei der Seitwärtsneigung darf es weder eine Translation noch eine Lateralflexion in der Wirbelsäule geben.
- Die Translation kann vermieden werden, wenn die entlastete Gesäßhälfte und der Oberschenkel sofort abgehoben werden.
- Beobachtet man eine Lateralflexion vor allem in der Brustwirbelsäule, ist der Patient zu weit gegangen. Er hat dann seine Gegengewichte ausgeschöpft und geht darum mit dem Brustkorb aus der Primärbewegung zurück in die Gegenrichtung.
- In der Halswirbelsäule darf es eine Lateralflexion geben, damit der Blick nach vorn gerichtet bleiben kann. Wenn sich der Kopf gegen Ende der Bewegung aus der Bewegungsrichtung neigt, ist auch das ein Zeichen von zu viel Gewicht in die Primärbewegung.

Tipp

- Die Primärbewegung darf niemals so weit gehen, dass Absturzgefahr besteht.
- Mit einem leichten Führungswiderstand am Handgelenk und am Ellbogen kann man die Richtung exakt vorgeben und dem Patienten die anfängliche Unsicherheit nehmen.
- Die Bewegung wird erst nur klein gehalten. Man lässt den Patienten immer wieder anhalten. So lernt er in kleinen Schritten, mit seinen Gewichten umzugehen.
- Die kleine Bewegung der Finger beim Fadenspinnen ist sehr wichtig. Der Patient konzentriert sich ganz darauf. Die Gegengewichte setzen dann ohne sein Zutun ein.

4.3   Analyse

Kontaktstellen des Körpers mit der Unterlage

Das Gesäß im Tubersitz und die dorsalen Seiten der Oberschenkel haben Kontakt mit der Behandlungsbank.

Gelenkstellungen

Körperabschnitt Beine

Die **oberen Sprunggelenke** sind vom distalen Gelenkpartner aus in Plantarflexion, die **Knie- und Hüftgelenke** sind je von ihrem distalen Gelenkpartner aus in 90° Flexion.

Körperabschnitt Becken/Brustkorb/Kopf

Die drei Körperabschnitte sind in die vertikal gestellte Körperlängsachse eingeordnet. Die **Wirbelsäule** ist in der Neutralstellung.

Köperabschnitt Arme

- Am Arm ,der die Primärbewegung ausführt, berühren sich **Daumen, Zeige- und Mittelfinger** an den Fingerspitzen. Der **Daumen** ist im Grundgelenk adduziert. Der **Zeige- und Mittelfinger** sind in ihren Gelenken flektiert. Die Handfläche zeigt nach unten. Das **Handgelenk** ist in Neutralstellung, der **Unterarm** steht in Pronation und ist nach vorn gerichtet. Das **Ellbogengelenk** ist in 90° Flexion vom distalen Hebelarm aus, das Humeroskapulargelenk ist in Neutralstellung.
- Am anderen Arm liegt die Handfläche auf dem Oberschenkel. Die Fingerspitzen schauen nach vorn.

Bewegungsablauf

Im Folgenden wird die Bewegung nach links beschrieben.

Primärbewegung

Der kritische Distanzpunkt, in diesem Fall eine Achse, die **sagittotransversal eingestellte Längsachse des Unterarms**, bewegt sich nach links abduktorisch im linken Humeroskapulargelenk. **Becken/Brustkorb/Kopf** neigen sich nach links, bis der Tubersitz links erreicht ist. Die **Lenden- und Brustwirbelsäule** bleiben in der Neutralstellung. Die **Halswirbelsäule** bewegt sich lateralflexorisch rechts konkav vom kaudalen Hebelarm aus. Die Verbindungslinie der Augen bleibt horizontal.

Reaktion

Die Primärbewegung löst viele Gleichgewichtsreaktionen aus.

In Form von Veränderung der Unterstützungsfläche

Die Unterstützungsfläche wird stark verkleinert. Sie verlagert sich nach links und besteht nur noch aus der Fläche der lateralen Seite des linken Oberschenkels und je nach Kondition des Patienten der lateralen Seite des Beckens.

In Form von Gegengewichten

Sobald der linke Arm nach links geht, werden die **rechte Gesäßhälfte und der rechte Oberschenkel** entlastet. Das Becken ist auf der bremsenden Seite der Trennebene, bewegt sich aber in die Richtung der Primärbewegung. Die rechte Seite des Beckens wird lateralflexorisch am Brustkorb verankert.

Das **rechte Bein** wird lang. Das Kniegelenk bewegt sich extensorisch.

Der **Fuß** wird eversorisch am Unterschenkel und der Oberschenkel lateralflexorisch am Becken gehalten.

Das **linke Bein** wird im Hüftgelenk von den Außenrotatoren gehalten.

Der **rechte Arm** bewegt sich extensorisch im Ellbogengelenk und abduktorisch im Humeroskapulargelenk.

Bedingungen

Gleich bleibende Abstände körpereigener Punkte mit der Umwelt

- Der Abstand **Hand/Bankkante** bleibt gleich sowohl in Bezug auf die Höhe als auch in Bezug auf die Richtung der Bankkante. Das erfordert differenzierte und koordinierte Aktivität der Schultergürtelmuskulatur.
- Die **frontotransversalen Achsen von Becken und Brustkorb und die Verbindungslinie der Augen** bewegen sich in der Frontalebene Das erfordert vor allem dynamische rotatorische Stabilisierungsaktivität in der Wirbelsäule.
- Die **Verbindungslinie der Augen** bleibt horizontal. Das erfordert differenzierte und koordinierte Aktivität der Lateralflexoren rechts in der Halswirbelsäule.

Gleich bleibende Abstände zwischen körpereigenen Punkten

- Die Abstände Symphyse/Bauchnabel und Bauchnabel/Processus xyphoideus bleiben gleich. Das erfordert eine dynamische Stabilisierungsaktivität der segmentalen und globalen Muskulatur, um die Neutralstellung der Wirbelsäule zu erhalten.

Training mit besonderer Berücksichtigung der Bauchmuskulatur

Die funktionellen Aufgaben der Bauchmuskulatur

5

Es findet immer ein Zusammenspiel der Bauch- und Rückenmuskeln statt.

Man kann ihre Zusammenarbeit als Funktionieren von Agonist und Antagonist verstehen. Wenn eine Seite konzentrisch arbeitet, muss die andere exzentrisch nachgeben. Wenn Gewichte an die Bauchmuskeln gehängt werden, die stabilisierend gehalten werden sollen, muss die Brustwirbelsäule dynamisch extensorisch gegenstabilisieren. Das Gleiche gilt umgekehrt für die Bauchmuskeln. In beiden Fällen ist dazu die Prästabilisation durch die lokalen Rückenmuskeln und des M. transversus abdomini eine unabdingbare Voraussetzung.

An die Bauchmuskeln werden die vielfältigsten Anforderungen gestellt. Sie sind beteiligt an:
- der **Regulation** des intraabdominalen Drucks;
- der **Atmung** in der in- und exspiratorischen Phase:
  - in der **inspiratorischen Phase** bildet der Tonus der Bauchdecke einen Widerstand gegen den Druck der sich abflachenden Zwerchfellkuppe,
  - während der **verstärkten Exspiration** verschmälern die Bauchmuskeln den epigastrischen Winkel und helfen, die Rippen zu senken,
  - ohne erhöhten Tonus der Bauchdecke ist **Husten** unmöglich;
- der **Stabilisierung** der Körperlängsachse bei Gleichgewichtsreaktionen, insbesondere bei rotatorischen Bewegungen der Wirbelsäule;
- den **Balancebewegungen** des Beckens in potenzieller Beweglichkeit bei guter Einordnung der Lendenwirbelsäule oder beim Gehen (Stand-/Spielbeinphase);
- der **Koordination** der Impulse von Extremitätenbewegungen:
  - zum einen müssen sie die von distal eintreffenden Bewegungen begrenzen, also dynamisch gegenstabilisieren,
  - zum andern können sie auch die Bewegungen mit einer weiterlaufenden Aktivität weiterleiten.

Wichtig		
Ober- und Unterbauchmuskulatur haben verschiedene Funktionen.		

Der Oberbauch

Durch die Verkürzung der Oberbauchmuskulatur verkleinert sich der epigastrische Winkel, und der Oberbauch wird schmal.

Die Aktivität der schrägen Bauchmuskeln, Mm. abdominis ext., senkt die Rippen bei gleich bleibendem Abstand Processus xiphoideus-Bauchnabel. Das ist nur möglich, wenn die Brustwirbelsäule extensorisch gegenstabilisiert.

Der Unterbauch

Durch die Verkürzung der Unterbauchmuskulatur wird der Unterbauch kurz, der Abstand Symphyse-Bauchnabel kleiner und die Lendenwirbelsäule flexorisch verformt.

Das verbessert die bewegende Komponente des kaudalen Teils des Musculus rectus abdominis.

Zusammenspiel der Bauch- und Rückenmuskulatur, abhängig von der Lage der Körperlängsachse im Raum
Bei vertikal stehender Körperlängsachse

Von kaudal ausgehende Aktivierung. Beim flexorischen Abheben eines Beins hängt sich dieses ventral an das Becken und dieses weiterlaufend über die Bauchmuskeln an den Brustkorb.

Zur Erhaltung der aufrechten Stellung der Körperlängsachse reagiert die Brustwirbelsäule mit einer vermehrten extensorischen Stabilisierung auf das ventral angehängte Beingewicht. Die Kompressionsbelastung der Wirbelsäule nimmt zu.

Von kranial ausgehende Aktivierung. Bei flexorischen Arm- und extensorischen Kopfbewegungen reagiert die Bauchmuskulatur mit dynamischer Stabilisierung, wenn ein extensorisches Weiterlaufen auf die Brustwirbelsäule unerwünscht ist.

Extensorische Arm- und flexorische Kopfbewegungen werden von den Bauchmuskeln mit einer koordinierenden weiterlaufenden Aktivität beantwortet.

In beiden Fällen ist die Brustwirbelsäulenmuskulatur mit einer verstärkten extensorischen Stabilisierung beteiligt.

Bei horizontal stehender Körperlängsachse
Im Gegensatz zum stehenden Körper ist ein liegender Körper wenig reaktionsbereit.

Gewichte, die in Rückenlage an die ventrale Muskulatur gehängt werden, treffen diese oft unvorbereitet und sind meist zu groß. Ventrale Gewichte werden dann nicht automatisch mit einer Stabilisierung der Wirbelsäule als Gleichgewichtsreaktion beantwortet.

So besteht die Gefahr von Abscherbelastungen der passiven Haltestrukturen der Wirbelsäule, besonders der Wirbelgelenke und der Bandscheiben. Auch potenzielle Bruchpforten in den Leisten und am Rectus abdominis oder an Operationsnarben können betroffen werden.

Von kaudal ausgehende Belastung. Beim flexorischen Abheben der Beine macht sich das Ungleichgewicht des langen distalen Hebelarms Beine und des kurzen proximalen Hebelarms Becken des Hüftgelenks bemerkbar.

Beim unvorbereiteten flexorischen Abheben der Beine ist das Becken ein ungenügendes Gegengewicht. Es bewegt sich flexorisch im Hüftgelenk und weiterlaufend extensorisch in der Lendenwirbelsäule.

Durch diese Flexion des Beckens in den Hüftgelenken entsteht für den kaudalen Teil des Rectus abdominis eine ungünstige bewegende Komponente.

Von kranial ausgehende Belastung. Heben sich der Kopf, der Schultergürtel mit den Armen und der Brustkorb ab, entsteht auch hier ein Ungleichgewicht zwischen der kranialen Belastung und dem kleineren Gegengewicht des distalen Hebelarms Beine. Nur bei extrem guten Bauchmuskeln kann das in die Körperlängsachse eingeordnete Türmchen so abgehoben werden. Meist verkürzt sich das Türmchen automatisch flexorisch in der Halswirbelsäule und der Brustwirbelsäule. Dadurch nähern sich die schrägen Bauchmuskeln an und kommen in eine aktive Insuffizienz.

Funktionelles Training der Bauchmuskeln

Die funktionellen Bauchmuskelübungen berücksichtigen die physiologischen Aufgaben der Ober- und Unterbauchmuskulatur.

Viele therapeutische Situationen erfordern ein Training der Bauchmuskulatur bei horizontaler Körperlängsachse in Rückenlage. Dabei werden Ober- und Unterbauch prinzipiell in ihrer spezifischen Art voraktiviert, bevor Gewichte daran gehängt werden. Es werden nie einseitige Gewichte gehoben. Die kranialen und kaudalen Gewichte treffen die Bauchmuskulatur immer gleichzeitig und müssen von dieser geschickt ökonomisch ausbalanciert werden. Eine gut funktionierende Präaktivierung der lokalen Muskulatur der Brustwirbelsäule ist dabei unerlässlich.

Taillentrimmen

Lernziel

Der Patient soll lernen,
- bei verstärkter Ausatmung und offener Glottis den Umfang der Taille mit Hilfe der Mm. obliqui externi und interni abdominis und der Transversi abdominis maximal zu verkleinern,
- die Beweglichkeit der Rippen in den Rippen-/Wirbelgelenken zu verbessern.

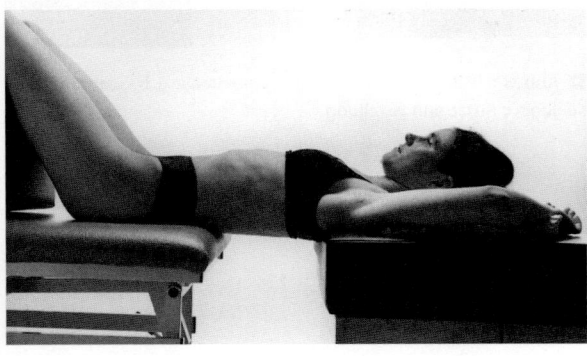
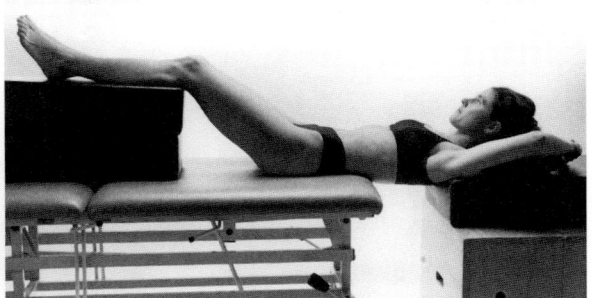

6

6.1   Konzept

Damit sich diese ventralen Muskeln maximal verkürzen können, muss die Brustwirbelsäule extensorisch stabilisiert sein.

Das erreicht man am besten, wenn man die Brustwirbelsäulenextensoren in Brückenaktivität bringt.

Dazu werden eine verstellbare Behandlungsbank und ein Stuhl mit großer Sitzfläche oder eine 2. Behandlungsbank benötigt. Die beiden Unterlagen werden auf gleiche Höhe eingestellt. Sie stehen in Längsrichtung mit einem Abstand von ca. 25 cm hintereinander.

Der Patient legt sich so in Rückenlage auf die beiden Unterlagen, dass sein Rücken zwischen den Behandlungsbänken eine Brücke bildet. Die Beine, das Becken und die Lendenwirbelsäule bis zum lumbothorakalen Übergang liegen auf einer Unterlage, der Brustkorb ab Th4, Kopf und Arme auf der andern Unterlage.

Die Beine sind aufgestellt. Die Arme liegen bequem neben dem Kopf in der »Hirtenbübchenstellung« auf Kissen.

Zwischen den 2 Unterlagen bilden die untere und die mittlere Brustwirbelsäule den Brückenbogen, der mit einer extensorischen Aktivität gehalten werden muss.

Diese Ausgangsstellung ermöglicht eine gute Bewegung des Rippenkorbs an der stabilisierten Brustwirbelsäule bei der verlängerten Ausatmung. Der epigastrische Winkel wird klein und die Taille getrimmt (◘ Abb. 6.1).

6.2   Lernweg

Übungsanleitung für den Patienten

»Setzen Sie sich in Längsrichtung auf eine Bank mit aufgestellten Füßen. Die Hände stützen sich auf der anderen Bank dahinter ab. Nun legen Sie sich vorsichtig hin, sodass der Rücken über dem Zwischenraum der beiden Bänke liegt. Der obere Brustkorb, der Kopf und die Arme sind auf einer Bank, die Beine, das Becken und die Lendenwirbelsäule auf der andern.

Nur ein Teil Ihres Brustkorbs hat keine Unterlage. Er bildet eine Brücke.

Legen Sie die Arme bequem neben den Kopf auf die Kissen rechts und links.

Sie spüren meine Knie unter Ihrem Brustkorb. Nehmen Sie die Wirbel etwas von meinen Knien weg. Das streckt Sie. Dann kann der Rücken wieder auf meine Knie

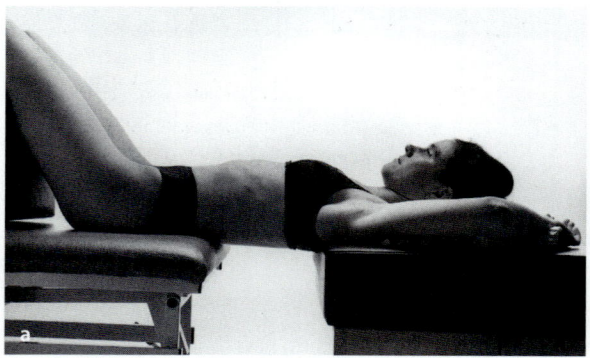

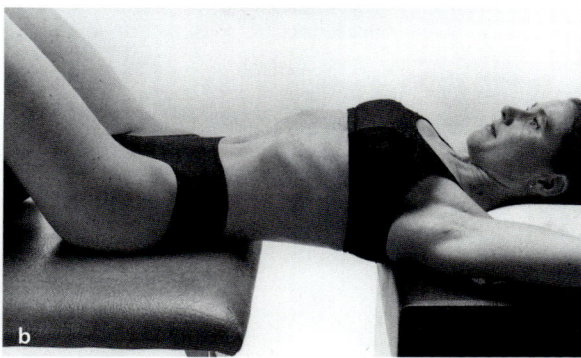

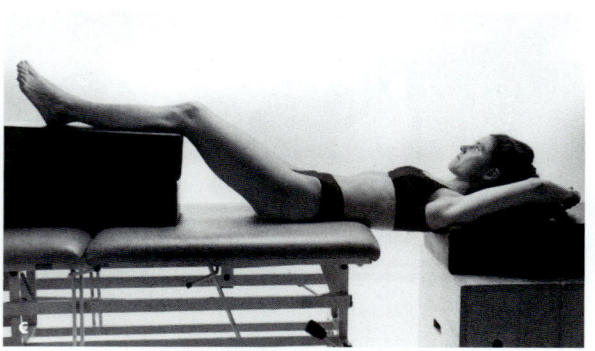

◘ **Abb. 6.1.** »Taillentrimmer«<. **a** Ausgangsstellung, **b** Einatmungsstellung, **c** Ausatmungsstellung

sinken. Machen Sie das einige Male: Rücken wegnehmen, Rücken ablegen. Es ist eine kleine Bewegung.

Jetzt legen Sie Ihre Hände auf den unteren Brustkorb und gehen mit dem Rücken von meinen Knien weg.

Wenn Sie nun einatmen möchten, fühlen Sie, wie die kühle Luft durch die Nase strömt. Ihre Hände spüren, wie die Rippen auseinander gehen. Bleiben Sie auch am Ende der Einatmung so weit und leicht, ohne die Luft anzuhalten.

Dann lassen Sie die Luft langsam durch Ihren Mund abfließen, immer weiter. Es kann lange dauern, bis die ganze Luft ausgeatmet ist. Ihre Rippen senken sich, und Sie werden ganz schmal, bis Sie eine Wespentaille haben. Die müssen Sie nun ein wenig halten, auch wenn es anstrengend ist.

Warten Sie, bis Sie wirklich wieder Luft brauchen. Wenn es so weit ist, geben Sie die Spannung im Bauch langsam auf. Dann strömt die Luft durch die Nase ein, und der Brustkorb wird wieder breit und groß.

Während der ganzen Zeit berühren Ihre Wirbel meine Knie nicht.«

Hinweise für den Therapeuten

– Fühlt sich der Patient mit aufgestellten Füßen nicht wohl, kann man die Unterschenkel auf relativ hohe Kissen lagern. Das Becken muss dabei den dorsalen Kontakt mit der Bank beibehalten.
– Bei auftretenden Schmerzen in der Lendenwirbelsäule kann die Behandlungsbank, auf der das Becken liegt, bei Sitzkyphosen höher und bei Hyperlordosen tiefer eingestellt werden als die andere Behandlungsbank. Es ist wichtig, dass bei der Höhe der beiden Unterlagen die Rückenform berücksichtigt wird.
– Der Therapeut kann mit seinen Händen die Bewegungen des Rippenkorbs unterstützen und verstärken, vor allem während der verlängerten Ausatmung.
– Da die Brückenaktivität der Brustwirbelsäulenmuskulatur die extensorische Stabilisation garantiert, ist die Bewegung der Rippen in den Rippenwirbelgelenken möglich. Der Rippenkorb kann sich aufrichten und senken. Das vergrößert das Luftvolumen bei der Einatmung und bei der verlängerten Ausatmung das Ausströmen der verbrauchten Luft. Darum ist diese Übung für Asthmatiker und Emphysematiker sehr geeignet.
– Die Ausgangsstellung des »Taillentrimmers« ist eine gute Vorübung für die »Frösche« bei Patienten, die Probleme mit der extensorischen Stabilisierung der

Brustwirbelsäule haben. Um die Intensität der extensorischen Brückenaktivität der Brustwirbelsäule zu verstärken, kann man als zusätzliches ventrales Gewicht die gekreuzten Arme des Patienten auf den Brustkorb legen.

– Der Therapeut kann mit seinen Händen das Brustkorbgewicht des Patienten abnehmen und dann die untere und mittlere **Brustwirbelsäule passiv flexorisch/ lateralflexorisch/rotatorisch** mit kleinen Bewegungen **mobilisieren**. Wichtig ist, dass sich der Patient gut gehalten fühlt. Sonst gibt er die extensorische Stabilisierung der Brustwirbelsäule nicht auf.
Für die **Rotation** z. B. umgreift der Therapeut den Patientenbrustkorb von unten, sodass dieser auf seinem Unterarm liegt. Nun kann er den Brustkorb bequem rotatorisch manipulieren.
Liegen die Arme des Patienten neben dem Kopf, dann dreht der Brustkorb nicht nur lumbothorakal und thorakozervikal, sondern auch unter den Schulterblättern.
Beabsichtigt man keine Bewegung zwischen Brustkorb und Schulterblättern oder ist diese im Moment nicht möglich, dann legt der Patient seine Arme während der rotatorischen Bewegungen auf den Brustkorb.
– Will man ein **Krafttraining für die schräge Bauchmuskulatur** durchführen, bieten sich folgende Übungen an:
– der diagonale Frosch,
– diagonale Widerstände einer Hand gegen das Gegenknie, das über den Bauchnabel gebracht wurde. Je nach Kondition kann dieser Gegendruck beliebig verstärkt werden.

Tipp
Der Therapeut sollte auf Folgendes achten:
– Die Glottis muss während der ganzen Übung offen bleiben.
– Die Brustwirbelsäule darf sich während der Ausatmung nicht flexorisch verformen.
– Das Senken der Rippen soll bereits bei der auxoton/exzentrischen Ausatmung einsetzen.
– Vor dem nächsten Einatmen muss genügend lange gewartet werden, um eine Hyperventilation zu verhindern.
– Bei Beginn der Einatmung soll die Bauchspannung langsam nachlassen.

Anpassung der Übung an Konstitution und Kondition des Patienten

Konstitutionelle Abweichungen spielen bei dieser Übung keine Rolle.

6.3   Analyse

Ausgangsstellung
Kontaktstellen des Körpers mit der Umwelt
Kontakt mit der Behandlungsbank haben:
- die **Fußsohlen** nahe am Gesäß,
- das **Becken** mit der dorsalen Seite und die **lumbale Gegend** bis L1,
- der **Brustkorb** mit der dorsalen Seite ab Th4,
- die **dorsale Seite des Halses** und der **Hinterkopf**.

Die **Arme** liegen mit den lateralen Seiten auf den Kissen.

Gelenkstellungen

Körperabschnitt Beine
- Die **oberen Sprunggelenke** sind in Plantarflexion, die **Kniegelenke** und **Hüftgelenke** in ±90° Flexion.

Körperabschnitte Becken, Brustkorb und Kopf
- Die 3 Körperabschnitte sind in die horizontal liegende Körperlängsachse eingeordnet mit einer Abweichung: Die Lendenwirbelsäule ist in Flexion.
  Körperabschnitt Arme
- Die **Arme** liegen in der »Hirtenbübchenstellung« neben dem Kopf. Die beiden **Akromion** sind kranial/medial, der Winkel zwischen der Klavikula und der Skapula ist klein.
- Die **Oberarme** sind in den Humeroskapulargelenken in Abduktion und in etwas Flexion/Außenrotation. Die **Ellbogengelenke** sind in ±90° Flexion.

Muskuläre Aktivitäten
Alle Körperteile sind parkiert außer der unteren und mittleren Brustwirbelsäule, deren Extensoren mit einer erhöhten Intensität der ökonomischen Aktivität die Brücke stabilisieren müssen.

Bewegungsablauf bis in die Endstellung
Es findet eine verstärkte Aus- und Einatmung statt.

Primärbewegung
Die Primärbewegung ist eine verlängerte Ausatmung. Eine Reaktion findet nicht statt.

Aus einer Atemmittellage bewegen sich die kritischen Punkte, **rechter/linker ventraler/unterer Rippenbogen**, in der dynamisch exzentrischen Ausatmungsphase der Interkostalmuskulatur nach kaudal/medial.

Der epigastrische Winkel beginnt sich zu verkleinern.

Mit der verlängerten Ausatmung setzt die dynamisch konzentrische Arbeit der schrägen Bauchmuskeln und der Transversii ein. Der epigastrische Winkel wird maximal verkleinert und die Taille schmal.

Diese Stellung muss von den Bauchmuskeln in isometrischer Arbeit ein paar Sekunden gehalten werden.

Bedingungen

Gleich bleibende Abstände zwischen körpereigenen Punkten
- Der Abstand Bauchnabel–Incisura jugularis bleibt gleich.
  Das erfordert eine dynamische Stabilisierung der Brustwirbelsäule während der verstärkten Rippenbewegung beim Atmen.
- Der Abstand Symphyse/Bauchnabel bleibt gleich. **Lendenwirbelsäule** und **Hüftgelenke** müssen gegen die Bauchmuskelaktivität dynamisch stabilisiert werden.

Klassischer Frosch

Lernziel

Der Patient soll lernen, die **Bauchmuskeln funktionell zu aktivieren**, d. h.
- den Oberbauch durch Verkleinern des epigastrischen Winkels zu verschmälern,
- den Unterbauch zu verkürzen,
- die Bauchmuskeln kraftvoll und geschickt einzusetzen.

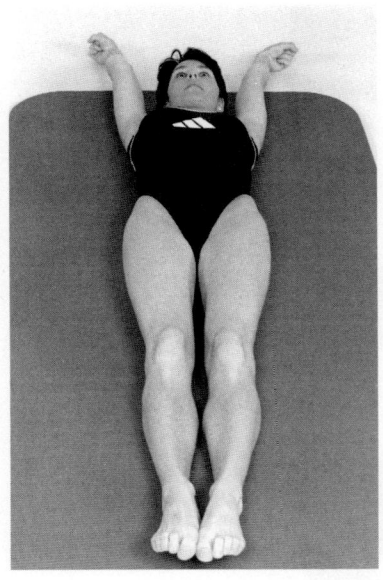

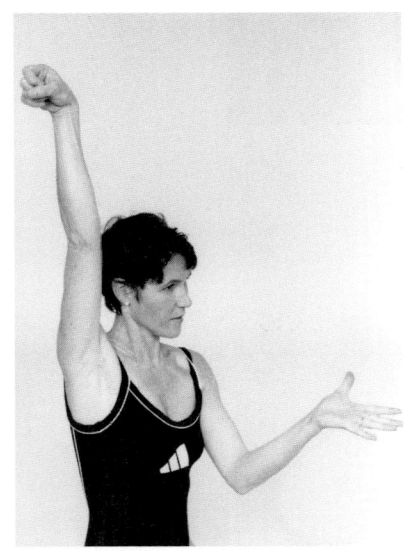

7.1   Konzept

Die Rückenlage ermöglicht die physiologische Verkürzung der Bauchmuskeln durch von distal nach proximal weiterlaufende Bewegungen der Extremitäten.

In der Ausgangsstellung streben die 5 Extremitäten Beine, Arme und Kopf vom Körpermittelpunkt weg. Sie dehnen die Bauchmuskeln so, dass der Oberbauch breit und der Unterbauch lang werden.

Das Nachlassen der Dehnung und das Ausatmen leiten die Aktivierung der Bauchmuskeln ein. Dabei sollte die Präaktivierung des lokalen Muskelsystems eingesetzt haben.

Die weiterlaufenden Bewegungen der **Arme** gehen nach **kaudal/medial** und verschmälern den Oberbauch, die weiterlaufende Bewegung der **Beine** geht nach **kranial/ventral** und verkürzt den Unterbauch.

Die Körperabschnitte Beine, Becken und Arme werden zusätzlich weiterlaufend vom Boden abgehoben.

Die kaudalen und kranialen Gewichte der Beine, Arme und des Kopfs müssen von den Bauchmuskeln gehoben und geschickt ausbalanciert werden (■ Abb. 7.1).

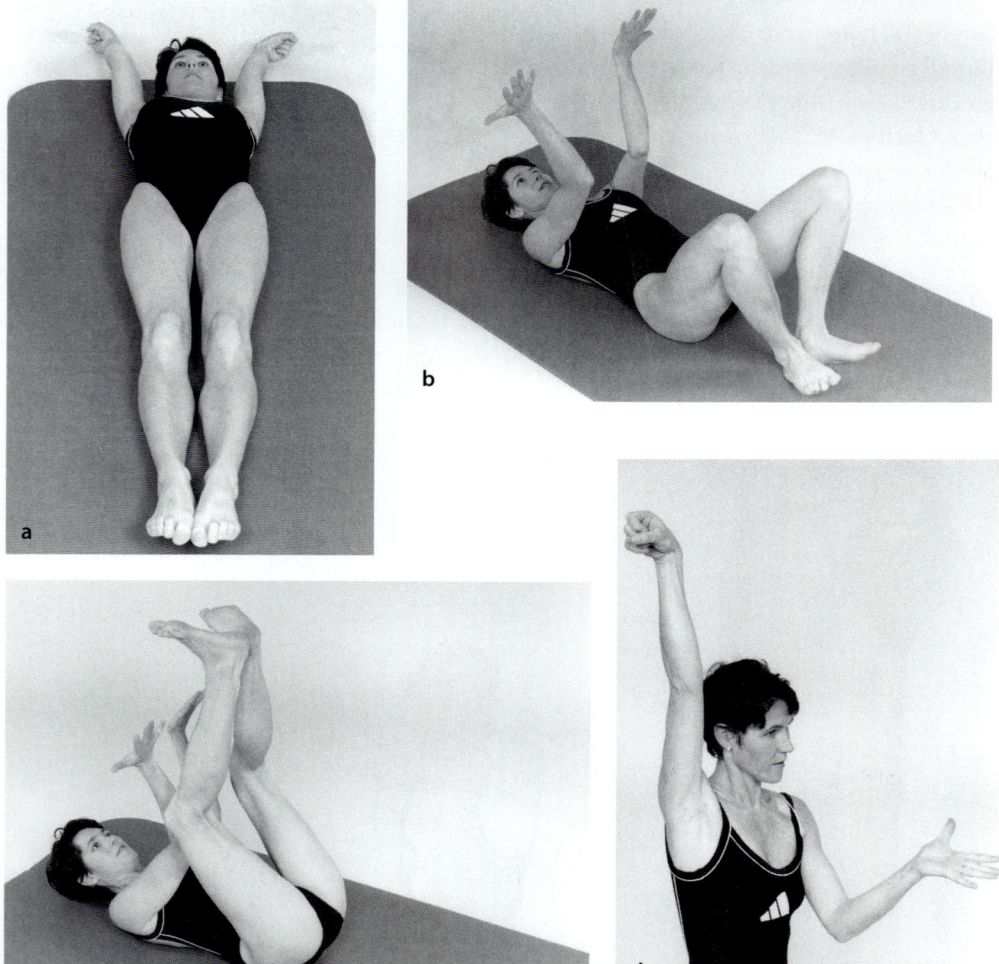

■ **Abb. 7.1a–d.** »Klassischer Frosch«. **a–c** Ausgangsstellung – Endstellung, **d** Handstellung

7.2   Lernweg

Übungsanleitung für den Patienten

»Sie legen sich auf dem Boden auf den Rücken. Die Beine sind lang und berühren sich, die Kniescheiben zeigen nach oben. Die Füße sind ganz spitz und lang. Die Arme liegen gestreckt neben dem Kopf. Die Hände machen eine Faust. Sie drehen die Fäuste so, dass sie nach außen winken können.

Jetzt machen Sie sich noch ein bisschen länger – auch mit dem Kopf – und atmen ein.

Beim Ausatmen lässt die Spannung in den Beinen und Armen nach. Dabei ziehen Sie die Fußspitzen nach außen/oben wie zu einem Fächer. Die Fersen bleiben immer mit etwas Druck zusammen. Während die Fersen gegen das Gesäß gehen, weichen die Knie nach außen aus. Wenn die Fersen ganz nahe am Gesäß sind, können Sie sie abheben und in einem großen Bogen über den Bauchnabel bringen. Sobald die Beine das Becken mit vom Boden abheben, hebt sich auch der Kopf etwas ab und bringt das Kinn gegen den Brustkorb.

Zur gleichen Zeit, wenn die Füße aufmachen, öffnen sich auch die Fäuste zu großen Fächern. Die Daumen drehen, bis sie nach außen schauen. Nun ziehen die Ellbogen gegen die Mitte auch über den Bauchnabel. Achten Sie darauf, dass der Brustkorb liegen bleibt.

Wenn Sie wieder zurück in die Ausgangsstellung wollen, lassen Sie die gespannten Fuß- und Handfächer weich werden. Machen Sie wieder Fäuste, die nach außen drehen, und spitze Füße. Die zusammengeklebten Fersen landen nahe am Gesäß am Boden und rutschen aus, bis die Beine lang sind. Auch die Arme sind wieder lang und neben dem Kopf. Alles strebt von der Körpermitte weg.«

(▶ Siehe auch ● DVD, Kap. II Klassischer Frosch).

Hinweise für den Therapeuten

> **Tipp**
> Der Therapeut sollte auf Folgendes achten:
> – Die Fersen sollen sich erst abheben, wenn sich die Beine so weit verkürzt haben, dass das Gewicht der Beine der Kraft der Bauchmuskeln entspricht. Dadurch werden Abscherbelastungen in der Lendenwirbelsäule vermieden.
> – Die Schulterblätter müssen früh vom Boden abheben, damit hängt sich das Gewicht des Schultergürtels an die schrägen Bauchmuskeln und aktiviert sie.
> – Inwieweit der Patient das Gewicht seiner Beine bei Neutralstellung halten kann, gibt dem Therapeuten einen wichtigen Hinweis über die adäquate Aktivierung der lokalen Muskulatur.

Folgende **Variante** ist möglich:
– Man kann einen Arm des Patienten von der Ausgangsstellung in die Endstellung bringen. Dabei wird der Patient aufgefordert, die Bewegung mit dem anderen Arm mit offenen oder geschlossenen Augen nachzumachen.
– Der Therapeut manipuliert die Beinbewegung. Dazu soll der Patient die Armbewegungen kombinieren.
– Man berührt den Bauchnabel und den Processus xiphoideus und macht diesen Abstand bewusst. Er darf nicht kleiner werden, sonst wird die extensorische Stabilisierung der Brustwirbelsäule aufgegeben.
– Beim Abheben der Fersen nahe am Gesäß kann man das Gewicht etwas übernehmen, damit die Beinbewegung gleichsinnig auf das Becken weiterläuft. Bei zu großem Beingewicht wird die Lendenwirbelsäule in die Extension gezogen und der Unterbauch verlängert.

Anpassung an statische Abweichungen, Kondition und Konstitution

Bei langen/schweren Beinen. Beine auf einen Ball legen und die Füße darauf gegen das Gesäß rollen. Dann die Beine abheben. Das reduziert die Hubarbeit für die Muskulatur der Beine und des Unterbauchs.

Bei schweren Oberschenkeln und schwerem Becken. Das Becken mit einem kleinen Kissen unterlegen. Damit hat sich der Unterbauch schon verkürzt und kann das Beingewicht leichter übernehmen.

7.3   Analyse

Ausgangsstellung
Kontaktstellen des Körpers mit der Umwelt
Die **Körperabschnitte Beine, Becken, Brustkorb** und **Kopf** haben mit ihren dorsalen Seiten Kontakt mit dem Boden.

Gelenkstellungen

Körperabschnitt Beine
Die **Beine** berühren sich. Die **Kniegelenke** schauen nach oben. Die **Hüftgelenke** sind in Adduktion/Innenrotation, die Kniegelenke in Nullstellung, die Fußgelenke in Plantarflexion/Eversion/Pronation. Die anatomische Fußlängsachse steht in der Verlängerung der Unterschenkellängsachse. Die Zehen sind flektiert.

Körperabschnitt Becken
Das **Becken** steht in leichter Flexion in den Hüftgelenken. Die **Lendenwirbelsäule** ist in Extension, besonders der lumbosakrale Übergang. Dadurch ist der Unterbauch lang.

Körperabschnitt Brustkorb
Die **Brustwirbelsäule** ist in Extension. Die **Rippen** sind angehoben. Dadurch ist der epigastrische Winkel groß und der Oberbauch breit.

Körperabschnitt Arme
Die **Arme** sind symmetrisch in der Verlängerung der Körperdiagonalen. Das rechte/linke **Akromion** steht beiderseits kranial/medial/dorsal. Der Winkel im Akromioklavikulargelenk ist klein. Das **Sternoklavikulargelenk** ist in Elevation/Retraktion. Die **Humeroskapulargelenke** sind in Flexion/Innenrotation, die **Ellbogen** in Extension, die **Unterarme** in Pronation, die **Handgelenke** in Flexion/Ulnarabduktion. Die **Finger** machen eine Patternfaust. Die Längsachse der Mittelhand zeigt nach lateral/kranial.

Körperabschnitt Kopf
Die Lordose der Halswirbelsäule ist etwas vermindert. Die oberen **Kopfgelenke** sind in Flexion.

Muskuläre Aktivitäten
Das Wegstreben der Extremitäten führt zu einer erhöhten Muskelaktivität in den Beinen und Armen. Die Extensoren der Lendenwirbelsäule sind in Brückenaktivität.

Bewegungsablauf bis in die Endstellung
Von den Beinen und Armen gehen 4 Primärbewegungen von distal nach proximal.

Primärbewegung

Beine
Der kritische Punkt, **vereinigte rechte/linke Ferse**, bewegt sich in der Symmetrieebene erst am Boden nach kranial, mit der Fersenablösung nach oben (kranial/ventral) bis über den Bauchnabel. Dabei kommen die **Füße** in Dorsalextension/Inversion, die **Zehen** in Extension, die **Kniegelenke** in Flexion/Außenrotation, die **Hüftgelenke** in Flexion/Abduktion/Außenrotation. Weiterlaufend gerät die **Lendenwirbelsäule** in Flexion. Der kaudale Teil des Kreuzbeins verliert den Bodenkontakt und verkürzt den Unterbauch. Der lumbothorakale Übergang ist der kritische Drehpunkt.

Arme
Die kritischen Punkte, **rechtes/linkes Olekranon**, bewegen sich nach oben (kaudal/medial/ventral) diagonal gegen den Bauchnabel. Dabei verlieren die Schulterblätter den Bodenkontakt. Das Gewicht des Schultergürtels und das der Arme hängt sich an die schrägen Bauchmuskeln.

Die **Ellbogen** geraten durch Drehpunktverschiebung in Flexion, die **Unterarme** in Supination. Die **Handgelenke** sind in maximaler Dorsalextension, die **Finger** in Extension/Abduktion. Die **Hände** haben die Patternfaust geöffnet. Die **Arme** bewegen sich extensorisch/adduktorisch/außenrotatorisch in den Humeroskapulargelenken. Das rechte/linke **Akromion** bewegt sich im Sternoklavikulargelenk nach lateral/ventral/kaudal. Der Winkel im Akromioklavikulargelenk wird groß. Weiterlaufend senken sich die **Rippen**. Die schrägen Bauchmuskeln verschmälern den Oberbauch. Der kritische Drehpunkt ist in den Kostovertebralgelenken.

Die Außenrotation im Humeroskapulargelenk bringt die **Schulterblätter** als weiterlaufende Komponente adduktorisch an die Brustwirbelsäule. Dadurch wird diese weiterlaufend extensorisch stimuliert.

Reaktion

In Form von Gegengewichten

Im Moment, in dem das **Becken** vom Boden abhebt und sich mit seinem Gewicht und dem der Beine an die geraden Bauchmuskeln hängt, hebt sich der **Kopf** als Gegengewicht vom Boden ab – flexorisch in den oberen Kopfgelenken und der Halswirbelsäule.

In Form von Veränderung der Unterstützungsfläche
Die **Unterstützungsfläche** hat sich zentripetal verkleinert.

Bedingungen

Gleich bleibende Abstände zwischen körpereigenen Punkten
- Der Abstand Bauchnabel/Processus xiphoideus bleibt gleich.
  Das wird durch eine extensorische dynamische Stabilisierung der Brustwirbelsäule garantiert.
- Der Druck und der Kontakt der beiden Fersen bleiben erhalten.
  Der Gegendruck der Fersen aktiviert die Außenrotatoren der Hüftgelenke. Dadurch wird das Abheben der Beine erleichtert.

Gleich bleibende Abstände zwischen körpereigenen Punkten, Ebenen und Achsen mit der Umwelt
Die rechte und linke Ferse bewegen sich in der Symmetrieebene. Das verlangt eine dynamische Stabilisierung der Rotatoren und der Lateralflexoren der Wirbelsäule.

Endstellung und zurück in die Ausgangsstellung
Das Lernziel ist erreicht, wenn die Armbewegung den Oberbauch verschmälert und die Beinbewegung den Unterbauch verkürzt hat sowie das Gewicht von Kopf, Armen, Becken und Beinen von den Bauchmuskeln gehalten wird.

Durch Nachlassen der Spannung in Armen und Beinen wird der Rückweg eingeleitet. Die Hände schließen sich zu einer Patternfaust. Die kritischen Punkte für den Rückweg sind nun die dorsalen Seiten der Handgelenke. Sie bewegen sich nach kranial/dorsal/lateral. Nachdem der Schultergürtel sowie Becken und Beine wieder Kontakt mit dem Boden haben und die Bauchmuskeln nicht mehr mit ihrem Gewicht belasten, streben die Arme und Beine noch weiter von der Körpermitte weg.

Der Kopf sorgt mit seinem Gewicht so lange für die Aktivierung der geraden Bauchmuskeln, bis das Becken Bodenkontakt hat und nicht mehr an den Bauchmuskeln hängt. Erst dann legt er sich auch wieder auf den Boden.

Urfrosch

Lernziel _____

Der Patient soll lernen,
- die Bauchmuskeln funktionell einzusetzen
  wie beim klassischen Frosch unter Berück-
  sichtigung der statischen Abweichungen
  von Hyperlordose und/oder Flachrücken.

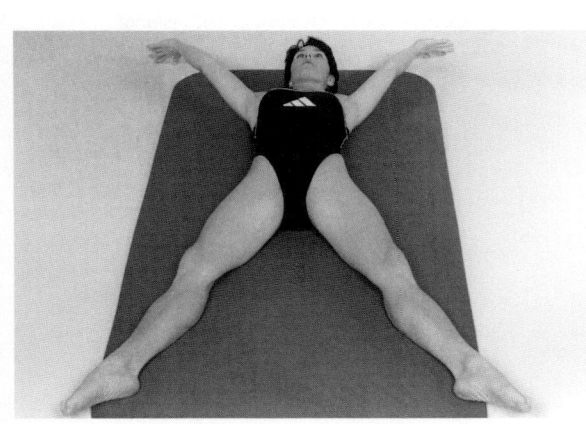

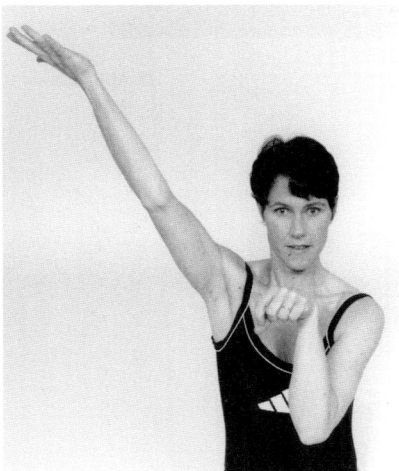

8.1   Konzept

Wie beim klassischen Frosch sollen die weiterlaufenden Bewegungen der Extremitäten aus der Rückenlage von distal nach proximal die Bauchmuskeln funktionell verkürzen, allerdings mit 2 Änderungen:

- Das Wegstreben der Beine bei der Aktivierung der Ausgangsstellung darf die schon vorhandene Hyperlordose nicht verstärken.
- Die Bewegungskomponenten der Arme dürfen keinen extensorischen Effekt auf die Brustwirbelsäule ausüben.

  Beine und Arme werden darum in die Verlängerung der Körperdiagonalen eingestellt. Bei der Aktivierung der Ausgangsstellung streben die 4 Extremitäten diagonal von dem Körpermittelpunkt weg. Diese diagonalen Aktivitäten treffen die Wirbelsäule in der unteren Brustwirbelsäule im Rotationsniveau und wirken gegenstabilisierend. Die Bewegung läuft nicht extensorisch auf die Wirbelsäule weiter.

Beim Bewegungsablauf kommen die Beine und Arme aus den Diagonalen innenrotatorisch in den Hüft- und Schultergelenken in Richtung des Bauchnabels und treffen weiterlaufend direkt die Bauchmuskulatur (◘ Abb. 8.1).

8.2   Lernweg

Übungsanleitung für den Patienten

»Legen Sie sich auf den Rücken und strecken Sie Arme und Beine in kleinen Grätschen von sich. Die Füße sind lang und weisen mit den Fußsohlen gegeneinander, die Kniescheiben zeigen nach außen.

Die Handflächen weisen ebenfalls gegeneinander, alle Finger sind gespreizt, die Daumenspitzen stehen auf dem Boden.

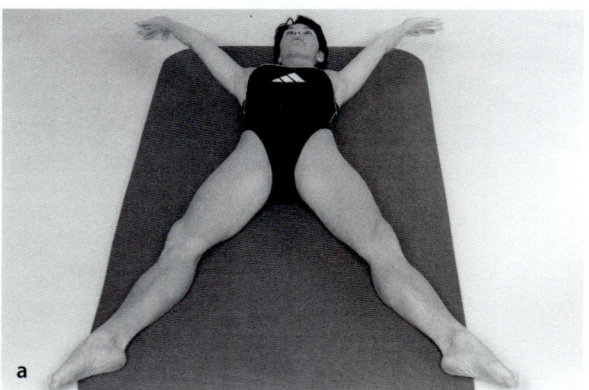
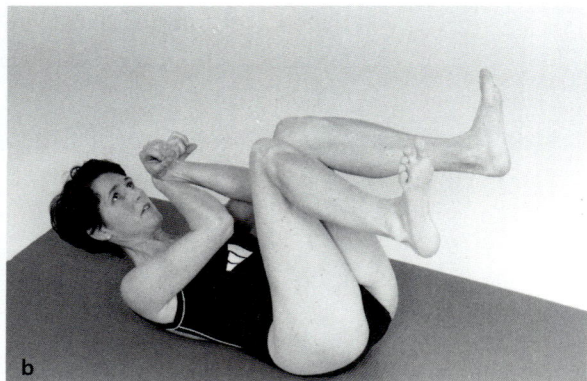

◘ **Abb. 8.1a–c.** »Urfrosch«. **a** Ausgangsstellung, **b** Endstellung, **c** Handstellung

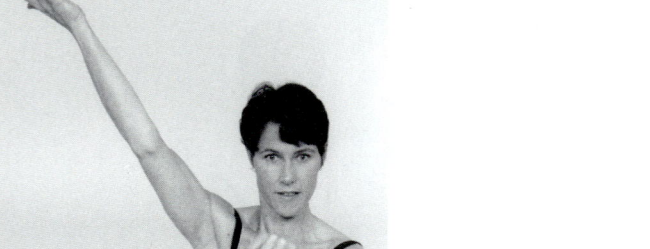

Jetzt machen Sie Arme und Beine noch etwas länger, sodass Füße und Hände diagonal vom Bauchnabel wegstreben, und atmen ein.

Beim Ausatmen lässt die Spannung überall nach. Jetzt drehen die Knie nach innen und streben zueinander und über den Bauchnabel. Die Füße ziehen nach außen, werden wie Fächer und rutschen mit den Fersen am Boden bis nahe rechts und links an das Gesäß. Sobald sich die Fersen vom Boden lösen, heben die Knie auf ihrem Weg den unteren Teil des Gesäßes etwas ab. Die Knie berühren sich jetzt, und die Fersen sind weit auseinander. Der Kopf hebt im gleichen Moment ebenfalls vom Boden ab. Das Kinn nähert sich dem Brustbein.

Beim Nachlassen der Spannung streben die Ellbogenspitzen auch über den Bauchnabel. Die gespannten Hände schließen sich zu Fäusten und drehen mit den Faustrücken zur Decke. Jede Faust steht vor der Gegenschulter, weil sich die Unterarme gekreuzt haben.

Für den Rückweg landen die Füße weit auseinander nahe am Gesäß auf dem Boden und rutschen auf den Fersen in die Grätsche aus. Die Knie zeigen nach außen, die Füße sind wieder spitz.

Die Arme sind auch wieder lang geworden und stehen auf den Daumen mit weit gespreizten Fingern auf ihrem alten Platz am Boden.

Alles strebt von der Körpermitte weg.«

(▶ Siehe auch ● DVD, Kap. II Urfrosch).

Hinweise für den Therapeuten

Wie beim klassischen Frosch kann der Therapeut das Bewegungsmuster der Arme und der Beine erst manipulativ einüben.

> **Tipp**
> Der Therapeut sollte auf Folgendes achten:
> - Die Schultergelenke gehen beim Abheben vom Boden nicht nur nach medial/ventral, sondern auch nach kaudal, damit die Bewegung leicht flexorisch auf die Brustwirbelsäule weiterläuft. Das ist bei einem Flachrücken erwünscht.
> - Die Fäuste bewegen sich von Anfang an pronatorisch im Unterarm nach ventral/oben. Dann wird der Weg der Ellbogen über den Bauchnabel gradlinig und einfach für den Patienten.
> ▼

- Die Füße halten gut Abstand voneinander, wenn sich die Knie im Hüftgelenk innenrotatorisch drehen und gegeneinander gehen. Die Unterschenkellängsachsen sollten in den senkrecht stehenden Ebenen der zugehörigen Körperdiagonalen stehen. Das begrenzt die Innenrotation bei großem Antetorsionswinkel des Schenkelhalses.
- Die Fersen heben erst vom Boden ab, wenn der Hebel der Beine so kurz geworden ist, dass sein Gewicht von den Bauchmuskeln gehalten werden kann und keine flexorische Bewegung des Beckens im Hüftgelenk mehr auslöst.

8.3 Analyse

Ausgangsstellung
Kontaktstellen des Körpers mit der Umwelt
Kontakt mit dem Boden haben:
- die **Körperabschnitte Becken, Brustkorb** und **Kopf** mit ihren dorsalen Seiten,
- die **Körperabschnitte Beine** mit ihren lateralen Seiten,
- die **Körperabschnitte Arme** mit den Daumenspitzen.

Gelenkstellungen

Körperabschnitt Beine
Die **Hüftgelenke** sind in Abduktion/Außenrotation, sodass die Kniescheiben nach lateral zeigen. Die **Fersen** sind in der Verlängerung der Unterschenkellängsachse in Plantarflexion/Inversion.

Körperabschnitt Arme
Die **Arme** liegen in der Verlängerung der Körperdiagonalen. Die beiden **Akromions** stehen kranial dorsal/etwas medial. Der Winkel zwischen der Klavikula und der Skapula ist klein. Die **Schultergelenke** sind in Abduktion/Innenrotation/Flexion, die **Ellbogengelenke** in Extension, die **Unterarme** in Supination, die **Handgelenke** in Radialabduktion/Dorsalextension. Die **Handflächen** zeigen nach kranial/medial. Die **Fingergrundgelenke** sind in Extension/Abduktion.

Körperabschnitt Kopf
Die oberen **Kopfgelenke** sind flektiert. Der Blick ist nach ventral/oben gerichtet.

Muskuläre Aktivitäten

Das Wegstreben der **Beine, Arme** und des **Kopfes** bedingt eine höhere Muskelaktivität in diesen Körperabschnitten.

Bewegungsablauf bis in die Endstellung

Aus der Verlängerung der Körperdiagonalen streben 4 koordinierte Primärbewegungen der Beine und Arme von distal nach proximal.

Primärbewegung

Beine

Die kritischen Punkte, **rechtes/linkes Knie**, bewegen sich durch Drehpunktverschiebungen flexorisch in den Kniegelenken nach oben (ventral/medial/kranial) zur Symmetrieebene über den Bauchnabel.

Die **Fußgelenke** kommen in Dorsalextension/Eversion, die **Zehen** in Extension/Abduktion.

Die **Oberschenkel** bewegen sich in den Hüftgelenken flexorisch/innenrotatorisch/adduktorisch. Gleichsinnig weiterlaufend, gerät die **Lendenwirbelsäule** in Flexion. Der **kaudale Teil des Beckens** verliert den Bodenkontakt, und der **Unterbauch** verkürzt sich. Das Gewicht des Beckens und der Beine hängt an den Bauchmuskeln.

Arme

Die kritischen Punkte, **rechtes/linkes Olekranon**, bewegen sich nach oben/ventral/kaudal/medial in Richtung der Symmetrieebene oberhalb des Bauchnabels.

Die **Ellbogen** kommen durch Drehpunktverschiebungen in Flexion, die **Unterarme** in Pronation, die **Handgelenke** in Ulnarabduktion, die **Fingergelenke** in Flexion.

Die **Unterarmlängsachsen** überkreuzen sich, die **Fäuste** schauen nach oben/ventral. Die **Oberarme** bewegen sich extensorisch/innenrotatorisch/adduktorisch in den Schultergelenken, das **Akromion** weiterlaufend nach weit ventral/medial/kaudal. Der Winkel zwischen der Klavikula und der Skapula wird größer.

Brustkorb

Die **Rippen** senken sich. Die Brustwirbelsäule bewegt sich etwas flexorisch. Der **Oberbauch** wird mithilfe der schrägen Bauchmuskeln und der Transversii verschmälert und etwas verkürzt.

Reaktion

In Form von Gegengewichten

Sobald sich das **Becken** vom Boden löst, hängt es sich mit seinem Gewicht und dem der Beine an die geraden Bauchmuskeln. Simultan wird der **Kopf** als Gegengewicht vom Boden abgehoben, flexorisch in den oberen Kopfgelenken und der Halswirbelsäule, und von kranial ebenfalls an die geraden Bauchmuskeln gehängt.

In Form von Veränderung der Unterstützungsfläche

Die Unterstützungsfläche hat sich zentripetal verkleinert.

Bedingungen

Räumliche Fixpunkte

Th12–5 der Brustwirbelsäule sollen den Kontakt mit dem Boden erhalten.

Das erfordert eine dynamische extensorische Stabilisierung in diesem Bereich. Nur so kann sich der Oberbauch trotz leichter Verkürzung verschmälern.

Endstellung und zurück in die Ausgangsstellung

Das Lernziel ist erreicht, wenn die Bewegungen der Beine den Unterbauch verkürzen und die der Arme den Oberbauch verschmälern und auch etwas verkürzt haben und das Gewicht von Beinen, Becken, Armen und Kopf von den Bauchmuskeln geschickt ausbalanciert wird.

Die Spannung in den Extremitäten lässt nach. Beine, Arme und Kopf finden mit antagonistischen Bewegungen wieder in ihre Ausgangsstellung zurück.

Klassischer Frosch und Urfrosch im Vergleich

9.1   Körperabschnitt Beine

Klassischer Frosch

In der Ausgangsstellung liegen die **Beine** in den Hüftgelenken in Adduktion und **parallel** zur Körperlängsachse. Kniegelenke und Hüftgelenke stehen horizontal und parallel.

Die kritischen Punkte für die Aktivierung der Ausgangsstellung, rechte/linke Fußspitze sind in Bezug auf die Flexions-/Extensionsachse der Hüftgelenke ventral/oben.

Das horizontale Wegstreben der rechten/linken Fußspitze vom Körpermittelpunkt nach kaudal verursacht eine flexorische Bewegung des Beckens in den Hüftgelenken und damit weiterlaufend eine extensorische Bewegung in der Lendenwirbelsäule. Sie kommt dadurch in eine Brückenaktivität.

Anmerkung

Wenn man diesen weiterlaufenden Effekt auf die Lendenwirbelsäule verhindern möchte, wählt man die Fersen als kritische Distanzpunkte für die Aktivierung der Ausgangsstellung. Sie stehen in Bezug auf die Flexions-/Extensionsachse der Hüftgelenke unten. Die weiterlaufende Bewegung ihres horizontalen Wegstrebens vom Körpermittelpunkt wirkt sich in einer extensorischen Bewegung des Beckens in den Hüftgelenken und einer Flexion in der Lendenwirbelsäule aus.

Bei leichten Schmerzen in der Lendenwirbelsäule reicht diese Anpassung. Ist diese Ausgangsstellung aber immer noch schmerzhaft, muss der Urfrosch gewählt werden.

Urfrosch

Die **Beine** sind in den Hüftgelenken in Abduktion/Außenrotation. Ihre Längsachsen weichen deutlich von der Körperlängsachse ab.
Da die Flexions-/Extensionsachsen der Beine schräg nach außen stehen, sind sie nicht parallel zu den horizontal stehenden Flexions-/Extensionsachsen der Wirbelsäule. Darum läuft die Bewegung nicht extensorisch auf die Lendenwirbelsäule weiter.

Die divergierenden Richtungskomponenten der aktivierten Ausgangsstellung treffen die Wirbelsäule stabilisierend im Rotationsniveau der unteren Brustwirbelsäule.

Bei der Aktivierung der Ausgangsstellung haben die kritischen Distanzpunkte, rechte/linke Fußspitze, nach außen (kaudal) rechts/links eine horizontale, aber auch eine **divergierende Richtungskomponente**.

Durch die Außenrotationskomponente in den Hüftgelenken gibt es eine Drehpunktverschiebung der Hüftgelenke nach ventral/oben, die sich stabilisierend extensorisch in den Hüftgelenken und flexorisch auf die Lendenwirbelsäule auswirkt.

Darum kann man diese Übung trotz bestehender pathologischer Abweichungen in der Lendenwirbelsäule und bei Hyperlordosen durchführen.

9.2   Körperabschnitt Arme

Klassischer Frosch

Die Längsachsen der **Arme** stehen in der Ausgangsstellung annähernd **parallel** und in den Schultergelenken in Innenrotation.

Beim horizontalen Wegstreben der kritischen Punkte, rechtes/linkes Handgelenk, vom Körpermittelpunkt in der Ausgangsstellung nach kranial bewegen sich die beiden Akromions nach kranial/medial endgradig im Sternoklavikulargelenk. Der Schultergürtel wird vom Brustkorb weggezogen. Der Winkel im Akromioklavikulargelenk verkleinert sich.

Die Hände sind mit einer Patternfaust in Ulnarabduktion und Palmarflexion.

Urfrosch

Bei der Aktivierung der Ausgangsstellung haben die kritischen Punkte, rechte/linke Spitze des Mittelfingers, eine horizontale/**divergierende Richtungskomponente** nach außen (kranial) rechts/links.

Weiterlaufend verhindert die Außenrotation ein Verkleinern des Winkels im Akromioklavikulargelenk. Der Winkel in den Akromioklavikulargelenken geht auf. Die Brustwirbelsäule wird extensorisch stabilisiert.

Die divergierenden Bewegungskomponenten der Ausgangsstellung treffen die Wirbelsäule im Rotationsniveau der unteren Brustwirbelsäule.

Diagonaler Frosch

Lernziel

Der Patient soll trotz mangelnder Stabilität der Wirbelsäule lernen, vor allem seine schrägen Bauchmuskeln funktionell und kraftvoll einzusetzen.

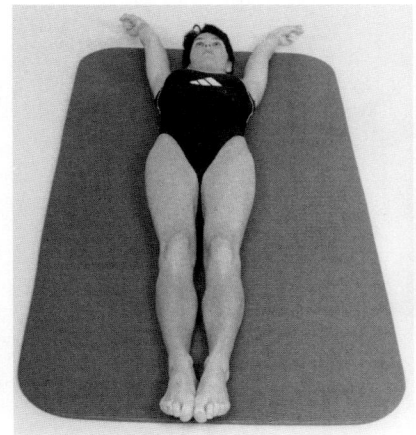
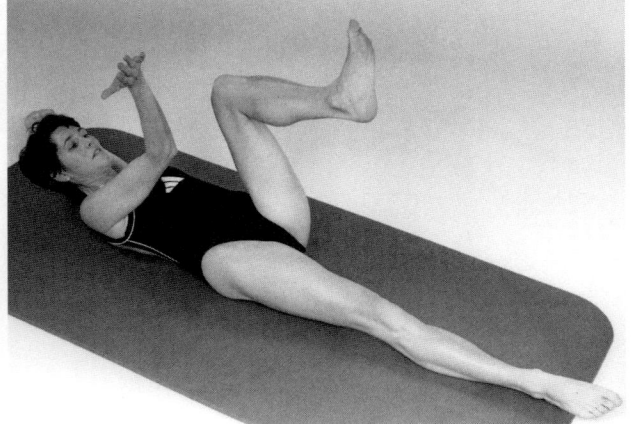

10.1   Konzept

Als Ausgangsstellung wird je nach Rückenform diejenige des klassischen Froschs oder diejenige des Urfroschs gewählt.

Im Unterschied zu den beiden obigen Fröschen bewegen sich nun nur ein Bein und der Gegenarm als Primärbewegung aufeinander zu. Sie treffen vor allem weiterlaufend die schräge Bauchmuskulatur und belasten diese mit ihrem Gewicht. Die bei Bauchmuskelübungen allgemeine Dominanz des M. rectus abdominis wird so vermieden.

Die andere Diagonale Bein/Gegenarm bleibt in ihrer aktivierten Ausgangsstellung. Ferse und Hand geben Druck auf den Boden. Durch den Druck werden die Extensoren der Rückenmuskeln aktiviert, die gegen die einsetzende Aktivität der Bauchmuskeln dynamisch stabilisieren.

Die ventralen und dorsalen Gegenkräfte verlangen eine gute Koordination, um sich im Gleichgewicht zu halten.

Die Diagonalen werden alternierend gewechselt.

Der Kopf kann sich wahlweise an der Primärbewegung oder an der aktiven Widerlagerung beteiligen (◘ Abb. 10.1).

10.2   Lernweg

Übungsanleitung für den Patienten
Ausgangsstellung »Klassischer Frosch«

»Legen Sie sich auf den Rücken, und machen Sie lange Beine und Füße, die sich in der Mitte berühren. Die Arme liegen auch lang gestreckt neben dem Kopf und zeigen mit den Fäusten nach außen. Alles zieht vom Bauchnabel weg. Das rechte Bein und der linke Arm behalten diese Spannung, drücken dazu noch etwas mit dem Fuß und der Hand in den Boden, während sich das andere Bein und der Arm diagonal aufeinander zu bewegen.

Der linke Fuß bewegt sich nach außen und nimmt die Kniescheibe nach außen mit. Jetzt geht das Knie auf direktem Weg über den Bauchnabel und hebt die Beckenseite vom Boden ab.

Am Arm hat sich zur gleichen Zeit die Faust zu einem großen Handfächer geöffnet. Die Ellbogenspitze dreht, bis sie zur Decke schaut, und strebt auch über den Bauchnabel dem Knie entgegen.

Der Bauch möchte sich zusammenziehen, aber das rechte Bein und der linke Arm verhindern das mit ihrem Druck in den Boden.

Halten Sie dieses Spiel etwas aus, und gehen Sie dann mit dem Bein und dem Arm wieder zurück an ihre Aus-

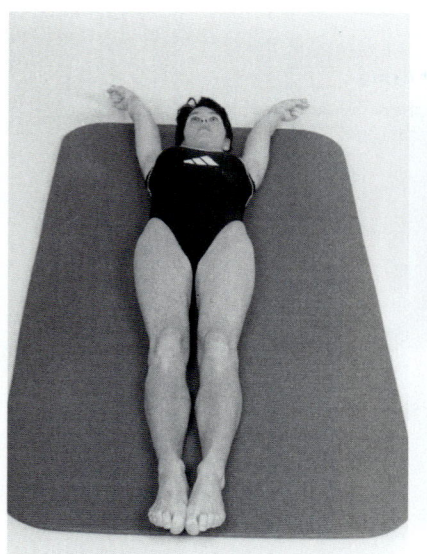

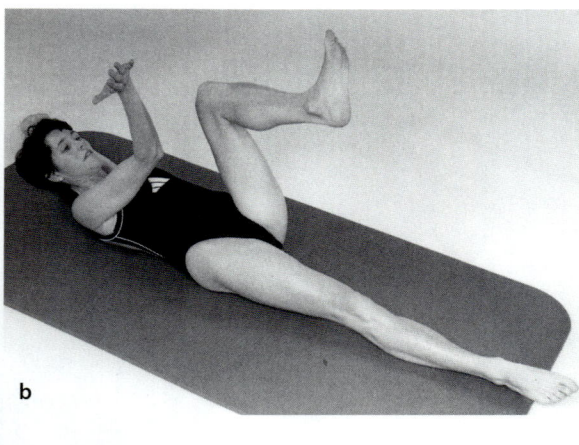

◘ **Abb. 10.1a,b.** »Diagonaler Frosch«. **a** Ausgangsstellung, Beine und Arme im klassischen Frosch, **b** Endstellung in einer Diagonalen

gangsstelle am Boden. Sie strecken sich und drücken nun ihrerseits mit der Ferse und der Faust in den Boden. Jetzt kann die andere Diagonale abheben und sich über dem Bauchnabel treffen.

Der Kopf kann wählen, ob er mit dem Spielbein und Spielarm mitmacht oder ob er am Boden bleibt und auch etwas nach unten drückt.«

Ausgangsstellung »Urfrosch«

»Sie liegen mit langen Beinen und spitzen Füßen mit dem Rücken auf dem Boden.

Die Arme sind lang gestreckt in einer kleinen Grätsche neben dem Kopf mit weit gespreizten Fingern. Die beiden Daumenspitzen stehen auf dem Boden.

Beine und Arme ziehen vom Bauchnabel weg.

Das rechte Bein und der linke Arm bleiben lang und angespannt und drücken mit der Ferse und der Daumenspitze in den Boden.

Jetzt zieht der linke Fuß nach außen. Das Bein dreht sich mit der Kniescheibe nach innen. Der Fuß nähert sich dem Gesäß und hebt dann vom Boden ab. Das Knie wird gebeugt und geht über den Bauchnabel, sogar etwas rechts davon, dem Ellbogen entgegen. Die linke Beckenhälfte hebt sich vom Boden ab.

Gleichzeitig schließt sich die rechte Hand zu einer Faust und dreht diese nach oben gegen die Decke. Der Ellbogen nähert sich dem Gegenknie. Die Schulter ist ganz vorn.

Eine Bein-Arm-Diagonale verkürzt sich vorn, während die andere lang am Boden bleibt. Dieser Spannungszustand muss eine Zeit lang gehalten werden.

Danach gehen Bein und Arm wieder an ihre Stelle am Boden zurück, machen sich lang und drücken in den Boden. Jetzt kann sich die andere Bein-Arm-Diagonale vorn verkürzen.

Der Kopf kann wiederum entweder mit dem einen oder dem andern Bein/Armpaar mitmachen.«

(▶ Siehe auch ⦿ DVD, Kap. II Diagonaler Frosch).

Hinweise für den Therapeuten

Tipp

Der Therapeut sollte auf Folgendes achten:
- Der Therapeut sollte sich vergewissern, ob das lokale System präaktiviert ist.
- Die Ausgangsstellung der Beine ist beim diagonalen Frosch für beide Versionen, »klassischer Frosch« oder »Urfrosch«, gleich. Man verzichtet auf abduzierte Beine, weil die Veränderung der Unterstützungsfläche beim Abheben eines Beins zu groß wäre. Das unwuchtige Gewicht des abgehobenen Beins kann von der Gegenseite nicht gehalten werden. Die Folge ist eine Außenrotation des Beckens im anderen Hüftgelenk.
- Beim klassischen Frosch verläuft die Beinbewegung statt mit einer Abduktion mit einer Adduktion im Hüftgelenk.
- Beim Urfrosch startet das Bein aus der Adduktion.

10.3 Analyse

Ausgangsstellung
Kontaktstellen des Körpers mit der Umwelt

Die **Körperabschnitte Beine, Becken, Brustkorb** und **Kopf** haben mit ihren dorsalen Seiten Kontakt mit dem Boden.

Körperabschnitt Arme
- Beim klassischen Frosch berühren auch die dorsalen Seiten den Boden.
- Beim Urfrosch stehen nur die Daumenspitzen auf dem Boden.

Gelenkstellungen

Wie beim klassischen Frosch und Urfrosch beschrieben mit einer Ausnahme: In der Ausgangsstellung des Urfroschs sind die Beine nicht abduziert, sondern in der Stellung des klassischen Froschs.

Bewegungsablauf bis in die Endstellung
Primärbewegung: Klassischer Frosch

Körperabschnitt Beine

Der kritische Punkt, **Knie**, bewegt sich nach kranial/ventral/oben/medial bis in Bauchnabelhöhe. Er überkreuzt die Symmetrieebene.

Das **Knie** kommt durch Drehpunktverschiebung in Flexion.

Der **Oberschenkel** bewegt sich im Hüftgelenk flexorisch/adduktorisch/außenrotatorisch.

Weiterlaufend bewegt sich das **Becken** im anderen Hüftgelenk innenrotatorisch/extensorisch.

Die **Lendenwirbelsäule** bewegt sich flexorisch, die **untere Brustwirbelsäule** rotatorisch.

Körperabschnitt Arme

Die Armbewegung ist auf S. 36 beschrieben. Hier bewegt sich nur ein **Arm**, der weiterlaufend die **Rippen** seiner Seite senkt und diese Hälfte des Oberbauchs mithilfe der schrägen Bauchmuskeln und der Transversii verschmälert.

Die Bewegung endet rotatorisch in der unteren Brustwirbelsäule (kritischer Drehpunkt).

Primärbewegung: Urfrosch

Körperabschnitt Beine

Die Bewegung des Beins verläuft wie auf S. 41 beschrieben mit einer Ausnahme: Das **Bein** startet aus einer Adduktion im Hüftgelenk.

Weiterlaufend hebt das **Bein** eine Beckenhälfte ab. Das Becken bewegt sich extensorisch/innenrotatorisch/abduktorisch im anderen Hüftgelenk und belastet die schräge Bauchmuskulatur.

Körperabschnitt Kopf

Für beide Froschversionen gilt der auf S. 36 und S. 41 beschriebene Bewegungsablauf.

Reaktion

Die Unterstützungsfläche wird durch das Abheben eines Beins und des Gegenarms verkleinert.

Bedingungen

Räumliche Fixpunkte
- Beim **klassischen Frosch** sind Bein, Ferse und die Ulnarseite des Handgelenks am Gegenarm räumliche Fixpunkte. Das garantiert die extensorische Stabilisierung der Lendenwirbelsäule und der Brustwirbelsäule im Sinne einer Gegenaktivität.
- Beim **Urfrosch** sind am Bein die Ferse und am Gegenarm die Daumenspitzen räumliche Fixpunkte. Das verlangt eine dynamische Stabilisierung der Lendenwirbelsäule und der Brustwirbelsäule.
- Beim **klassischen Frosch** und beim **Urfrosch** ist die nach oben gerichtete Patella des gestreckten Beins ein räumlicher Fixpunkt. Die innenrotatorische Bewegung des Beckens im anderen Hüftgelenk, verursacht durch das Abheben der Beckenhälfte als weiterlaufende Bewegung, muss mit einer Gegenaktivität begrenzt werden.

Endstellung und zurück in die Ausgangsstellung

Die Gegenkräfte der beiden Diagonalen werden etwas ausgehalten.

Dann lässt man die Spannung in den Extremitäten nach. Die beiden Extremitäten in Spielfunktion gehen mit antagonistischen Bewegungen in ihre Ausgangsstellung zurück.

10

Anwendung der Frösche: Beispiele für häufig auftretende statische Abweichungen

Hohlrundrücken. Bei +Flexion des Beckens in den Hüftgelenken/+Lendenwirbelsäule/–Halswirbelsäule

- Körperabschnitt Arme: klassischer Frosch
- Körperabschnitt Beine: Urfrosch

Flachrücken. Bei +Flexion des Beckens in den Hüftgelenken/+Lendenwirbelsäule/–Brustwirbelsäule/–Halswirbelsäule

- Urfrosch, auch diagonaler Frosch

Flachrücken. Bei +Extension des Beckens in den Hüftgelenken/–Lendenwirbelsäule/–Brustwirbelsäule/–Halswirbelsäule

- Körperabschnitt Arme: Urfrosch oder diagonaler Frosch
- Körperabschnitt Beine: klassischer Frosch, auch diagonaler Frosch (mit Adduktionskomponente im Hüftgelenk)

Thorakaler Rundrücken. Bei +Extension des Beckens in den Hüftgelenken/–Lendenwirbelsäule/+Brustwirbelsäule/+Halswirbelsäule

- Körperabschnitt Arme und Körperabschnitt Beine: klassischer Frosch oder diagonaler klassischer Frosch

Totaler Rundrücken. Bei +Flexion der Kniegelenke/+Flexion der Oberschenkel in den Hüftgelenken/–Lendenwirbelsäule/+Brustwirbelsäule/+Halswirbelsäule

- Körperabschnitt Arme und Körperabschnitt Beine: diagonaler klassischer Frosch

11

Anpassung der Frösche durch Lageveränderung im Raum bei konstitutionellen Abweichungen

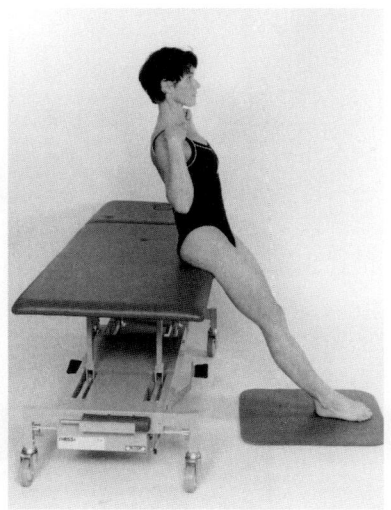 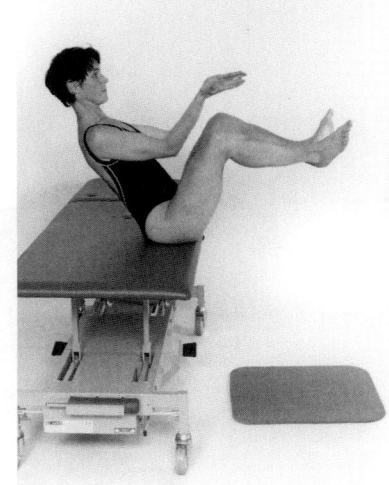

Hier werden einige Beispiele gezeigt, wie diese Bauchmuskelübungen mit reduzierten Gewichten ausgeführt werden können.

> ### Übersicht
> — Bankkantensitz
> — Sitz auf dem Boden
> — Sitzen auf einem Stuhl

Wenn trotz aller Anpassungen und Kombinationen der verschiedenen Arm- und Beinbewegungen die Hubarbeit für die Bauchmuskulatur zu groß ist, kann die Lage der Körperlängsachse verändert werden. Statt der horizontalen Lage wird die vertikale Einstellung der Körperlängsachse gewählt. Das reduziert die Hubbelastung beim Bewegungsablauf für die Bauchmuskeln, verlangt dafür aber mehr Balancearbeit.

Die Ausgangsstellung und der Bewegungsablauf der Extremitäten bleiben dabei gleich, nur ihre Richtung in Bezug auf den Raum verändert sich.

12.1   Bankkantensitz

Siehe ◻ **Abb. 12.1.**

Ausgangsstellung
Es können wahlweise der klassische Frosch oder der Urfrosch ausgeführt werden.

Kontaktstellen des Körpers mit der Umwelt
— Tubersitz auf einer relativ hohen Behandlungsbank.
— Am Körperabschnitt Beine haben die Fußsohlen Bodenkontakt.

Gelenkstellungen
Die Gelenkstellungen sind wie bei den Modellen Klassischer Frosch und Urfrosch beschrieben, jedoch mit folgenden Änderungen:
— Die **Längsachsen der Arme** stehen in der Verlängerung des Türmchens, sind aber ein wenig nach vorn geneigt. Das Gewicht der Arme stimuliert dadurch die Extensoren der Brustwirbelsäule und damit eine gute Stabilisierung.
— Die **Hüftgelenke** zeigen mehr oder weniger Flexion je nach Bankhöhe.

Muskuläre Aktivitäten
Die Intensität der ökonomischen Aktivität ist in der Brustwirbelsäule und den Armen erhöht.

Bewegungsablauf
In dieser Ausgangsstellung braucht es einen vorbereitenden Bewegungsablauf.
— Das **Türmchen** neigt sich etwas nach hinten und hängt sich an die Hüftgelenkflexoren. Dann soll sich die **Symphyse** dem Bauchnabel nähern – flexorisch im lumbosakralen Übergang, extensorisch in den Hüftgelenken; die **Fersen** rutschen bei ausgestreckten Bei-

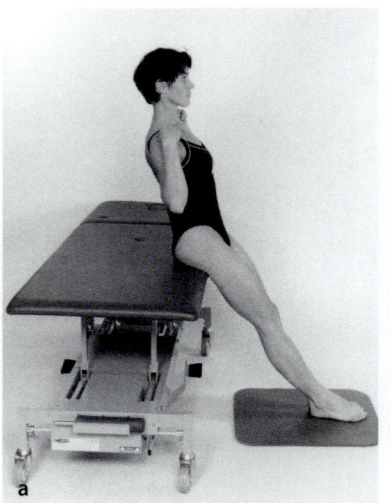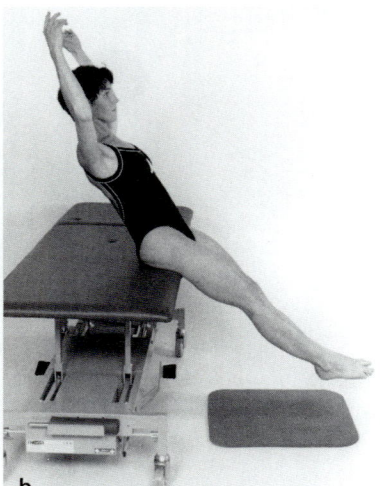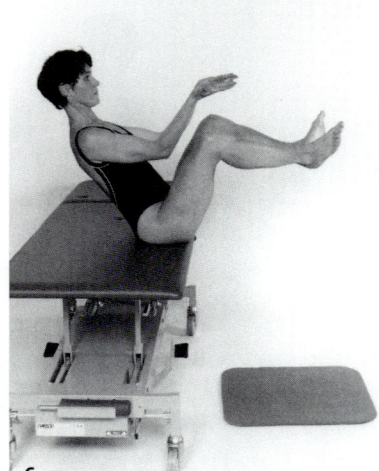

◻ **Abb. 12.1a–c.** »Klassischer Frosch« an der Bankkante. **a** Ausgangsstellung, **b** Mittelstellung (»im Gleichgewicht«), **c** Endstellung

nen wenig nach hinten. Die untere Bauchmuskulatur hat somit eine gute bewegende Komponente. Der **Oberbauch** ist gedehnt. Die ganzen Bauchmuskeln arbeiten fallverhindernd mit hoher Intensität.

— Jetzt bewegen sich die **Arme** flexorisch nach hinten/oben, bis die Beine zu schweben beginnen und zum Gegengewicht werden. Sie bilden das Gegengewicht zum Türmchen mit den gestreckten Armen. Diese »Waage« balanciert auf den beiden Tuber ischii auf der Bankkante.

— Aus dieser Stellung führen **Beine** und **Arme** die schon beschriebenen Bewegungen entweder des klassischen Froschs oder des Urfroschs bis in die Endstellung aus und dann wieder zurück in die Ausgangsstellung, immer im schwebenden Zustand auf der Kante der Behandlungsbank. Auf diese Weise erfährt der Patient die Gewichte seiner Körperabschnitte und lernt, subtil damit umzugehen.

Hinweise für den Therapeuten

> **Tipp**
> Der Therapeut sollte auf Folgendes achten:
> — Der Patient darf die Körperlängsachse nur so weit nach hinten neigen, dass er diese Stellung mühelos halten kann und Becken, Brustkorb und Kopf eingeordnet bleiben.
> — Für den vorbereitenden Bewegungsablauf hat sich folgende Instruktionshilfe bewährt: Man fordert den Patienten auf, seine Beine in den Bauch zu ziehen.
> — Ist der Patient nicht so bewegungsgeschickt oder mit den Bewegungen des Froschs noch nicht so vertraut, kann die Übung nur bis zum Auslösen der schwebenden Beine gemacht werden. Die Haltearbeit der Bauchmuskeln dauert dann nicht so lang. Der Patient lernt den Umgang mit seinen Gewichten und spürt den Moment, in dem das Türmchen und die Arme mit den Beinen »gleich schwer« sind.

Anpassung der Übung an Kondition/Konstitution des Patienten

Bei schweren Beinen

— Die Behandlungsbank höher einstellen. Das verkürzt den Hebelarm Beine.

Bei langem Brustkorb und/oder schwerem Körperabschnitt Arme

— Die Behandlungsbank tiefer einstellen. Der Hebelarm Beine wird schwerer. Das kraniale und das kaudale Gewicht sind besser ausgeglichen.

— In der Ausgangsstellung die Arme nicht gestreckt, sondern mit flektierten Ellbogen neben den Brustkorb einstellen. Damit wird das an sich schon schwere Türmchen nicht noch mit den Armen belastet. Wenn jetzt die Ellbogen gestreckt werden, reicht diese Verlängerung des Türmchens, um die Beine zum Schweben zu bringen.

12.2 Sitz auf dem Boden

Wieder ist es ein Balancieren mit den Gewichten der Körperabschnitte im Tubersitz mit dem Unterschied, dass man aus der beschriebenen Endstellung des klassischen Froschs beginnt.

Durch diesen umgekehrten Bewegungsablauf erreicht man ein differenziertes Spiel mit den sich verlängernden Hebelarmen, bis sie im Gleichgewicht sind. Es ist nicht nötig, bis in die volle Streckung zu kommen.

Ausgangsstellung

— Der Patient sitzt mit eingeordneten Körperabschnitten **Becken, Brustkorb** und **Kopf** am Boden.
— Die **Beine** und **Arme** sind in der Endstellung des klassischen Froschs.
— Die **Tuber ischii** und die nahe am Gesäß stehenden **Fersen** haben Kontakt mit dem Boden.
— Die **Körperlängsachse** ist leicht nach hinten geneigt.

Bewegungsablauf

— Die Bewegung wird mit einer Translation des **Kopfs** nach hinten eingeleitet. Dabei verlieren die **Beine** den Bodenkontakt.
— Jetzt bewegen sich die **Beine** und **Arme** antagonistisch weg vom Körpermittelpunkt in die Ausgangsstellung des klassischen Froschs, dann wieder zurück, hin und her im schwebenden Zustand, nur auf den Tubern sitzend.

Hinweise für den Therapeuten

> **Tipp**
> Der Therapeut sollte auf Folgendes achten:
> — Becken, Brustkorb und Kopf müssen in der Körperlängsachse eingeordnet bleiben.

12.3   Sitzen auf einem Stuhl

Diese Form der Bauchmuskelübung ist vor allem für diejenigen gedacht, die eine sitzende Tätigkeit ausüben und diese gleich bleibende Stellung mit einer kräftigen Muskelaktivität unterbrechen möchten.

Ausgangsstellung
— Der Patient sitzt auf einem Stuhl an der Wand. Der kraniale Teil des **Brustkorbs** legt sich an die Lehne und der **Kopf** an die Wand.
— Die **Körperabschnitte Becken** und **Brustkorb** sind in die leicht nach hinten geneigte Körperlängsachse eingeordnet.

Ein **Arm** nimmt die Endstellung des klassischen Froschs ein. Die **Gegenhand** berührt mit der Handfläche das Olekranon des Froscharms.

Bewegungsablauf
Es finden keine Bewegungen statt, nur vermehrte Druckaktivitäten in entgegengesetzten Richtungen:
— Der **Kopf** gibt mehr Druck gegen die Wand. Die Aktivität nach dorsal stimuliert die Extensoren der Brustwirbelsäule und garantiert die Einordnung des Brustkorbs.
— Jetzt gibt die **linke Hand** am **rechten Olekranon** einen stauchenden Druck in die Richtung der Oberarmlängsachse, die in der Körperdiagonalen vor dem Brustkorb steht. Die Stabilisierungsaktivität der rechten Schultergürtelmuskulatur gegen diesen Druck aktiviert eine Hälfte der schrägen Bauchmuskulatur und die gleichseitigen Transversii.
— Wenn sich die beiden Druckaktivitäten im Gleichgewicht halten, können große Muskelkräfte dorsal und ventral aufgebaut werden.
      (▶ Siehe auch ⬤ DVD, Kap. II Anpassung der Frösche durch Lagerveränderung der Körperlängsachse im Raum).

Brückenbauch

Lernziel

Der Patient soll lernen,
- bei stabilisierter Neutralstellung der Wirbelsäule die Bauchmuskulatur mit höchster Intensität zu belasten, ohne dass sich dabei die Distanz zwischen Ursprung und Ansatz der Bauchmuskeln verändert.

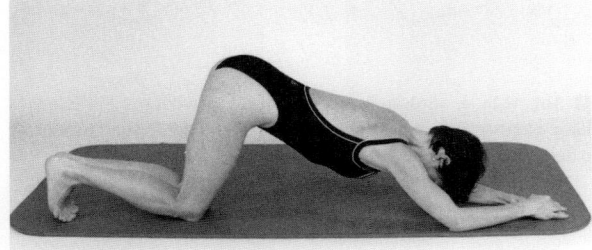
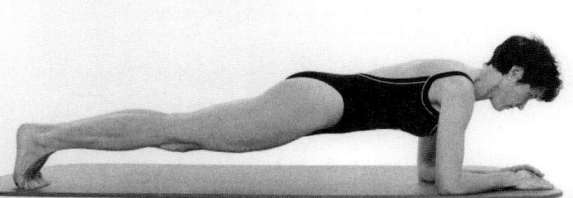

13.1   Konzept

Die im Lernziel geforderten Anforderungen können am besten in Brückenaktivität erbracht werden.

Als Ausgangsstellung eignet sich der Kniestand mit den Unterarmen am Boden. Das Türmchen ist in Nullstellung nach vorn/unten geneigt. Die Arme sind in den Schultergelenken maximal flektiert.

Die Schultergelenke bewegen sich jetzt nach vorn/oben, bis sie über den Ellbogen stehen. Das Türmchen ist dadurch in die Horizontale gekommen.

Nun werden die Knie extensorisch von der Unterlage abgehoben. Es entsteht ein modifizierter Liegestütz. Der Brückenbogen muss von der Bauchmuskulatur mit isometrischer Haltearbeit gesichert werden.

Mit kleinen Trippelschritten nach hinten kann der Brückenbogen verlängert und die Intensität der ökonomischen Aktivität gesteigert werden (▫ **Abb. 13.1**).

13.2   Lernweg

Übungsanleitung für den Patienten

»Knien Sie auf den Boden, und stellen Sie die Füße auf. Die Unterarme legen Sie mit den Händen übereinander auf den Boden und rutschen weit weg von den Knien nach vorn, bis das Brustbein den Boden fast berührt und die Arme lang sind. Das Gesicht schaut immer zum Boden, behält aber etwas Abstand davon. Das Gesäß ist nun am höchsten.

Jetzt bringen Sie Ihre Schultern über die Ellbogen, sodass die Oberarme senkrecht stehen.

Bei dieser Bewegung ist das Gesäß nach unten auf gleiche Höhe wie der Brustkorb gekommen.

Der Kopf geht noch etwas vom Boden weg, bis er auch in einer Linie mit dem Brustkorb und dem Becken steht.

Nehmen Sie nun die Knie vom Boden weg nach oben, bis sie gestreckt sind.

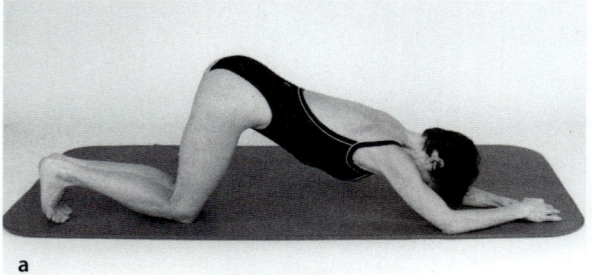

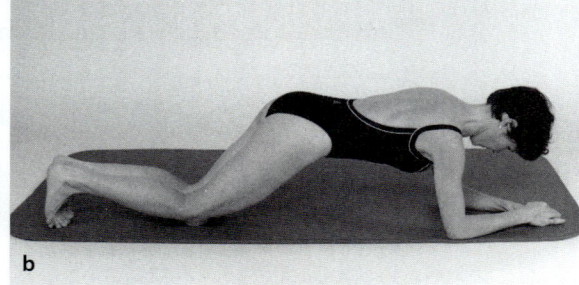

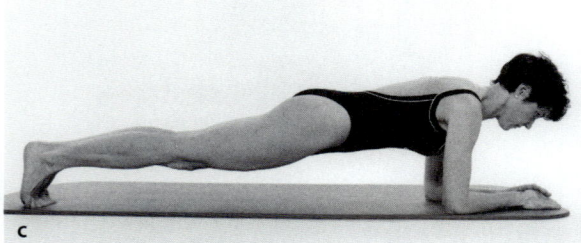

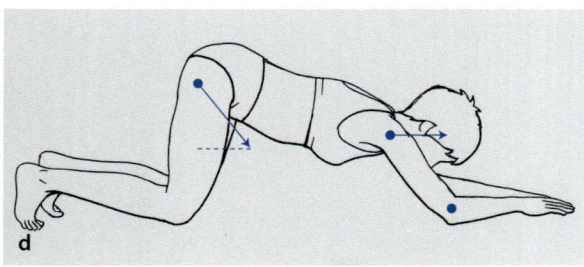

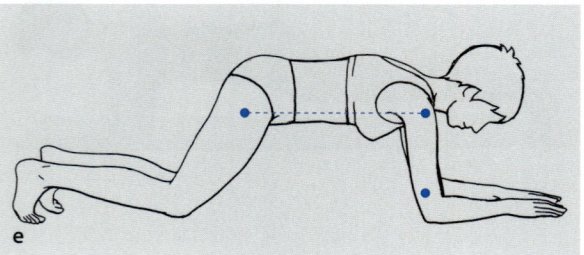

▫ **Abb. 13.1a–e.** »Brückenbauch«. **a** Ausgangsstellung, **b** Mittelstellung, **c** Endstellung, **d,e** Schemazeichnungen, **d** der Ausgangsstellung, **e** der Mittelstellung

13

Jetzt stehen nur noch die Unterarme mit den Händen und die aufgestellten Zehen auf dem Boden. Dazwischen ist ein langer Brückenbogen, den die Bauchmuskeln halten.

Wenn Ihnen diese Stellung leicht fällt, können Sie mit kleinen Schritten nach hinten gehen und so den Brückenbogen verlängern. Das erfordert nun maximale Bauchmuskelarbeit.

Wenn Sie genug haben, lassen Sie die Knie weich werden und wieder auf dem Boden landen. Die Schultern bewegen sich nach hinten, bis die Arme wieder ganz lang sind.«

Hinweise für den Therapeuten

> **Tipp**
> Der Therapeut sollte auf Folgendes achten:
> - Das Becken muss gut in den horizontalen Brückenbogen eingeordnet werden.
> - Das Becken darf auf keinen Fall tiefer als die Schulterhöhe sinken. Die Länge der Bauchmuskulatur würde dadurch verändert.
> - In der Startphase sollen die Humeroskapulargelenke nur so weit nach vorn kommen, bis sie über den Ellbogengelenken stehen. Kämen sie weiter nach vorn, wäre das eine zu große Belastung für die flexorische Humeroskapularmuskulatur, besonders auch für die lange Bizepssehne.

Die Ausgangsstellung muss bei jedem Patienten individuell angepasst werden.
- Erst lässt man den Patienten mit den Ellbogen so weit nach vorn rutschen, bis die Flexion in den Humeroskapulargelenken ausgeschöpft ist und Becken, Brustkorb und Kopf in die schräg nach unten gerichtete Körperlängsachse eingeordnet sind.
- Die Knie sind weniger als 90° flektiert und die Oberschenkellängsachsen etwas nach vorn/unten geneigt.
- Nun wird ausprobiert, ob der Weg, den die Schultergelenke bis über die Ellbogengelenke zurücklegen, ausreicht, das Becken nach unten und das Türmchen in die Horizontale zu bringen.
- Diese Bewegung lässt man den Patienten einige Male machen, bis er seine individuelle Ausgangsstellung kennt. Erst dann werden die Knie vom Boden weggenommen.

- Die Oberarme und die Vorfüße sind die stabilen Pfeiler der Brücke.
- In dieser Stellung kann man trippeln, ohne nach hinten zu gehen. Durch den Wechsel von Stand- und Spielbein werden auch die Rücken- und Hüftgelenkmuskeln aktiv einbezogen.
- Bei Schmerzen im lumbalen Bereich kann man das Becken in Extension in den Hüftgelenken und die Lendenwirbelsäule in Flexion einstellen. Reicht diese Veränderung nicht, muss eine andere Übung gewählt werden.
- Die Übung ist sehr geeignet bei einer instabilen Wirbelsäule. Die synergistische Verspannung der Bauchmuskulatur im Brückenbogen sowie die Stabilisierung der Schulterblätter am Brustkorb entlasten die Wirbelsäule.

Anpassung der Übung an Kondition und Konstitution des Patienten
Konstitutionelle Abweichungen spielen bei dieser Übung keine wesentliche Rolle.

13.3 Analyse

Ausgangsstellung
Kontaktstellen des Körpers mit der Umwelt
- Am **Körperabschnitt Beine** haben die ventralen Seiten der Knie und die ventralen Seiten der Vorfüße Bodenkontakt.
- Am **Körperabschnitt Arme** haben die medialen Seiten der Unterarme und die Volarseite einer Hand Kontakt mit dem Boden.

Gelenkstellungen

Körperabschnitt Beine
- Die **Zehengrundgelenke** sind in Extension, die **oberen Sprunggelenke** in Dorsalextension, die **Kniegelenke** in weniger als 90° Flexion, die **Hüftgelenke** ca. in 90° Flexion.
- Die **Körperabschnitte Becken, Brustkorb** und **Kopf** sind in die Körperlängsachse eingeordnet.

Körperabschnitt Arme
- Die **Oberarme** stehen symmetrisch parallel in der Verlängerung der Körperlängsachse in maximaler

Flexion in den Humeroskapulargelenken. Das **rechte/ linke Akromion** ist kranial/medial/ventral.

- Der Winkel in den **Akromioskapulargelenken** ist klein. Das **Sternoklavikulargelenk** steht in Elevation/ Protraktion.
- Die **Ellbogengelenke** sind in wenig Flexion, die **Unterarme** in Supination.
- Das **obere Handgelenk** ist in Radialabduktion und wenig Dorsalextension.

Muskuläre Aktivitäten

Die Ausgangsstellung verlangt eine etwas erhöhte Intensität der ökonomischen Aktivität.

Bewegungsablauf: 1. Phase
Primärbewegung

Die kritischen Punkte, **rechtes/linkes Akromion**, bewegen sich nach oben/kranial über die Ellbogen. Die **rechte/linke Klavikula** geht in den Akromioklavikulargelenken in eine Depression/Retraktion.

Die **Humeroskapulargelenke** bewegen sich durch Drehpunktverschiebung extensorisch, die **Ellbogengelenke** vom proximalen Gelenkpartner aus flexorisch.

Die in die Körperlängsachse eingeordneten **Körperabschnitte Becken, Brustkorb** und **Kopf** kommen in die Horizontale.

Weiterlaufend bewegen sich die **Hüft- und Kniegelenke** extensorisch beide vom proximalen Gelenkpartner aus.

Es entsteht eine Brücke mit den Oberarmen als Pfeiler und einem Brückenbogen, bestehend aus Brustkorb, Becken und Oberschenkeln. Der Brückenbogen steht mit den Knien auf dem Boden.

Reaktion

Da sich die Gewichtsverschiebungen innerhalb der Brücke bei gleich bleibenden Kontaktstellen mit dem Boden abspielen, gibt es weder eine Gleichgewichtsreaktion noch eine Veränderung der Unterstützungsfläche.

Aber die Aktivitätszustände der Körperabschnitte verändern sich.

Die **Oberarme** kommen in Stützaktivität, die **Bauchmuskeln** in Brückenaktivität.

Bewegungsablauf: 2. Phase
Primärbewegung

Die kritischen Punkte, **Kniegelenke**, gehen nach oben und in Bezug auf den Körper nach kaudal/dorsal.

Durch Drehpunktverschiebung bewegen sich die **Kniegelenke** extensorisch.

Die Brücke hat sich um die Unterschenkellänge verlängert und hat jetzt 2 senkrechte Brückenpfeiler, die Oberarme und die Mittelfüße.

Die Intensität der Muskelaktivität ist in den Bauchmuskeln stark gestiegen.

Neu kommt die Aktivität des **rechten/linken Quadrizeps** hinzu.

Bewegungsablauf: 3. Phase
Primärbewegung

Die kritischen Punkte, **Vorfüße**, trippeln weiter weg von den Ellbogen nach hinten.

Die **Oberarme** verlieren ihre Funktion als Brückenpfeiler. Sie werden in den Brückenbogen einbezogen. Die **Humeroskapulargelenke** müssen von der **extensorischen Muskulatur** dynamisch stabilisierend gesichert werden. Die Brücke hat sich um die Oberarmlänge verlängert. Das erfordert höchste Intensität der Aktivität von den Bauch- und Quadrizepsmuskeln.

Reaktion

Der Wechsel von Stand- und Spielbein beim Trippeln verlangt von der extensorischen und rotatorischen Hüft- und Rückenmuskulatur eine dynamische Stabilisierung, um die Brücke zu erhalten.

Bedingungen für die 1.–3. Phase

Gleich bleibende Abstände zwischen körpereigenen Punkten

- Der Abstand Kinn/Fossa jugularis bleibt gleich.
  Das erfordert eine dynamische Stabilisierung in der Halswirbelsäule.

Gleich bleibende Abstände zwischen körpereigenen Punkten, Ebenen und Achsen mit der Umwelt

- Die frontalen Ebenen von **Becken, Brustkorb** und **Kopf** bleiben horizontal.
  Das bedingt in der Trippelphase eine rotatorische dynamische Stabilisierung in diesen Körperabschnitten.

Räumliche Fixpunkte

- Die **Vorfüße** und die **Unterarme** bleiben während der ganzen Übung am Ort.

Dadurch kann der Brückenbogen erst aufgebaut werden.

Bewegungstempo

– Das Bewegungstempo in der Trippelphase entspricht dem normalen Gangtempo.

Endstellung und zurück in die Ausgangsstellung

– Mit der **2. Phase** ist das Lernziel erreicht. Die lange Brücke verlangt eine hohe Intensität der ökonomischen Aktivität von der Bauchmuskulatur und den Kniegelenkextensoren.

In dieser Endstellung kann man am Ort trippeln, ohne nach hinten zu gehen.

Dabei werden die Hüft- und Rückenmuskulatur, wie in der 3. Phase beschrieben, in die Übung aktiv einbezogen.

– Die **3. Phase** verlangt viel Kondition und kann nur selten und meist nur von jüngeren Patienten ausgeführt werden.

Dann bewegen sich die **Kniegelenke** flexorisch, bis sie wieder auf dem Boden stehen.

Die **Schultergelenke** bewegen sich extensorisch in den Ellbogengelenken, bis die **Humeroskapulargelenke** wieder in maximaler Flexion sind und das **Türmchen** nach vorn/unten geneigt ist.

Training mit besonderer Berücksichtigung der Rückenmuskulatur

Die funktionellen Aufgaben der Rückenmuskulatur

Die für den Menschen typische aufrechte Haltung verlangt eine ständige Auseinandersetzung mit der Schwerkraft. Sind die Längsachse des Körperabschnitts Becken mit der Lendenwirbelsäule, die Längsachse des Körperabschnitts Brustkorb mit der Brustwirbelsäule und die Längsachse des Körperabschnitts Kopf mit der Halswirbelsäule senkrecht übereinander gestellt, so bilden sie zusammen die Körperlängsachse und garantieren die aufrechte Haltung bei Neutralstellung der Wirbelsäule.

Zur Vereinfachung kann man diese Körperabschnitte als Klötzchen betrachten, die übereinander gestellt ein Türmchen bilden. In der funktionellen Bewegungslehre hat sich der Begriff des »**eingeordneten Türmchens**« in der Therapie als sehr hilfreich erwiesen.

Erst eine optimale Beweglichkeit der Wirbelsäule ermöglicht die mühelose Einordnung der 3 Körperabschnitte in die Körperlängsachse zu einer idealen aufrechten Haltung.

Durch das Beibehalten der Einordnung der Körperabschnitte Becken, Brustkorb und Kopf werden die passiven Strukturen der Wirbelsäule geschont und Überlastungen vermieden.

An die Abschnitte der 3fach geschwungenen Wirbelsäule werden verschiedene Anforderungen in Bezug auf die Einwirkung der Schwerkraft gestellt.

Bei den **lordotischen** Abschnitten **Lendenwirbelsäule** und **Halswirbelsäule** sind die Gewichte bei aufrechter Haltung in Bezug auf ventral/dorsal indifferent. Deshalb muss die betreffende Muskulatur nur geringfügige Haltearbeit leisten und ist sehr bewegungsbereit.

Beim **kyphotischen Brustwirbelsäulenabschnitt** überwiegen die ventralen Gewichte. Dadurch ist die Brustwirbelsäulenmuskulatur gezwungen, extensorische dynamische Stabilisierungsarbeit zu leisten.

In aufrechter Haltung wird die Wirbelsäule kompressorisch belastet. Beim Laufen, Springen und Tragen von Gewichten werden die Stauchungsimpulse verstärkt, und es wird eine erhöhte extensorische dynamische Stabilisierung von der Brustwirbelsäule verlangt.

Neigt sich die Körperlängsachse mit den 3 Körperabschnitten nach vorn, müssen auch die lordotischen Wirbelsäulenabschnitte extensorische Haltearbeit leisten.

> **Wichtig**
>
> Damit sind die Anforderungen an das funktionelle Rückenmuskeltraining formuliert: **Mobilisation** und Training der **dynamischen Stabilisierung** der Wirbelsäule.

Generell darf nicht vergessen werden, dass die Rückenmuskulatur in einem ständigen Wechselspiel mit der Bauchmuskulatur steht. Wie schon bei den Bauchmuskelübungen erwähnt, arbeiten die beiden Muskelgruppen wie ein Agonist und ein Antagonist zusammen. Bei konzentrischer Arbeit der einen Muskelgruppe arbeitet die andere exzentrisch. Muss eine Seite isometrische Arbeit leisten, um Gewichte zu halten, garantiert dies die andere Seite mit dynamischer Stabilisierung.

14.1 Aufgaben der genuinen lokalen Rückenmuskulatur

Die genuine lokale Rückenmuskulatur, M. multifidus, hat verschiedene Aufgaben zu erfüllen:

- Auf alle von den Extremitäten eintreffenden Impulse reagiert die genuine lokale Rückenmuskulatur als Erstes zum Schutz der Wirbelsäule und im Besonderen des lumbosakralen Übergangs.
- Um die Rotation im lumbothorakalen und im thorakozervikalen Bereich um eine ideale Rotationsachse zu ermöglichen, muss die genuine Rückenmuskulatur die Erhaltung des eingeordneten Türmchens mit dynamischer Stabilisierung der einzelnen Wirbelsäulensegmente garantieren.
- Im Brustwirbelsäulenabschnitt ermöglicht die dynamische Stabilisierung der genuinen Muskulatur die Beweglichkeit in den Rippen-/Wirbelgelenken, um das Brustkorbvolumen bei der Atmung je nach Anforderung zu vergrößern und zu verkleinern.

14.2 Aufgaben der oberflächlichen globalen Rückenmuskulatur

Die Anforderungen an die oberflächliche Rückenmuskulatur werden durch die **Lage des Körpers im Raum** bestimmt.

- Sie sind zuständig für die Stabilisierung des ganzen Türmchens besonders bei dessen räumlicher Lageveränderung.

- Sie reagieren auf die Bewegungen der Extremitäten und auf die daraus folgende Veränderung der Gewichtsverhältnisse.
- Sie haben bewegende Aufgaben, sei es als primäre Bewegungen der Wirbelsäule oder als weiterlaufende Bewegungen der Extremitäten.

Klassischer Vierfüßler

Lernziel

Der Patient soll lernen
- die Wirbelsäule in ihrer Neutralstellung zu halten,
- die Brustwirbelsäule in der Nullstellung extensorisch dynamisch zu stabilisieren,
- Hubbelastungen mit dynamischer Stabilisierung zwischen Brustkorb und Becken zu ermöglichen,
- die Hubbelastung der Lendenwirbelsäule zu vermindern,
- die Rückenmuskeln durch Anforderungen von Gleichgewichtsreaktionen um die stabilisierte Körperlängsachse auf Geschicklichkeit zu trainieren,
- die Rotation im lumbosakralen Bereich zu mobilisieren.

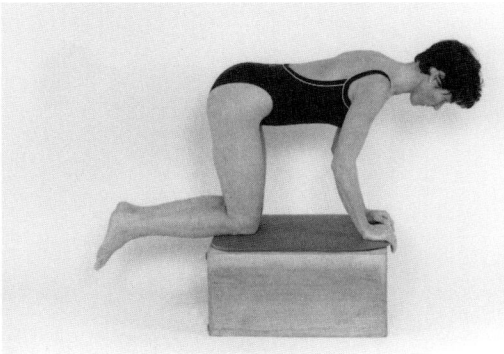
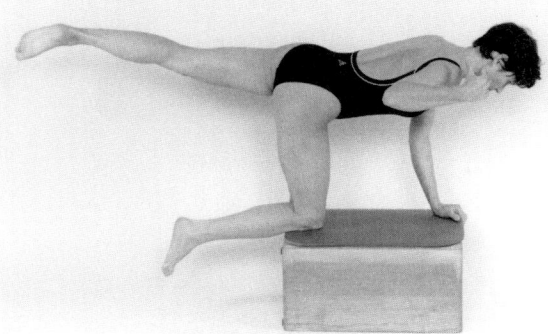

15.1 Konzept

Der Vierfüßlerstand quer auf einer Behandlungsbank oder auf einer Kiste mit überhängenden Unterschenkeln ist eine ideale Ausgangsstellung, um die Extensoren und Rotatoren der Wirbelsäule mit Hub zu belasten.

Knie und Hände haben Kontakt mit der Unterlage. Die Längsachsen der Oberschenkel und der Arme sind annähernd senkrechte Pfeiler für den Brückenbogen. Dieser wird durch die in die horizontal stehende Körperlängsachse eingeordneten Körperabschnitte Becken und Brustkorb gebildet.

Auch der Kopf ist in die Körperlängsachse eingeordnet.

Durch Druckverstärkung unter einer Hand und dem Gegenknie verlieren die andere Hand und das Gegenknie den Kontakt mit der Unterlage. Sie werden zu Spielarm und Spielbein und hängen sich mit ihren Gewichten an die Wirbelsäule und weiterlaufend an die proximalen Extremitätengelenke des Standbeins und des Standarms. Diese müssen dazu noch einen Teil des Becken- und Brustkorbgewichts halten. Für die Wirbelsäule bedeuten diese Gewichte rechts und links von der horizontal stehenden Körperlängsachse ein dynamisches Gleichgewichtstraining.

Dann bewegen sich der Spielarm und das Spielbein bis in die Horizontale. Ihr Gewicht muss von der Wirbelsäule dynamisch extensorisch gehalten werden. Die Extensoren werden während der ganzen Übung zusätzlich mit dem Gewicht des Kopfs belastet.

Um zwischen dem Brustkorb und dem Becken ein Gleichgewicht zu erreichen, dreht das Spielbein auf seinem Bewegungsweg das Becken rotatorisch im lumbothorakalen Bereich aus der Horizontalen.

Die Schultergürtel-Brustkorb-Muskulatur hält die Frontalebene des Brustkorbs im Sinne einer dynamischen Stabilisierung in der Horizontalen. Die Rotationstoleranz der Brustwirbelsäule kann so von kaudal ausgeschöpft werden.

Die extensorische Hubbelastung der Lendenwirbelsäule wird durch das Wegdrehen des Beckens verringert (◘ Abb. 15.1).

15.2 Lernweg

Übungsanleitung für den Patienten

»Knien Sie auf die Längskante der Bank und stützen Sie sich mit den Händen auf der gegenüberliegenden Bankkante ab. Ihre Knie stehen nah zusammen, die Unterschenkel und die Füße ragen hinten in die Luft. Die Hände sind schulterbreit auseinander. Das Gesäß steht über den Knien, und die Schultergelenke stehen über den Händen. Damit die Brücke zwischen den Oberschenkeln und den Armen horizontal sein kann, müssen die Arme etwas verkürzt werden. Sie knicken im Ellbogengelenk ein wenig ein. Die Ellbogenspitzen sind nach hinten gedreht.

Auf Knien und Händen ist jetzt gleich viel Druck.

Das Gesicht schaut zum Boden, wird aber etwas zurückgenommen, als ob Sie etwas am Boden lesen wollten und weitsichtig sind. Becken und Brustkorb dürfen nicht durchhängen.

Jetzt fangen die Knie an, abwechselnd in die Bank zu drücken – etwa so schnell, als wenn Sie gehen würden. Das Gesäß darf dabei nicht nach rechts oder links schwanken. Er steht immer über den Knien. Spüren Sie, dass auch die Hände abwechselnd drücken? Ganz von selbst ist es jedes Mal die Gegenhand.

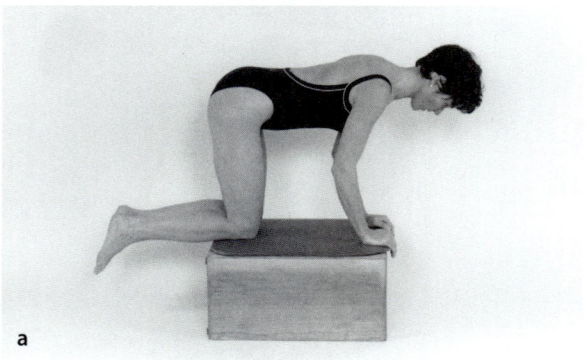
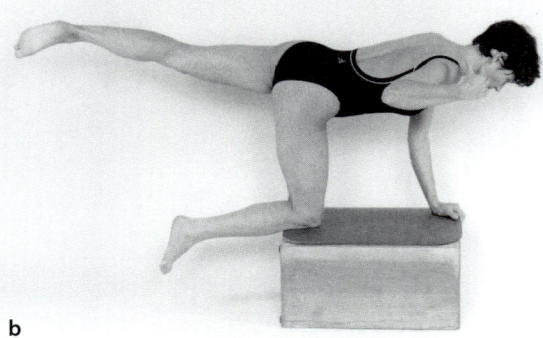

a   b

◘ **Abb. 15.1a,b.** Klassischer Vierfüßler. **a** Ausgangsstellung, **b** Endstellung

Wenn Sie langsamer werden, können Sie einmal auf einem Knie und der Gegenhand stehen bleiben und merken, dass das andere Knie und die Hand knapp über der Unterlage schweben. Sie können mit ihnen kleine Kreise über dem Boden beschreiben. Dann landen Sie wieder. Das Trippeln geht weiter, bis Sie sich entschließen, auf der anderen Diagonalen stehen zu bleiben. Immer so im Wechsel.

Jetzt geht es weiter. Wenn Sie auf einem Knie und einer Hand anhalten, machen Sie das schwebende Bein lang. Nehmen Sie es nach hinten/oben, bis es so hoch ist wie das Gesäß. Die Fußsohle zeigt nach innen. Das dreht das Becken etwas nach oben.

Die schwebende Hand geht gleichzeitig neben die Schulter. Die Handfläche zeigt gegen die Schulter. Die Ellbogenspitze darf nicht höher als die Schulter sein.

Vielleicht können Sie dazu den Kopf nochmals ein wenig nach oben nehmen.

Arm und Bein halten sich für einen kurzen Moment die Waage. Dann gehen Hand und Knie ohne Hast an ihren Platz auf dem Boden zurück.

Das Trippeln mit den Knien kann weitergehen. Dann bleiben Sie auf der andern Diagonalen stehen und machen mit dem anderen schwebenden Arm und Bein die gleiche Bewegung, bis beide in der Horizontalen sind.«

(▶ Siehe auch ⬤ DVD, Kap. III Klassischer Vierfüßler).

Hinweise für den Therapeuten

Änderung der Ausgangsstellung

Die Einstellung der Arme mit Ellbogenflexion und Außenrotation im Humeroskapulargelenk erfordert eine hohe Aktivität des M. triceps brachii, um diese Stellung zu stabilisieren. Oft kann diese Ausgangsstellung nur mit größter Mühe gehalten werden. Das ist eine schlechte Voraussetzung für einen harmonischen Bewegungsablauf. Wenn das so ist, wird die Belastung des Trizeps ausgeschaltet:

- Wir benötigen einen Stuhl oder eine Kiste und einen Tisch oder eine Behandlungsbank.
- Die Knie sind auf der Stuhl- oder Kistenkante, die Unterarme liegen auf dem Tisch oder der Behandlungsbank und schauen nach vorn. Die Ellbogen stehen unter den Humeroskapulargelenken. Jetzt ist der stabile Oberarm der Armpfeiler der Brücke.
- Diese vereinfachte Ausgangsstellung eignet sich gut zum Üben zu Hause.

Manipulieren der Trippelbewegung

Um das Schwanken des Gesäßes in der Trippelphase zu verhindern, kann der Therapeut mit seinen Händen den rechten und linken Trochanter leicht berühren. Während des Trippelns darf der Patient nicht gegen die Therapeutenhände stoßen.

- Bleibt das Gesäß in der Mitte, muss der Patient automatisch beim Druck mit einem Knie mit der Gegenhand drücken.

Einüben der Armbewegung

Die Armbewegung lässt sich am einfachsten im Sitzen einüben.

- Der Patient sitzt vor einer Wand und stützt die Hände vor den Humeroskapulargelenken an die Wand. Die Körperlängsachse ist etwas nach vorn geneigt. Beim Druck mit einer Hand geht die Handfläche des Spielarms neben die Schulter und bringt den Ober- und Unterarm in die mittlere Frontalebene des Brustkorbs. Das kann der Patient mit seinen Augen selbst kontrollieren.

Manipulieren der Endstellung

Gelingt die Bewegung des Spielbeins und -arms in die Endstellung aus irgendeinem Grund nicht, kann der Therapeut einen Arm unter das Spielbein und die dazugehörige Beckenseite schieben und seinen anderen Arm unter den Spielarm und die gleichseitige Brustkorbhälfte. Auf diese Weise kann er so viel Gewicht wie nötig von dem Patienten übernehmen. Dazu kann die Verschraubung des Beckens gegen den Brustkorb gut manipuliert werden.

- In dieser korrekten Endstellung lässt man den Patienten alternierend das Bein- und Armgewicht übernehmen und dann wieder abgeben.

> **Tipp**
> Der Therapeut sollte auf Folgendes achten:
> - Die Schultergelenke müssen genau über den Händen stehen. Nur dann haben Knie und Hände gleich viel Druck.
> - Das Becken soll sich in die Körperlängsachse einordnen. Meist steht es am Anfang in zu starker Extension in den Hüftgelenken.
>
> ▼

- Es ist genau darauf zu achten, dass der Brustkorb nicht zwischen den Schulterblättern absinkt. Ist das der Fall, kann man die Außenrotation der Oberarme im Humeroskapulargelenk verringern, um eine bessere Auflagefläche der Schulterblätter auf dem Brustkorb zu erreichen.
- Der Kopf wird in die Körperlängsachse eingeordnet. Das erfordert eine kleine Flexion in den oberen Kopfgelenken.
- Die Knie sollen nah zusammenstehen, um in der Trippelphase eine allzu große Veränderung der Unterstützungsfläche zu vermeiden.
- Will man die Anforderungen an die propriozeptive Fähigkeit der Wirbelsäule besonders fordern, kann man die Knie und/oder Hände auf eine labile Unterlage stellen.

Anpassung an Konstitution und Kondition

Ein relativ großer Trochanterabstand und viel Gewicht am Becken erschweren die Bewegung des Spielbeins.

Ebenso wird die Bewegung des Spielarms schwieriger bei relativ großem frontotransversalem Brustkorbdurchmesser und viel Gewicht am Brustkorb.

Um die speziellen Belastungen zu verringern, wird für die Ausgangsstellung eine veränderte Stellung der Körperlängsachse im Raum gewählt (s. »Anpassungen durch Lageveränderung im Raum«).

15.3   Analyse

Ausgangsstellung
Kontaktstellen des Körpers mit der Umwelt
Die **Handflächen** und die ventralen Seiten der **Knie** haben Kontakt mit der Unterlage.

Gelenkstellungen

Körperabschnitt Beine
- Die **Zehen-** und **Fußgelenke** sind in Nullstellung, die **Kniegelenke** vom proximalen und die **Hüftgelenke** vom distalen Hebel aus in 90° Flexion. Die **Kniegelenke** stehen unter den Hüftgelenken.
- Die **Körperabschnitte Becken, Brustkorb** und **Kopf** sind in die horizontal eingestellte Körperlängsachse eingeordnet. Die **oberen Kopfgelenke** stehen in so viel Flexion, dass das Gesicht zum Boden schaut.

Körperabschnitt Arme
- Die **Finger** sind um die Bankkante flektiert, ihre Spitzen zeigen nach unten, die Daumen nach kranial/medial.
- Die **Handgelenke** sind in 75–80° Flexion, die **Unterarme** in Pronation, die **Ellbogengelenke** in so viel Flexion, dass die Arme gleich lang wie die Oberschenkel werden.
- Die **Schultergelenke** sind in 75–80° Flexion und in so viel Adduktion/Außenrotation, dass die Längsachsen der Arme in der Sagittalebene ihres Humeroskapulargelenks stehen.
- Die **Schulterblätter** haben einen möglichst guten Kontakt mit dem Brustkorb.

Muskuläre Aktivitäten
Die **Körperabschnitte Arme** und **Oberschenkel** befinden sich in Stützaktivität, die **Unterschenkel** und **Füße** und der **Körperabschnitt Kopf** in Spielfunktion.

Das **Becken** hängt als kaudaler Teil des Brückenbogens extensorisch in den Hüftgelenken an den Oberschenkeln.

Der **Brustkorb** wird als kranialer Teil des Brückenbogens über die Mm. trapecius, rhomboideus und serratus an den Schultergürtel gehängt.

Der **Kopf** hängt extensorisch/dorsaltranslatorisch an der Halswirbelsäule.

Die Intensität der ökonomischen Aktivität ist in den **Armen** sehr hoch, vor allem im M. triceps.

Am horizontal eingestellten **Kopf** ist die Intensität in den Halswirbelsäulenextensoren und Dorsaltranslatoren erhöht.

Bewegungsablauf bis in die Endstellung

❯ Übersicht
Die Übung besteht aus 2 Phasen:
- 1. Phase: Trippelphase
- 2. Phase: Bewegung eines Spielarms und eines Spielbeins in die Endstellung des klassischen Vierfüßlers.

Bewegungsablauf: 1. Phase – Trippelphase
Primärbewegung
Es finden 2 simultan nach unten gerichtete Primäraktivitäten statt.

Der kritische Punkt der beiden Primäraktivitäten, **rechtes Knie und linke Handfläche** bzw. **linkes Knie und rechte Handfläche**, geben abwechselnd mehr Druck auf die Unterlage. Durch diese Druckvermehrung erhöht sich die

Intensität der ökonomischen Aktivität der Stützfunktion des rechten Oberschenkels und des linken Arms bzw. des linken Oberschenkels und des rechten Arms.

Die beiden Druckaktivitäten finden rechts und links lateral von der horizontal stehenden Körperlängsachse statt. Durch diesen diagonalen Druck werden keine Gewichte lateral von dem sich jeweils in Stützfunktion befindenden Hüftgelenk und dem Humeroskapulargelenk verschoben.

Die Druckvermehrung unter dem Knie und der Handfläche resultiert aus der vermehrten Aktivität der Muskulatur, die die medial liegenden Körperteile an die beiden Standextremitäten bindet. Beim Standbein ist es das Gewicht des Beckens und des daran hängenden Beins, das transversalabduktorisch im Hüftgelenk gehalten wird. Beim Standarm wird das Gewicht des Brustkorbs mit dem daran hängenden Arm und ein Teil des Kopfgewichts an dem Schultergürtel des Standarms verankert.

Reaktion

In Form von Gegengewichten

- Die Primäraktivität löst keine Veränderung der Gelenkstellungen aus, sondern nur Veränderungen der Aktivitätszustände innerhalb des Körpers.
  Durch die verstärkte Druckaktivität des z. B. linken Knies und der rechten Handfläche verlieren das rechte Bein und der linke Arm den Kontakt mit der Unterlage und geraten in Spielfunktion.

In Form von Veränderung der Unterstützungsfläche

- Die Unterstützungsfläche hat sich stark verkleinert. Von dem ursprünglichen Viereck, das Knie und Hände einschloss, bleibt noch ein schmales diagonales Rechteck, das die Kontaktstelle des Stützknies und der Stützhand umschließt.
  Das labilisiert die Endstellung in der Trippelphase und erfordert eine hohe Bereitschaft der Rotatoren der Wirbelsäule.

Bewegungsablauf: 2. Phase – Bewegung eines Spielarms und eines Spielbeins
Primärbewegung

Es finden **2 simultan weiterlaufende Primärbewegungen** eines Spielbeins und eines Spielarms statt. Analysiert wird die des linken Beins und des rechten Arms.

Linkes Spielbein

- Der kritische Punkt, **linke Patella**, bewegt sich nach oben (kaudal/wenig lateral links), das **Kniegelenk** extensorisch durch Drehpunktverschiebung, der **Fuß** im oberen Sprunggelenk plantarflexorisch und im unteren Sprunggelenk inversorisch.
- Im Hüftgelenk dreht sich der **Oberschenkel** als distaler Hebel extensorisch/außenrotatorisch/wenig abduktorisch. Weiterlaufend bewegt sich das **Becken** als proximaler Hebel mit dem Spielbein transversalabduktorisch im rechten Hüftgelenk. Das rechte Standhüftgelenk ist der 1. kritische Drehpunkt der weiterlaufenden Bewegung des Spielbeins.
- Durch die transversalabduktorische Bewegung des **Beckens** im Standhüftgelenk hat es sich links rotatorisch im lumbothorakalen Übergang aus der Horizontalstellung nach oben gedreht. Hier wird die Bewegung durch ein dynamisch rotatorisches Stabilisieren in der Brustwirbelsäule gestoppt. Der frontotransversale Brustkorbdurchmesser bleibt horizontal eingestellt. Der 2. kritische Drehpunkt der Spielbeinbewegung befindet sich im lumbothorakalen Rotationsniveau.

Rechter Spielarm

- Der kritische Punkt, **Processus styloideus radii**, bewegt sich nach oben (dorsal/wenig lateral rechts), bis die **Handfläche** zur lateralen Seite des Humeroskapulargelenks und der **Daumen** nach oben (dorsal) zeigen. Dabei dreht sich die Flexions-/Extensionsachse des **Handgelenks** supinatorisch im Unterarm in die Vertikale. Die **Hand** wird radialabduktorisch im Handgelenk in der Horizontalen gehalten. Die **Fingergelenke** sind in wenig Flexion, das **Handgelenk** in Nullstellung.
- Das **Olekranon** geht nach oben (lateral rechts/kaudal), bis es in der mittleren Frontalebene des Brustkorbs steht und das **Ellbogengelenk** durch Drehpunktverschiebung in Flexion gebracht hat.
- Im Humeroskapulargelenk bewegt sich der **Oberarm** als distaler Hebel extensorisch/abduktorisch/außenrotatorisch. Weiterlaufend geht das **Akromion** nach oben (dorsal/lateral rechts). Der Winkel im Akromioklavikulargelenk wird größer. Der **mediale Schulterblattrand** geht adduktorisch zur Brustwirbelsäule.
- Im Sternoklavikulargelenk endet die Bewegung. Das ist der kritische Drehpunkt der Spielarmbewegung. Weiterlaufend würde der Brustkorb rechts rotato-

risch im lumbothorakalen und im thorakozervikalen Niveau gedreht. Diese Rotationstendenz wird mit einer links rotatorischen Stabilisierung der Schultergürtel-Brustkorb-Muskulatur auf der Standarmseite verhindert.

Reaktion

In Form von Gegengewichten

Die Gewichte des Spielbeins mit dem Becken und des Spielarms mit dem Brustkorb halten sich im Gleichgewicht. Darum gibt es keine Reaktion von Gegengewichten.

In Form von Veränderung der Unterstützungsfläche

Es handelt sich um eine standortkonstante Übung, in der die Unterstützungsfläche nicht verändert wird.

Bedingungen für die 1. und 2. Phase

Gleich bleibende Abstände zwischen körpereigenen Punkten

- In der Trippelphase bleibt der **Abstand der beiden Humeroskapulargelenke zu ihren Handgelenken** gleich groß.
  Dazu müssen die Arme in den Ellbogengelenken stabilisiert werden. Wenn ein Arm den Kontakt mit der Unterlage verliert und zum Spielarm wird, gibt es eine kleine Dorsalverschiebung des Schultergürtels auf dem Brustkorb.
- Beim Bewegungsablauf muss der **Abstand Humeroskapulargelenk/Handgelenk** am Standarm gleich bleiben.
  Das erfordert eine fallverhindernde Aktivität des M. biceps brachii. Dazu muss der Arm im Unterarm pronatorisch und im Humeroskapulargelenk außenrotatorisch stabilisierend verschraubt werden, um eine gute Stützfunktion zu erhalten.
- Der **Abstand der Transversalebenen** durch den Bauchnabel und durch den Processus xiphoideus bleibt gleich.
  Dazu müssen die Flexoren und die Extensoren die Brustwirbelsäule in ihrer Nullstellung dynamisch stabilisieren – auch während des rotatorischen Drehens des Beckens im lumbothorakalen Übergang.

Gleich bleibende Abstände zwischen körpereigenen Punkten, Ebenen und Achsen zur Umwelt

- Der **Abstand Augen/Boden** bleibt gleich.
  Das erfordert eine dynamisch dorsaltranslatorische Stabilisierung der Halswirbelsäule und in der Brustwirbelsäule eine vermehrte extensorische Stabilisierung.
  Räumliche Fixpunkte
- Die horizontale Einstellung des frontotransversalen Brustkorbdurchmessers ist ein räumlicher Fixpunkt.
  In der Brustwirbelsäule findet eine rotatorische Gegenaktivität statt, um das Weiterlaufen der Beckenrotation zu stoppen. In der Trippelphase entstehen dadurch kleine rotatorische Bewegungen im lumbothorakalen Übergang.
  In der Bewegungsphase kann die Bewegungstoleranz in diesem Niveau ausgeschöpft werden.
- Der **Trochanter des Standbeins** und der **Humeruskopf** des Standarms sind räumliche Fixpunkte.
  Die simultane diagonale Druckaktivität des Standbeins und des Standarms wird dadurch ermöglicht. Die horizontale Stellung der Körperlängsachse bleibt erhalten. Die Bein-/Beckenbewegung kann die Rotation im lumbothorakalen Übergang ausschöpfen. Im Standarm muss der Schultergürtel auf dem Brustkorb stabilisierend verankert werden.

Bewegungstempo

- In der Trippelphase ist die Intensität der ökonomischen Aktivität bei 120 Druckaktivitäten pro Minute am niedrigsten.
- Das Anhalten auf einer Diagonalen übt die Balancefähigkeit.
- In der Bewegungsphase ist das Tempo langsam. Der Patient erlebt die subtilen Gleichgewichtsreaktionen.
- Während des Bewegungsablaufs und in der Endstellung muss der Zug der Distanzpunkte der Primärbewegung in die Bewegungsrichtung erhalten bleiben.

Endstellung und zurück in die Ausgangsstellung

Die Endstellung ist erreicht, wenn die Längsachse des Spielbeins in der mittleren Frontalebene des Beckens und die des Spielarms in der horizontal stehenden mittleren Frontalebene des Brustkorbs stehen und die abgehobenen Gewichte in der Balance gehalten werden können.

Dann lässt die Spannung in Spielbein und Spielarm nach. Das Knie und die Handfläche landen auf der Unterlage an ihrem alten Platz.

Anpassung des klassischen Vierfüßlers durch Lageveränderung im Raum

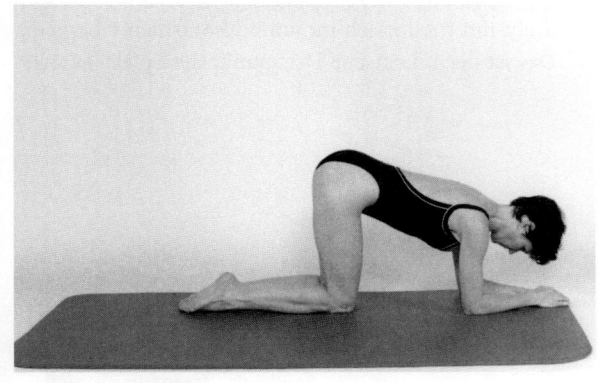 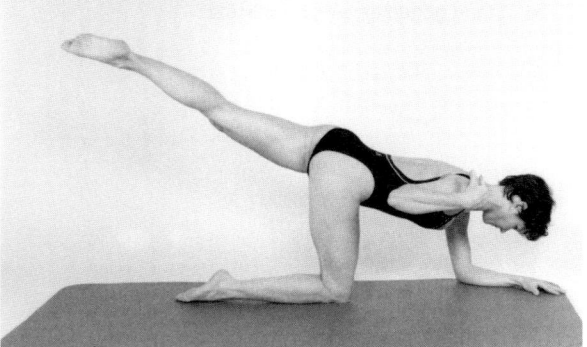

Eventuell vorhandene statische Abweichungen, konditionelle Probleme und konstitutionelle Abweichungen können dem Patienten das Einnehmen der Ausgangsstellung und den Bewegungsablauf erschweren oder sogar unmöglich machen. Die Ausgangsstellung verlangt stützfähige Hände und einen kräftigen Triceps brachii.

- **Arthrotische** oder **sonst empfindliche Hände** und **schwache Arme** werden mit einer Anpassung der Übung entlastet: Die Unterarme und Hände liegen auf der Unterlage, sodass nur noch die stabilen Oberarme als Brückenpfeiler dienen.
- **Schwere Beine, Becken** und **Brustkörbe** sind oft zu große Gewichte für die Wirbelsäule, besonders wenn sich die Gewichte nur einseitig, d. h. nur kaudal oder kranial befinden. Mit einer Schrägstellung der Körperlängsachse nach vorn/unten erleichtert man das Abheben der Beine. Dazu erfährt die Wirbelsäule eine stabilisierende, physiologische Stauchung.
- Bei einem **schweren Brustkorb** wird nur das Bein abgehoben, während beide Ellbogen stehen bleiben.
- Will man die **Hubbelastung der Wirbelsäule** noch mehr **reduzieren**, so stellt man den »Vierfüßler« entweder im Sitzen oder im Stehen mit leicht nach vorn geneigter Körperlängsachse gegen eine Wand.

> **Übersicht**
>
> Es ergeben sich folgende Lageveränderungen für den klassischen Vierfüßler:
> - Vierfüßler mit nach vorn/unten geneigter Körperlängsachse (◨ **Abb. 16.1**)
> - Sitzen gegen eine Wand gestützt
> - Stand gegen eine Wand gestüz.

16.1 Vierfüßler mit nach vorn/unten geneigter Körperlängsachse

Ausgangsstellung
Die Ausgangsstellung ist die gleiche wie beim klassischen Vierfüßler mit folgenden **Veränderungen**:
- Die **Unterschenkel** und **Füße** liegen auch auf der Unterlage.
- Die **Unterarme** und **Hände** liegen auf der Unterlage parallel schultergelenkbreit nach vorn gerichtet.
- Die Unterstützungsfläche hat sich stark vergrößert. Sie umschließt die Füße und Hände. Die **Wirbelsäule** erfährt durch die Vorneigung eine stabilisierende Stauchung.

Bewegungsablauf
Variante 1

Wichtig	
Bei –Brustwirbelsäule/+frontotransversalem Brustkorbdurchmesser/schlechter Kongruenz des Schultergürtels mit dem Brustkorb.	

Der Bewegungsablauf ist der gleiche wie beim klassischen Vierfüßler mit folgenden **Veränderungen**:
- In der Trippelphase vermehren die Ellbogen anstelle der **Hände** den Druck.
- In der bewegenden Phase geht das **Spielbein** nur bis zur Horizontalen.
  Der **Spielarm** nimmt dafür den **Brustkorb** mit und dreht ihn rotatorisch im lumbothorakalen Übergang. Das ist der 1. kritische Drehpunkt der Spielarmbewe-

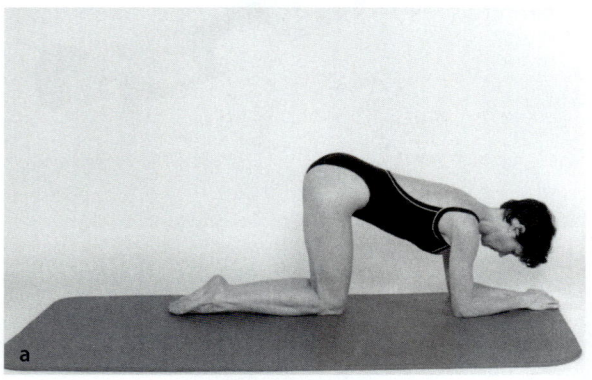
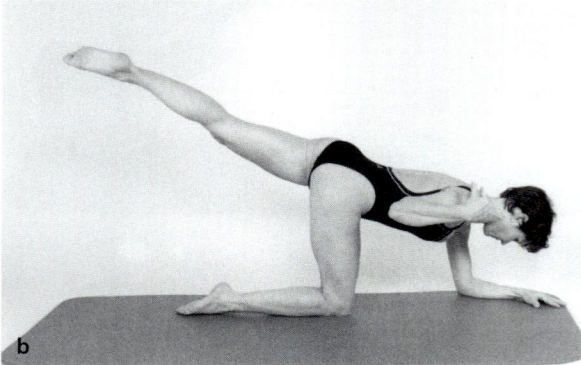

◨ **Abb. 16.1a,b.** Klassischer Vierfüßler mit nach vorn/unten geneigter Körperlängsachse. **a** Ausgangsstellung, **b** Endstellung

gung. Der 2. kritische Drehpunkt ist das Humeroskapulargelenk des Standarms, wo der Brustkorb eine transversale Extension macht.

Variante 2

Wichtig	

Bei +Breiten und Gewicht am Körperabschnitt Becken/+Länge und Gewicht am Körperabschnitt Beine/insuffizienter lumbaler Muskulatur/+Gewicht am Körperabschnitt Becken.

Der Bewegungsablauf ist der gleiche wie beim klassischen Vierfüßler mit folgenden **Abweichungen**:

In der Trippelphase
- Ein **Knie** und ein **Ellbogen** verstärken alternierend den Druck.

In der bewegenden Phase
- Eine Gewichtsverlagerung nach vorn/unten (kranial) extensorisch in den Humeroskapulargelenken und flexorisch in den Ellbogengelenken bereitet die Primärbewegung vor.
- Nur noch das **Spielbein** führt die Primärbewegung aus.
- Durch die Gewichtsverlagerung nach vorn wird der **Unterschenkel** des Standbeins etwas vom Boden abgehoben. Das verkleinert die Unterstützungsfläche, labilisiert die Rotationskomponente der Wirbelsäule im lumbothorakalen Übergang und erfordert vom Standhüftgelenk eine erhöhte dynamische Stabilisierungsaktivität. Mit der Gewichtsverlagerung nach vorn/unten stellt sich die Körperlängsachse noch schräger ein. Dadurch wird das in der Endstellung in die Körperlängsachse eingestellte Bein leichter. Die Hubbelastung verringert sich.

Hinweise für den Therapeuten

> **Tipp**
> Der Therapeut sollte auf Folgendes achten:
> - Bei Problemen in der Halswirbelsäule verzichtet man auf die dorsaltranslatorische Bewegung des Kopfs und lässt den Kopf während der ganzen Übung auf den Händen abgelegt liegen.

16.2 Im Sitzen gegen eine Wand gestützt

Ausgangsstellung
Tubersitz auf einem Stuhl mit dem Gesicht zur Wand. Die **Knie** berühren die Wand.

Die in die Körperlängsachse eingeordneten **Körperabschnitte Becken, Brustkorb** und **Kopf** sind leicht gegen die Wand geneigt.

Die **Handflächen** stützen vor den Schultergelenken gegen die Wand mit flektierten Ellbogen und ca. 60° Flexion/Außenrotation in den Schultergelenken.

Bewegungsablauf
In der **Trippelphase** wird gegen die Wand getrippelt.

Im Bewegungsablauf geht der **Arm** in die Endstellung des klassischen Vierfüßlers.

Das **Knie** der gleichen Seite wird ca. 5 cm von der Wand weggezogen. Dadurch bewegt sich das **Becken** im lumbothorakalen Übergang rotatorisch und im anderen Hüftgelenk transversalabduktorisch.

Hinweise für den Therapeuten

> **Tipp**
> Der Therapeut sollte auf Folgendes achten:
> - Der Patient muss sein Gesicht in einem gewissen Abstand zur Wand halten. Mit dieser dorsaltranslatorischen Tendenz ist der Kopf in die Körperlängsachse eingeordnet und bewirkt weiterlaufend ein vermehrtes extensorisches Stabilisieren der Brustwirbelsäulenmuskulatur.
> - Die Körperlängsachse muss unbedingt etwas gegen die Wand nach vorn geneigt sein. Nur dann wird der Brustkorb von der Schultergürtelmuskulatur des Stützarms gut gehalten.
> - Der frontotransversale Brustkorbdurchmesser bleibt parallel zur Wand. Damit wird die rotatorische Bewegung des Beckens im lumbothorakalen Übergang gestoppt. Dort ist ein kritischer Drehpunkt.

16.3 Im Stand gegen eine Wand gestützt

Ausgangsstellung

Stand, mit dem Gesicht gegen eine Wand, Einbeinvorfuß-belastung rechts, im **Knie** und **Hüftgelenk** etwas Flexion.

Das **linke Bein** steht mit Zehenberührungskontakt neben dem Standfuß in Plantarflexion im oberen Sprung-gelenk, etwas Flexion im Knie- und Hüftgelenk.

Die **Körperabschnitte Becken, Brustkorb** und **Kopf** sind in die nach vorn geneigte Körperlängsachse eingeordnet.

Der **linke Arm** stützt sich mit der Handfläche vor dem Schultergelenk an die Wand mit Dorsalextension im Handgelenk, Pronation im Unterarm, ca. 70° Flexion im Ellbogengelenk und etwas Flexion und Außenrotation im Schultergelenk. Das Olekranon schaut nach unten (kau-dal).

Der **rechte Arm** steht in der gleichen Stellung, aber nur mit Berührungskontakt.

Bewegungsablauf

Der **Spielarm** macht die Bewegung des klassischen Vier-füßlers bis in die Endstellung.

Der kritische Punkt des Spielbeins, **linke Ferse**, leitet die Primärbewegung ein und geht nach hinten (dorsal), bis das Knie- und Hüftgelenk in Extension sind. Dann dreht die Ferse nach medial, außenrotatorisch im Hüft-gelenk. Das bewirkt weiterlaufend eine Linksrotation des Beckens im lumbothorakalen Übergang und eine Außen-rotation im Standhüftgelenk. Das sind dann die beiden kritischen Drehpunkte.

Jetzt kann die **Fußspitze** des Spielbeins abgehoben werden. Das Beingewicht wird an die dorsale Muskulatur gehängt.

Gelingt es, auch die **Stützhand** von der Wand wegzu-nehmen, dann balanciert man auf einem Vorfuß mit maxi-maler Belastung der Beinmuskulatur bei rotatorischer Verschraubung im lumbothorakalen Übergang und dyna-misch extensorischem/rotatorischem Stabilisieren in der Brustwirbelsäule.

(► Siehe auch ⏺ DVD, Kap. III Anpassung des klassischen Vierfüßlers durch Lageveränderung im Raum).

16

Mobilisierender Vierfüßler in Flexion/Extension

Lernziel

Der Patient soll lernen
- die Extensoren der Wirbelsäule unter Hub-belastung maximal zu verkürzen,
- die Flexoren der Wirbelsäule hubarm ma-ximal zu kontrahieren.

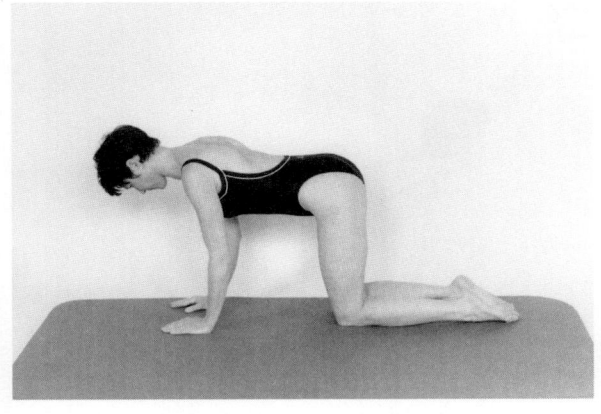

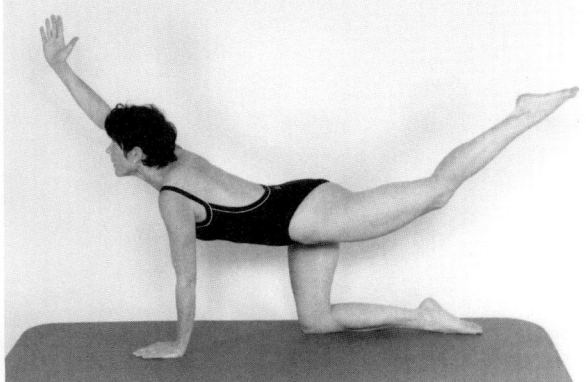

17.1 Konzept

Als Ausgangsstellung wird der Vierfüßler auf dem Boden gewählt. Im Unterschied zum klassischen Vierfüßler liegen die Unterschenkel und Füße auf dem Boden. Der Vierfüßlerstand wird während des Bewegungsablaufs beibehalten. Die Flexions-/Extensionsachsen der Wirbelsäule und der Hüft- und Schultergelenke stehen horizontal. So ist gewährleistet, dass die dorsal gelegenen Extensoren Hubarbeit leisten müssen und sich die ventral gelegenen Flexoren hubarm kontrahieren können.

An Becken und Kopf werden 2 kritische Punkte in der Symmetrieebene gewählt. Diese beiden Punkte, **Steißbein** und **Nase**, bewegen sich gegensinnig aufeinander zu und verformen die Wirbelsäule weiterlaufend extensorisch und flexorisch.

Will man die Extensoren der Wirbelsäule mit mehr Hubarbeit belasten, können ein Spielbein und ein Spielarm wie beim klassischen Vierfüßler mit ihren Bewegungen die Wirbelsäule weiterlaufend in Extension bringen. Ihre Bewegungskomponenten müssen so gewählt werden, dass sie nur extensorisch auf die Wirbelsäule wirken (▸ Abb. 17.1).

17.2 Lernweg

Übungsanleitung für den Patienten

»Gehen Sie mit den Knien und den Händen in den Vierfüßler auf den Boden.

Die Knie sind nah zusammen und stehen unter den Hüftgelenken. Die Hände stehen schulterbreit auseinander und sind unter den Schultergelenken. Weil die Arme länger als die Oberschenkel sind, knicken sie mit den Ellbogen etwas ein. Die Ellbogenspitzen drehen sich nach hinten.

Zwischen den Knien und den Händen ist nun eine Brücke; die soll schön gerade sein und darf keinesfalls durchhängen.

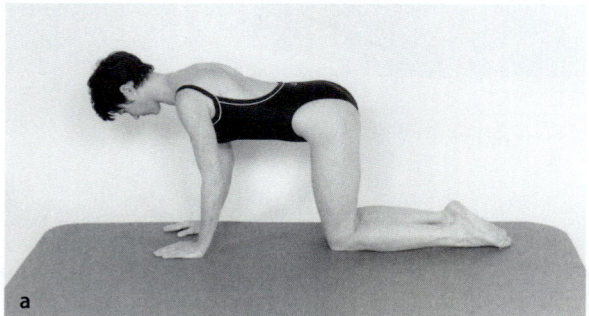
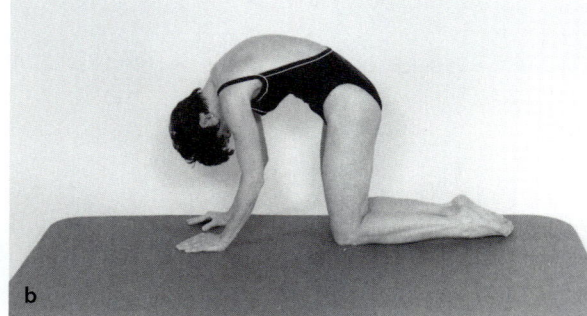
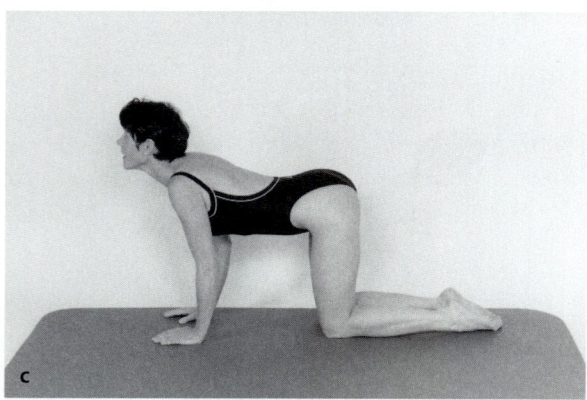
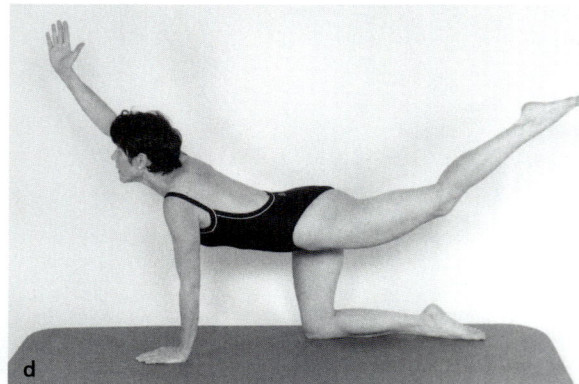

▸ **Abb. 17.1a–d.** Flexorisch/extensorischer Vierfüßler. **a** Ausgangsstellung, **b** flexorische Stellung der Wirbelsäule, **c** extensorische Stellung der Wirbelsäule, **d** von Bein und Arm aus weiterlaufende extensorische Bewegung auf die Wirbelsäule

Der Kopf schaut mit dem Gesicht zum Boden. Nehmen Sie ihn etwas zurück nach oben, bis er in der Verlängerung des Brückenbogens steht.

Jetzt ziehen Sie Ihr Steißbein zwischen die Beine nach vorn gegen den Bauch zu. Zur gleichen Zeit kommt von der anderen Seite die Nase auch dem Bauchnabel entgegen. Dabei ist der Rücken ganz rund und der Bauch ganz kurz geworden. Ziehen Sie am Ende den Bauch noch etwas mehr zusammen.

Dann geht es ohne Hast in die andere Richtung. Das Steißbein bewegt sich nach hinten/oben, bis es ganz hoch oben steht und ein hohles Kreuz gemacht hat. Die Nase hat sich natürlich auch gleich bewegt. Sie geht nach oben/hinten, bis Sie zur Decke schauen können. Auf der unteren Seite ist der Bauch nun lang.

Diese Bewegung können Sie gemächlich ausführen.

Jetzt soll der Rücken noch etwas mehr arbeiten. Drücken Sie mit einem Knie und der Gegenhand in den Boden. Das andere Knie und die andere Hand fangen an zu schweben. Diese beiden werden Sie nun lang machen.

Die Fußspitze geht nach hinten/oben und macht das Bein lang. Der Fuß geht weit nach oben – viel höher als das Gesäß. Achten Sie darauf, dass die Kniescheibe immer nach unten zeigt.

An der schwebenden Hand dreht der Daumen nach oben und geht nach vorn/oben, dann sogar etwas nach hinten/oben gegen den Fuß zu. Der Arm ist lang geworden. Die Handfläche schaut immer zur Mitte.

Auch die Nasenspitze will nach oben/hinten, bis die Augen zur Decke schauen. Der Rücken ist nun ganz kurz geworden. Der Arm und das Bein müssen gut im Gleichgewicht gehalten werden. Halten Sie beide oben einen Moment und gehen Sie dann mit dem Knie und der Hand zurück an ihren alten Platz. Die andere Diagonale kann nun das gleiche Kunststück versuchen.«

(▶ Siehe auch ⏺ DVD, Kap. III Mobilisierender Vierfüßler in Flexion/Extension).

Hinweise für den Therapeuten

In der extensorischen Endstellung mit Extremitätenbewegung kann der Therapeut einen Arm unter das Spielbein und den andern unter den Spielarm und die Schulter bringen und das Gewicht abnehmen. Dann fordert er den Patienten auf, die Gewichte zu übernehmen. So erreicht man noch etwas mehr Extension.

Tipp
Der Therapeut sollte auf Folgendes achten:
- Bein und Arm müssen weit über die mittlere Frontalebene nach oben kommen.
- Der Fuß des Spielbeins und die Hand des Spielarms sollen sich in der extensorischen Endstellung wieder annähern.
- Die frontotransversalen Achsen der Wirbelsäule sollen horizontal und parallel eingestellt bleiben. Sonst würden die Extremitätenbewegungen nicht mehr rein flexorisch/extensorisch auf die Wirbelsäule weiterlaufen.

17.3 Analyse

Ausgangsstellung
Die Ausgangsstellung entspricht der des klassischen Vierfüßlers mit folgenden **Veränderungen**:

Die **Unterschenkel** und **Füße** liegen auch auf dem Boden, aber nur mit ihrem Eigengewicht.

Durch die abgelegten Unterschenkel und Füße hat sich die Unterstützungsfläche vergrößert und ist stabiler geworden.

Bewegungsablauf bis in die Endstellung

❯ **Übersicht**
Diese Variante des Vierfüßlers besteht aus 2 Phasen
- 1. Phase: extensorische/flexorische Bewegung im Vierfüßlerstand
- 2. Phase: extensorische Bewegung mit einem Spielbein und einem Spielarm.

Bewegungsablauf: 1. Phase – extensorische/flexorische Bewegung im Vierfüßlerstand
Primärbewegung
Zwei simultane Primärbewegungen, die des **Beckens** und des **Kopfs**, bestimmen den Bewegungsablauf.

Flexorische Bewegung im Körperabschnitt Becken
Der kritische Punkt, **Steißbein**, geht nach unten (ventral/kranial), dabei bewegt sich das **Becken** im Hüftgelenk extensorisch und in der Lendenwirbelsäule flexorisch. In den Hüftgelenken ist der 1. und im lumbothorakalen Übergang der 2. kritische Drehpunkt.

Flexorische Bewegung des Körperabschnitts Kopf

Der kritische Punkt, **Nase**, bewegt sich nach unten (ventral/kaudal) flexorisch in den oberen Kopfgelenken, weiterlaufend in der Halswirbelsäule und in der Brustwirbelsäule. Im lumbothorakalen Übergang ist der 1. kritische Drehpunkt. Die 2. kritischen Drehpunkte sind in den Humeroskapulargelenken, wo sich die Skapulä mit dem Brustkorb flexorisch bewegen.

Die ganze **Wirbelsäule** hat sich flexorisch verformt.

Extensorische Bewegung des Körperabschnitts Becken

Der kritische Punkt, **Steißbein**, bewegt sich nach oben (dorsal/kaudal). Dabei bewegt sich das **Becken** flexorisch in den Hüftgelenken und extensorisch in der Lendenwirbelsäule. In den Hüftgelenken ist der 1. und im lumbothorakalen Übergang der 2. kritische Drehpunkt.

Extensorische Bewegung des Körperabschnitts Kopf

Der kritische Punkt, **Nase**, geht nach oben (dorsal/kranial) extensorisch in den oberen Kopfgelenken, weiterlaufend in der Halswirbelsäule und in der Brustwirbelsäule. Der 1. kritische Drehpunkt ist auch im lumbothorakalen Übergang. Die 2. kritischen Drehpunkte sind in den Humeroskapulargelenken, wo sich die Skapulä mit dem Brustkorb extensorisch bewegen.

Bewegungsablauf: 2. Phase – extensorische Bewegung mit einem Spielbein und einem Spielarm

Primärbewegung

Drei simultane Primärbewegungen, die eines **Beins**, eines **Arms** und des **Kopfs**, bestimmen den Bewegungsablauf.

Die **Richtungskomponente nach oben** dominiert bei den 3 Bewegungen. Die horizontalen Gewichtsverschiebungen müssen geschickt ausbalanciert werden.

Die Rückenmuskulatur kommt durch die extensorischen Extremitätenbewegungen unter **positive Hubbelastung**.

Im Folgenden wird die Bewegung des rechten Spielbeins, des linken Spielarms und des Kopfs beschrieben.

Körperabschnitt Beine

- Der kritische Punkt, **rechte Zehenspitze**, bewegt sich nach oben (kaudal/dorsal). Dabei gerät das **Knie** durch Drehpunktverschiebung in Extension, das **Hüftgelenk** vom distalen Hebelarm aus in Extension und so viel Abduktion, dass sich das Bein in der Sagittalebene des Hüftgelenks bewegen kann. Weiter-

laufend macht das **Becken** als proximaler Hebelarm im Standhüftgelenk eine Flexion. Hier ist der 1. kritische Drehpunkt.
- Der 2. kritische Drehpunkt ist in der oberen Lendenwirbelsäule, wo sich das Becken als distaler Hebelarm extensorisch bewegt.
- Die **Patella** zeigt immer nach unten.

Körperabschnitt Arme

- Der kritische Punkt, **linke Daumenspitze**, dreht sich nach oben (kranial/dorsal) weiterlaufend radialabduktorisch im Handgelenk, supinatorisch im Unterarm, extensorisch durch Drehpunktverschiebung im Ellbogengelenk und vom Oberarm aus flexorisch auf die Brustwirbelsäule. Hier ist der 1. kritische Drehpunkt.
- Im **Standhumeroskapulargelenk** ist der 2. kritische Drehpunkt. Hier bewegt sich der **Brustkorb** als proximaler Hebelarm extensorisch.
- Die **Finger** sind gestreckt und abduktorisch gespreizt. Die **Handfläche** zeigt immer nach medial.

Körperabschnitt Kopf

- Der kritische Punkt, **Nasenspitze**, bewegt sich nach oben (dorsal/kaudal) extensorisch in den oberen Kopfgelenken, in der Halswirbelsäule und in der Brustwirbelsäule. Dort endet die Bewegung im gleichen kritischen Drehpunkt wie dem des Arms.

Reaktion in der 1. und 2. Phase

- In der **flexorischen/extensorischen Bewegungsphase im Vierfüßlerstand** gibt es keine Gleichgewichtsreaktionen und auch keine Veränderung der Unterstützungsfläche, weil 2 simultane Bewegungen gegensinnig ablaufen.
- In der **extensorischen Bewegungsphase mit Extremitätenbewegungen** verkleinert sich die Unterstützungsfläche stark mit dem diagonalen Entlasten eines Beins und des anderen Arms.

Bedingungen für die 1. und 2. Phase

Gleich bleibende Abstände zwischen körpereigenen Punkten

Humeroskapular- und Hüftgelenk müssen während der ganzen Übung senkrecht über der Hand und dem Knie stehen. Damit wird eine Gewichtsverschiebung nach hin-

17

ten verhindert. An beiden Gelenken muss extensorisch stabilisiert werden.

Bewegungstempo

Die Bewegungen werden zuerst langsam eingeübt, bis sie dann flüssig in einem gemächlichen Tempo ablaufen.

Lateralflexorischer Vierfüßler

Lernziel

Der Patient soll lernen
- die Wirbelsäule lateralflexorisch hubfrei endgradig zu bewegen,
- die Hüftgelenke und die Humeroskapulargelenke rotatorisch zu bewegen.

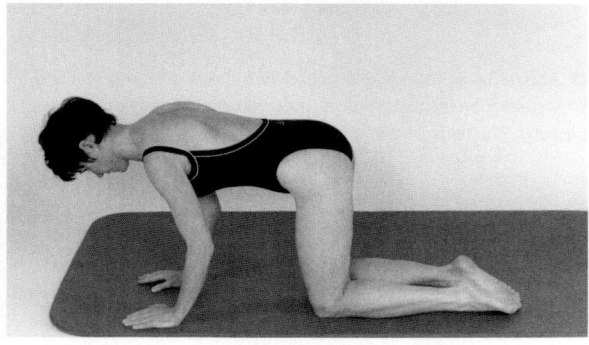
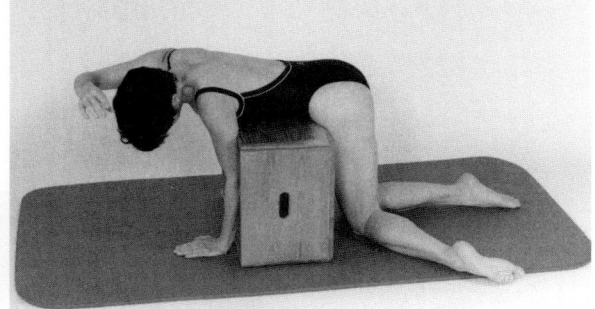

18.1   Konzept

Der Vierfüßlerstand auf dem Boden eignet sich gut zur hubfreien Mobilisation der im Lernziel geforderten Bewegungskomponenten.

Die Körperlängsachse steht horizontal. Die sagittotransversalen Bewegungsachsen für die Lateralflexion der Wirbelsäule stehen senkrecht. Das ermöglicht eine hubfreie Lateralflexion.

Gegensinnig verlaufende Bewegungen eines Spielbeins und eines Spielarms in der mittleren Frontalebene verformen die Wirbelsäule weiterlaufend lateralflexorisch rechts und links konkav (◘ Abb. 18.1).

18.2   Lernweg

Übungsanleitung für den Patienten

»Gehen Sie in den Vierfüßlerstand auf den Boden. Drücken Sie in raschem Wechsel mit den Knien, ohne mit dem Gesäß zu schwanken, in die Bank. Trippeln Sie einige Male. Dann bleiben Sie z. B. auf dem rechten Knie und der linken Hand stehen.

Am jetzt schwebenden linken Bein geht die Fußspitze nach hinten/oben, bis das Bein lang ist und gleich hoch steht wie das Hüftgelenk. Dann zieht der Fuß das Bein auf einem horizontalen Weg nach rechts, weit über die Mitte hinüber. Die Kniescheibe zeigt zum Boden.

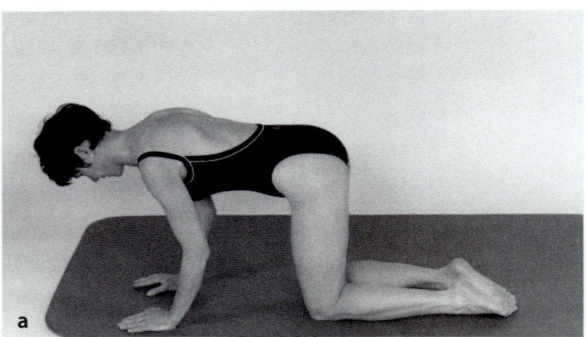

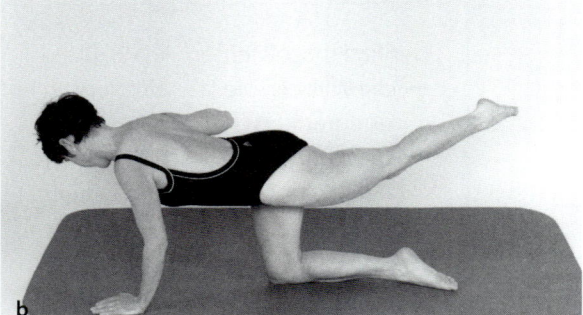

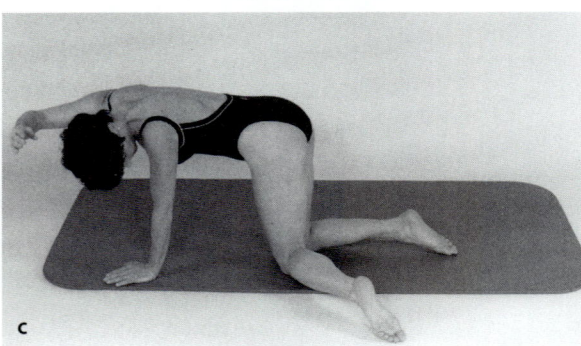

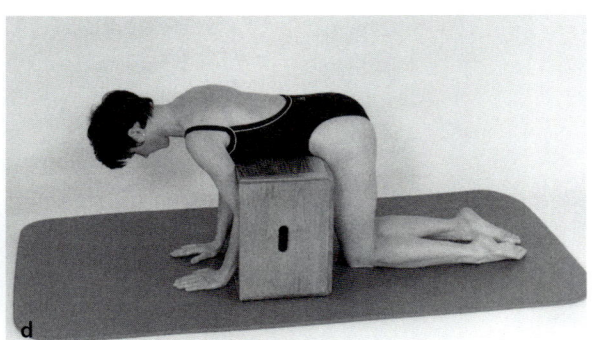

◘ **Abb. 18.1a–e.** Lateralflexorischer Vierfüßler. **a** Ausgangsstellung, **b** Lateralflexion rechts konkav, **c** Lateralflexion links konkav, **d,e** Anpassung: Brustkorb und Becken auf einer Kiste

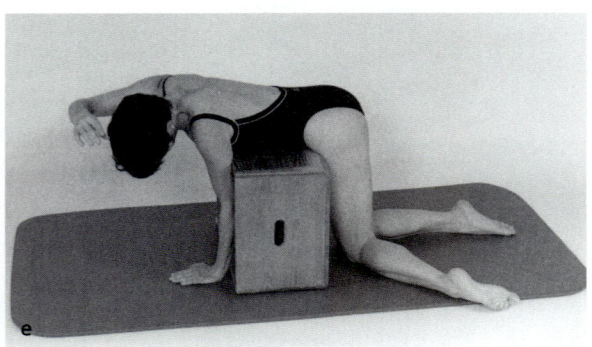

18

Zur gleichen Zeit geht die Ellbogenspitze des rechten Arms zur Seite nach oben. Die Handfläche zeigt von der Seite gegen die Schulter. Der Arm hat sich gebeugt. Der Ellbogen darf nicht höher als die Schulter sein. Dann zieht der Ellbogen Richtung rechte Hüfte dem Fuß entgegen, der von der anderen Seite kommt.

Auch der Kopf macht mit. Das Gesicht schaut weiter nach unten, aber das rechte Ohr strebt zur rechten Schulter.

Die Wirbelsäule ist jetzt ein großer Bogen, rechts kurz und links lang.

Wenn Sie nun den Bogen auf die andere Seite krümmen wollen, kommen Sie mit dem Knie an die Ausgangsstelle am Boden zurück. Dann bewegt sich der Fuß am Boden in einem großen Bogen nach außen/vorn und dreht das Knie nach innen.

Gleichzeitig bewegt sich die rechte Hand immer auf gleicher Höhe über dem Boden nach vorn, bis der Arm gestreckt ist. Die Hand zieht dann so weit auf die linke Seite hinüber, wie sie kann. Die Handfläche weist immer nach rechts.

Der Kopf hat das linke Ohr gegen die linke Schulter gebracht.

So können Sie mit einem Spielbein und einem Spielarm immer von einer Seite zur anderen bewegen. Einmal ist zur gleichen Zeit das Spielbein lang und der Spielarm kurz, das andere Mal ist das Spielbein kurz und der Spielarm lang. Sie können aber auch die gleichen Bewegungen mit dem anderen Bein und Arm machen. Dann stehen das linke Knie und die rechte Hand auf dem Boden.«

(► Siehe auch ⬤ DVD, Kap. III Mobilisierender Vierfüßler in Lateralflexion).

Hinweise für den Therapeuten

Die ausführliche Anleitung für die Ausgangsstellung und die Trippelphase ist im »Klassischen Vierfüßler« (► Kap. 15) beschrieben.

- Durch die lateralflexorischen Bewegungen in der Wirbelsäule haben sich Becken und Brustkorb außen- und innenrotatorisch im Standhüftgelenk und im Standschultergelenk bewegt. Damit wird auch das 2. Lernziel erfüllt.
- Bei schweren Beinen wird das Spielbein nie gestreckt. Man lässt das Knie des Spielbeins immer mit leichtem Berührungskontakt auf dem Boden. Nur der Unterschenkel ist abgehoben. Der Fuß geht nun nicht nur in einem großen Bogen nach lateral/vorn innenrotatorisch im Hüftgelenk, sondern auch in die ande-

re Kreisrichtung und überkreuzt den anderen Unterschenkel. Damit wird der Oberschenkel im Hüftgelenk außenrotatorisch bewegt.

> **Wichtig**
>
> Wenn die labile Ausgangsstellung zu große Schwierigkeiten macht, kann man die Gewichte von Brustkorb und Becken unterstützen.

Der Patient legt sich im Vierfüßlerstand über eine Kiste, deren Höhe der Oberschenkellänge entspricht. Er sollte von den Spinae iliacae anterior bis zur Brustbeinspitze ventralen Kontakt mit der Kiste haben. Eine etwas flexorisch eingestellte Lendenwirbelsäule wird in Kauf genommen. Aus dieser gesicherten Ausgangsstellung kann der Patient die Extremitätenbewegungen leichter ausführen. In der Endstellung kann der Therapeut den Widerstand an einen Ellbogen und an einen Fuß oder in der anderen Endstellung an eine Handfläche und einen Fuß geben und so die Aktivität der Lateralflexoren der Wirbelsäule und der Rotatoren des Hüftgelenks und Schultergelenks verstärken.

Variation
Stabilisierung der Wirbelsäule in Lateralflexion und der Hüft- und Schultergelenke in Rotation

Will man statt einer Mobilisation eine Stabilisierung der Wirbelsäule in Lateralflexion und der Hüft- und Schultergelenke in Rotation erreichen, dann lässt man die beiden Extremitätenbewegungen nicht mehr gegensinnig, sondern gleichsinnig im selben Uhrzeigersinn streben. Arm und Gegenbein sind nun einmal beide lang oder das andere Mal beide gebeugt.

Beide streben in die gleiche Drehrichtung unter der strikten Bedingung, dass sich das Becken und der Brustkorb auf der Kiste nicht bewegen und die Wirbelsäule gerade liegen bleibt. Die Lateralflexoren der Wirbelsäule und die Rotatoren von Hüft- und Humeroskapulargelenk müssen eine hohe Gegenaktivität aufbauen, um das Drehen zu verhindern.

Mit Widerständen an Hand und Fuß kann die Muskelaktivität noch gesteigert werden.

18.3 Analyse

Ausgangsstellung

Die Ausgangsstellung entspricht der des mobilisierenden Vierfüßlers in Flexion/Extension.

Bewegungsablauf bis in die Endstellung

> **Übersicht**
> Der Bewegungsablauf hat 2 Phasen:
> — 1. Phase: Trippelphase,
> — 2. Phase: Bewegungsablauf eines Spielbeins, eines Spielarms und des Kopfes.

Bewegungsablauf: 1. Phase – Trippelphase

Die Trippelphase ist eingehend im klassischen Vierfüßler beschrieben.

Bewegungsablauf: 2. Phase – Bewegungsablauf eines Spielbeins, eines Spielarms und des Kopfs
Primärbewegung

Im Folgenden werden die Primärbewegungen des **linken Spielbeins**, des **rechten Spielarms** und des **Kopfs** beschrieben, die weiterlaufend die Wirbelsäule rechts konkav lateralflexorisch und dann links konkav lateralflexorisch verformen und im Standhüftgelenk und Standschultergelenk rotatorische Bewegungen auslösen.

Primärbewegung: Rechts konkave lateralflexorische Bewegung bis in die Endstellung

— Der kritische Punkt, **linke Fußspitze**, geht nach oben (kaudal/dorsal/medial) bis zur senkrecht stehenden Symmetrieebene. Das **Knie** gerät durch Drehpunktverschiebung in Extension. Das **Hüftgelenk** kommt vom distalen Gelenkpartner aus in Extension. Dann geht die **linke Fußspitze** nach rechts lateral (kranial), weiterlaufend extensorisch/adduktorisch im linken Hüftgelenk vom distalen Gelenkpartner aus. Die Längsachse des Beins bewegt sich in der mittleren Frontalebene der Körperabschnitte Becken, Brustkorb und Kopf. Weiterlaufend dreht sich das **Becken** als proximaler Gelenkpartner außenrotatorisch im rechten Standhüftgelenk. Das ist der 1. kritische Drehpunkt. Der 2. kritische Drehpunkt ist in der Lendenwirbelsäule, wo sich das Becken als kaudaler Gelenkpartner rechts konkav lateralflexorisch bewegt.

— Der kritische Punkt, **rechtes Olekranon**, bewegt sich nach oben (lateral/dorsal) bis in die mittlere Frontalebene des Brustkorbs. Weiterlaufend wird das **Ellbogengelenk** durch Drehpunktverschiebung flektiert, das **Schultergelenk** kommt durch den distalen Gelenkpartner Oberarm in Extension/Abduktion/Außenrotation des Brustkorbs. Der **Unterarm** ist in Supination, das **Handgelenk** in Nullstellung, die **Finger** in etwas Flexion. Die **Handfläche** zeigt nach medial zur rechten Schulter. In dieser Stellung geht das **Olekranon** weiter nach kaudal/medial. Die **Brustwirbelsäule** verformt sich von kranial her rechts konkav lateralflexorisch. Hier ist der 1. kritische Drehpunkt. Wenn der Brustkorb gut im linken Schultergürtel stabilisiert wird, bewegt sich der **Brustkorb** als proximaler Gelenkpartner außenrotatorisch im linken Humeroskapulargelenk, dem 2. kritischen Drehpunkt.

— Der kritische Punkt, **rechtes Ohr**, bewegt sich in der horizontal stehenden mittleren Frontalebene nach rechts (lateral/kaudal), rechts lateralflexorisch in den oberen Kopfgelenken, der Halswirbelsäule und der oberen Brustwirbelsäule. Die Bewegung endet im gleichen kritischen Drehpunkt wie dem des Spielarms.

Primärbewegung: Links konkave lateralflexorische Bewegung bis in die Endstellung

— Der kritische Punkt, **linke Fußspitze**, geht nach unten rechts (lateral/ventral/kranial). Die **Zehengelenke** bewegen sich extensorisch/abduktorisch, das **obere Sprunggelenk** dorsalextensorisch, das **Kniegelenk** durch Drehpunktverschiebung flexorisch, das **Hüftgelenk** vom Oberschenkel aus flexorisch/innenrotatorisch/etwas abduktorisch.
Weiterlaufend bewegt sich das **Becken** im 1. kritischen Drehpunkt, dem rechten Standhüftgelenk, innenrotatorisch und im 2. kritischen Drehpunkt, der Lendenwirbelsäule, links konkav lateralflexorisch.

— Der kritische Punkt, **linke Fingerspitzen**, geht nach lateral links (kranial/medial, kaudal/lateral). Weiterlaufend bewegt sich das **Ellbogengelenk** durch Drehpunktverschiebung extensorisch, der **Oberarm** als distaler Gelenkpartner im Humeroskapulargelenk adduktorisch/wenig innenrotatorisch. Der Winkel im Akromioklavikulargelenk wird kleiner. Das **Akromion** geht nach kranial/medial, **C7** zuerst nach kranial/medial, dann nach lateral links und verformt die Brustwirbelsäule links konkav lateralflexorisch. Das

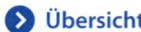

ist der 1. kritische Drehpunkt. Der 2. kritische Drehpunkt ist im linken Standschultergelenk, wo sich der Brustkorb als proximaler Gelenkpartner innenrotatorisch bewegt. Der Arm bewegt sich in der mittleren Frontalebene des Kopfs und des Brustkorbs.

- Der kritische Punkt, **linkes Ohr**, bewegt sich links lateralflexorisch in den oberen Kopfgelenken, weiterlaufend rechts lateralflexorisch in der Lendenwirbelsäule und von kranial her in der Brustwirbelsäule. Die Bewegung endet im gleichen kritischen Drehpunkt wie dem des Spielarms.

Reaktion für die 1. und 2. Phase

Es gibt keine Reaktionen in Form von Gewichtsverschiebungen oder von Veränderung der Unterstützungsfläche.

Bedingungen für die 1. und 2. Phase

Gleich bleibende Abstände zwischen körpereigenen Punkten, Ebenen und Achsen mit der Umwelt

- Der Blick ist immer nach unten gerichtet, und der Abstand der Augen vom Boden bleibt gleich. Das verlangt eine dynamische Stabilisierung der Dorsaltranslatoren und der Rotatoren der Halswirbelsäule.
- Die Extremitätenbewegungen müssen in der mittleren Frontalebene verlaufen. Damit ist die Hubfreiheit garantiert.

Bewegungstempo

- Arme und Beine bewegen sich in einem gemächlichen Tempo.

Lateralflexorischer liegender Vierfüßler

Lernziel

Der Patient soll lernen,
- seine Wirbelsäule unter Hubarbeit lateralflexorisch zu bewegen,
- Hüftgelenke und Schultergelenke rotatorisch zu mobilisieren.

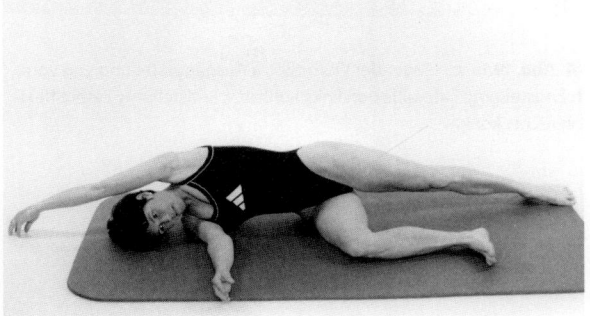
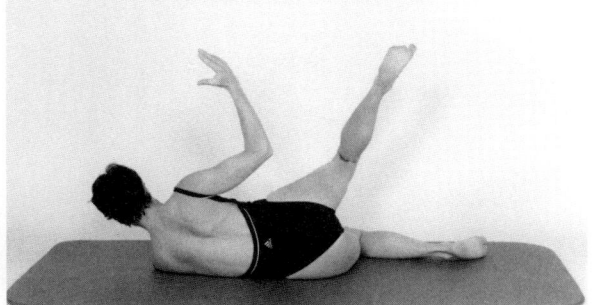

Diese Ausgangsstellung verlangt keine Stützaktivität der Extremitäten. Sie ist daher für ältere Patienten und auch bei lumbalen Schmerzen sehr geeignet. Die Übung kann gut morgens im Bett als Vorbereitung für das Aufstehen gemacht werden.

19.1   Konzept

Um die lateralflexorische Muskulatur der Wirbelsäule mit Hubarbeit zu belasten, müssen die sagittotransversalen Bewegungsachsen horizontal stehen.

Dazu bietet sich die Seitenlage an. Das untere Hüft- und Kniegelenk und das Schultergelenk sind 90° flektiert. Das Bein und der Arm vergrößern mit dieser Stellung die Unterstützungsfläche und machen sie stabil.

Die Körperabschnitte Becken, Brustkorb und Kopf sind in die horizontal stehende Körperlängsachse eingeordnet.

Das obere Bein ist in Bezug auf Flexion/Extension/Rotation in Nullstellung und im Hüftgelenk in Adduktion, damit die mediale Seite des Fußes auf dem Boden liegt. Der obere Arm ist gestreckt und in maximaler Flexion im Humeroskapulargelenk. Der Oberarm liegt auf dem oberen Ohr. Die Handfläche zeigt nach unten.

Dann vergrößern die obere Ferse und der Ellbogen durch Zug ihren Abstand voneinander. Die Wirbelsäule kommt mit nach unten zeigender Konkavität in lateralflexorische Brückenaktivität und die obere Seite in lateralflexorische Dehnstellung.

Danach streben Ferse und Ellbogen geradlinig in der mittleren Frontalebene aufeinander zu. Die Wirbelsäule wird mit nach oben gerichteter Konkavität lateralflexorisch verformt und die untere Seite gedehnt.

Das Gewicht des Beins und Beckens und das von Arm und Brustkorb muss von den Lateralflexoren gehalten und gehoben werden, indem sie konzentrische Hubarbeit leisten.

Im unteren Hüft- und Schultergelenk bewegen sich das Becken und der Brustkorb innen- und außenrotatorisch (◘ Abb. 19.1).

19.2   Lernweg

Übungsanleitung für den Patienten

»Legen Sie sich auf den Boden auf eine Seite. Das untere Bein ist rechtwinklig im Hüft- und Kniegelenk angezogen. Der untere Arm zeigt nach vorn und liegt parallel zum Oberschenkel. Sie liegen ganz gerade wie auf einem

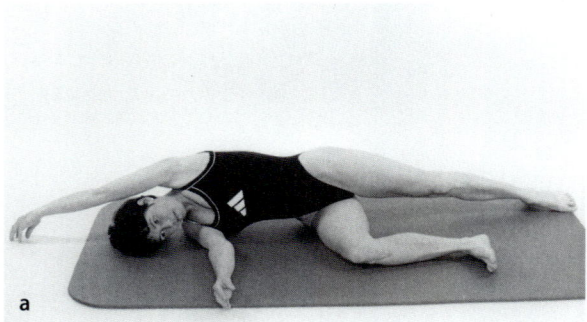

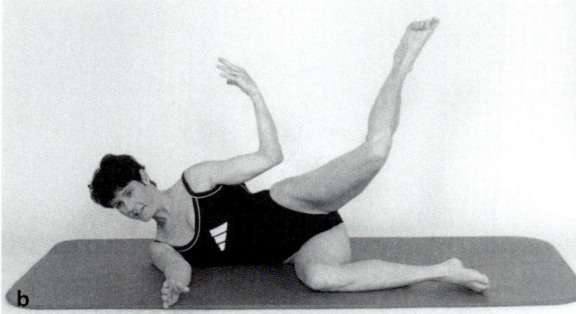

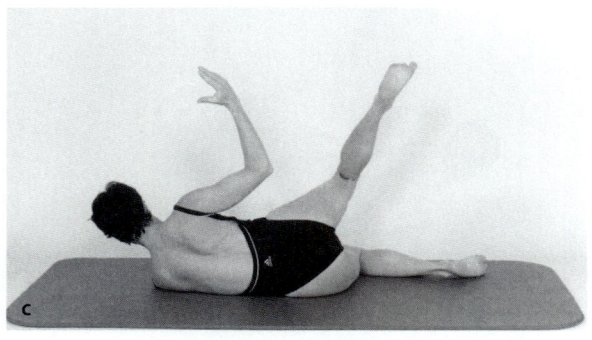

◘ **Abb. 19.1a–c.** *Liegender Vierfüßler.* **a** Ausgangsstellung von vorn, **b** Endstellung: Lateralflexion links konkav, **c** Endstellung: Lateralflexion rechts konkav

19

Strich auf dem Boden. Das Ohr, die Schulter und die Hüfte sind in einer Linie.

Den oberen Arm legen Sie gestreckt über das Ohr. Die Handfläche zeigt nach unten zum Boden. Das obere Bein ist lang und berührt in der Verlängerung des Körpers mit dem Fuß den Boden.

Jetzt stellen Sie sich vor, Sie hätten zwischen der Ferse und dem Ellbogen ein Gummiband angebracht. Das ziehen Sie nun mit der Ferse und dem Ellbogen in die Länge. Auf der unteren Seite entsteht in der Taille eine Brücke.

Dann verkürzt sich das Gummiband und zieht die Ferse und den Ellbogen aufeinander zu. Der Arm wird gebeugt. Der Ellbogen zeigt jetzt zur Taille. Der Kopf bewegt sich nach oben und bringt das Ohr gegen die Schulter. Wenn die Ferse so geradlinig gegen den Ellbogen kommen soll, muss das Knie gebeugt werden und nach vorn ausweichen.

Der Bauch und die Brust müssen immer nach vorn schauen. Auf keinen Fall dürfen Sie sich auf den Rücken drehen.

Einmal wird der Abstand zwischen der Ferse und dem Ellbogen groß und dann wieder klein. Denken Sie immer an den Zug des Gummibands.

Hinweise für den Therapeuten

> **Tipp**
> Der Therapeut sollte auf Folgendes achten:
> - Becken, Brustkorb und Kopf des Patienten müssen während des ganzen Bewegungsablaufs in der senkrecht stehenden mittleren Frontalebene eingeordnet bleiben. Nur in einer exakten Seitenlage laufen die Bewegungen von Bein und Arm rein lateralflexorisch auf die Wirbelsäule weiter.
> - Es hat sich bewährt, hinter dem Patienten zu stehen und leichten Kontakt mit dem Rücken des Patienten zu haben. Dann spürt man die geringste Tendenz des Patienten, sich auf den Rücken zu drehen.

- Mit leichtem Berührungskontakt an Ferse und Olekranon kann man die gradlinige Bewegung von Ferse und Hand gegeneinander steuern.
- Bei älteren Patienten erleichtert man die Ausgangsstellung, indem man das obere gestreckte Bein horizontal auf ein entsprechend hohes Kissen lagert.

- Die Dehnstellung der oberen Körperseite kann durch eine größere Brücke der unteren Seite verstärkt werden:
  - Der untere Arm dreht außenrotatorisch endgradig im unteren Schultergelenk und vergrößert weiterlaufend über die Skapula die Lateralflexion in der Brustwirbelsäule.
  - Mit Druck vom oberen Fuß und von der oberen Hand in den Boden wird die untere Brücke höher und die in Brückenaktivität arbeitende Muskulatur noch mehr gefordert.
- Um die konzentrische Arbeit der oberen Lateralflexoren zu intensivieren, gibt man an die einander angenäherte Ferse und den Ellbogen einen Widerstand, indem man versucht, die beiden auseinander zu ziehen.
- Als zusätzliche Koordinationsleistung kann man die Seitenlage ständig wechseln lassen. Wenn Ferse und Ellbogen angenähert sind, dreht man in dieser Stellung auf den Rücken und gleich weiter in die andere Seitenlage in die Dehnstellung. Die Anordnung der Extremitäten muss dabei immer wechseln.

19.3 **Analyse**

Ausgangsstellung
Kontaktstellen des Körpers mit der Umwelt
Die lateralen Seiten der **Körperabschnitte Becken, Brustkorb** und **Kopf** und die des **unteren Beins** und des **unteren Arms** haben Kontakt mit dem Boden.

Gelenkstellungen

Körperabschnitte Becken, Brustkorb und Kopf
Sie sind in die horizontal stehende Körperlängsachse eingeordnet.

Körperabschnitt Beine
- Das **untere Bein** ist im Knie- und Hüftgelenk 90° flektiert.
- Das **obere Bein** ist im Hüftgelenk in Adduktion und sonst in Nullstellung.

Körperabschnitt Arme
- Der **obere Arm** ist mit seiner Längsachse in der mittleren Frontalebene im Schultergelenk maximal flektiert und außenrotiert, im Ellbogengelenk in Nullstel-

lung, im Unterarm in Supination und im Handgelenk volarflektiert.

— Der **untere Arm** befindet sich in Hand- und Ellbogengelenk in Nullstellung und im Schultergelenk in 90° Flexion.

Bewegungsablauf bis in die Endstellung
Primärbewegung

Es wird die Seitenlage rechts beschrieben.

Bewegungsablauf in die rechts konkave Lateralflexion

Oben links Dehnstellung, unten rechts Brückenaktivität.

— Der kritische Punkt, **linke Ferse**, geht nach kaudal. Weiterlaufend kommt das **linke Hüftgelenk** in Abduktion durch Drehpunktverschiebung. Das **Becken** bewegt sich als kaudaler Gelenkpartner in der Lendenwirbelsäule. Das ist der 1. kritische Drehpunkt. Im 2. kritischen Drehpunkt dreht das Becken als proximaler Gelenkpartner im linken Hüftgelenk außenrotatorisch.

— Der kritische Punkt, **linkes Olekranon**, geht nach kranial. Weiterlaufend bewegt sich der **Schultergürtel** elevatorisch im Sternoklavikulargelenk und rechts konkav lateralflexorisch in der Brustwirbelsäule. Im lumbothorakalen Übergang, dem 1. kritischen Drehpunkt, endet die Bewegung. Weiter dreht der **Brustkorb** innenrotatorisch im rechten Schultergelenk. Das ist der 2. kritische Drehpunkt. Da der **Kopf** am Boden liegen bleibt, gibt es auch in der Halswirbelsäule eine rechts konkave Lateralflexion vom Brustkorb aus.

Bewegungsablauf in die links konkave Lateralflexion

Oben konzentrische Hubarbeit, unten Dehnstellung.

— Der kritische Punkt, **linke Ferse**, geht nach oben (kranial/lateral rechts). Weiterlaufend kommt das **obere Sprunggelenk** in Dorsalextension, das **Kniegelenk** in Flexion durch Drehpunktverschiebung und das **Hüftgelenk** in Flexion/Innenrotation/Abduktion. Das **Becken** bewegt sich lateralflexorisch in der Lendenwirbelsäule. Das ist der 1. kritische Drehpunkt. Im 2. kritischen Drehpunkt bewegt sich das Becken im linken Hüftgelenk innenrotatorisch.

— Der kritische Punkt, **linkes Olekranon**, geht nach oben (lateral/kaudal) bis über die Taille. Der **Unterarm** ist in Supination, die **Finger** sind etwas flektiert. Weiterlaufend kommt das **Ellbogengelenk** durch Drehpunktverschiebung in Flexion. Als distaler Gelenkpartner bewegt sich der **Oberarm** im Humeroskapu-

largelenk adduktorisch/endgradig außenrotatorisch. Der Winkel im Akromioklavikulargelenk wird größer. Das **Schulterblatt** nähert sich der Wirbelsäule. Die **Klavikula** bewegt sich depressorisch im Sternoklavikulargelenk. Weiterlaufend kommt **C7** nach oben (kaudal/lateral rechts). Die Brustwirbelsäule wird dabei links konkav lateralflexorisch verformt. Der 1. kritische Drehpunkt befindet sich im lumbothorakalen Übergang. Im rechten Schultergelenk, dem 2. kritischen Drehpunkt, dreht der Brustkorb außenrotatorisch.

Reaktion

In Form von Veränderung der Unterstützungsfläche

— In der Dehnstellung der oberen Seite vergrößert sich die Unterstützungsfläche durch das Wegziehen von Arm und Bein etwas.

— In der konzentrisch lateralflexorischen Stellung der oberen Seite verkleinert sich die Unterstützungsfläche, weil Arm und Bein abgehoben werden.

In Form von Gegengewichten

Da die Bein- und Armbewegungen gegensinnig laufen, werden keine zusätzlichen Gegengewichte als Reaktion benötigt.

Bedingungen

Gleich bleibende Abstände zwischen körpereigenen Punkten, Ebenen und Achsen mit der Umwelt

— Die Frontalebenen von Brustkorb und Becken müssen während der ganzen Übung senkrecht auf der Unterlage stehen, sonst kann die Bein- und Armbewegung nicht rein lateralflexorisch weiterlaufen. Das erfordert ein koordiniertes dynamisches Stabilisieren der rotatorischen und extensorischen Bauch- und Rückenmuskulatur.

Aufgeklappter Vierfüßler

Lernziel

Der Patient soll lernen
- seine Wirbelsäule lateralflexorisch mit exzentrischer und konzentrischer Hubarbeit der Muskulatur zu bewegen,
- im Standhüftgelenk die transversale und frontale Abduktion voll auszuschöpfen,
- im Spielhüftgelenk die flexorisch/abduktorisch/innenrotatorische Muskulatur maximal zu dehnen und zu verkürzen,
- im Standhumeroskapulargelenk die transversale Extension/Flexion/Abduktion auszuschöpfen,
- im Spielhumerskapulargelenk die extensorisch/abduktorisch/adduktorische Muskulatur maximal zu dehnen und zu verkürzen.

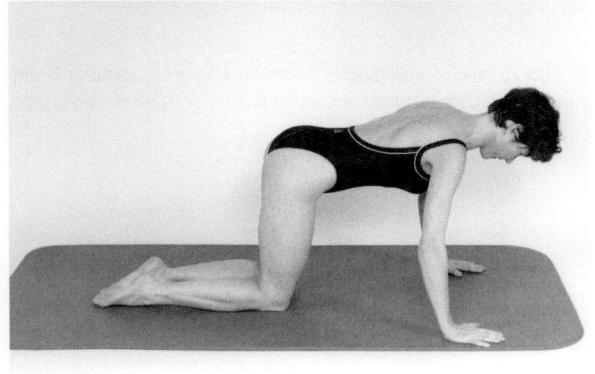

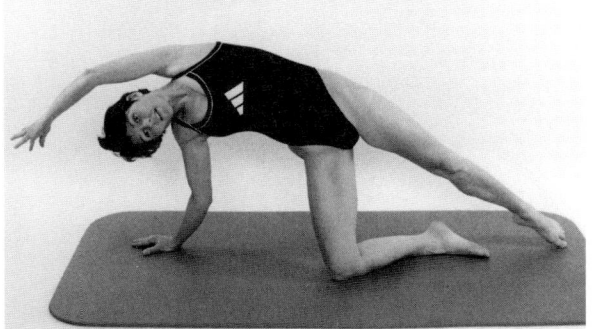

20.1 Konzept

Als Ausgangsstellung wählen wir den Vierfüßler auf dem Boden.

In der einleitenden Trippelphase wird nicht mehr diagonal, sondern mit dem rechten Bein und Arm und mit dem linken Bein und Arm getrippelt. Wenn dann ein Bein und ein Arm abgehoben werden sollen, bedeutet das sehr viel einseitiges Gewicht in Bezug auf die jeweilige Unterstützungsfläche. Um damit umgehen zu können, werden diese Gewichte, das Becken mit dem Bein und der Brustkorb mit dem Arm, sofort seitwärts hochgeklappt und senkrecht über das Standbein und den Standarm gebracht und so neutralisiert. Dann stehen die Bewegungsachsen der Lateralflexion horizontal.

Die Hände sind in der Ausgangsstellung weit auseinander gestellt worden.

Das Aufklappen von Becken und Brustkorb geschieht transversalabduktorisch im Standhüftgelenk und transversalextensorisch im Standhumeroskapulargelenk.

In der aufgeklappten Stellung bewegen sich Ellbogen und Ferse der oberen Extremitäten in der Frontalebene gegen- und auseinander wie im »Vierfüßler in Seitenlage«. Diese Bewegungen laufen nach proximal lateralflexorisch auf die Wirbelsäule weiter (◻ **Abb. 20.1**).

20.2 Lernweg

Übungsanleitung für den Patienten

»Gehen Sie in den Vierfüßlerstand auf den Boden. Die Hände stehen weit auseinander am Boden.

Verstärken Sie abwechselnd den Druck – einmal auf dem rechten Knie und der rechten Hand, dann auf dem linken Knie und der linken Hand. Sie spüren, dass Sie dabei hin und her schwanken.

Wenn Sie jetzt auf einer Seite stehen bleiben und die andere abheben sollen, ist das nur möglich, wenn Sie das Becken und den Brustkorb sofort nach oben drehen. Der Bauch und die Brust weisen nun zur Seite. Der obere Arm ist im Ellbogengelenk ganz gebeugt, und die Hand zeigt

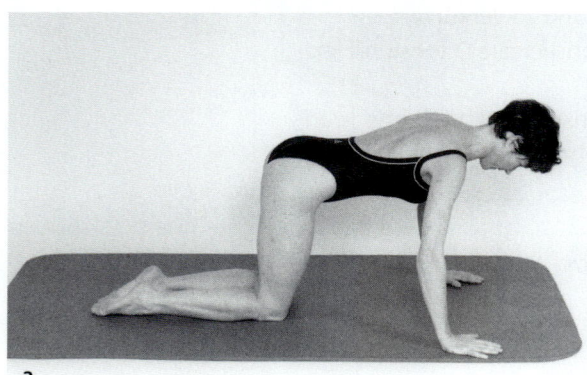

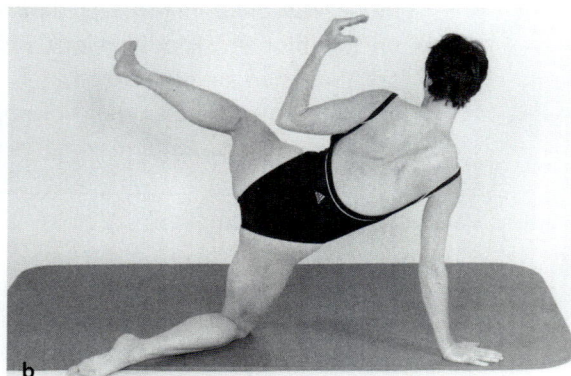

◻ **Abb. 20.1a–c.** Aufgeklappter Vierfüßler. **a** Ausgangsstellung, **b** von hinten, links konkav, **c** von vorn, rechts konkav und Dehnstellung links

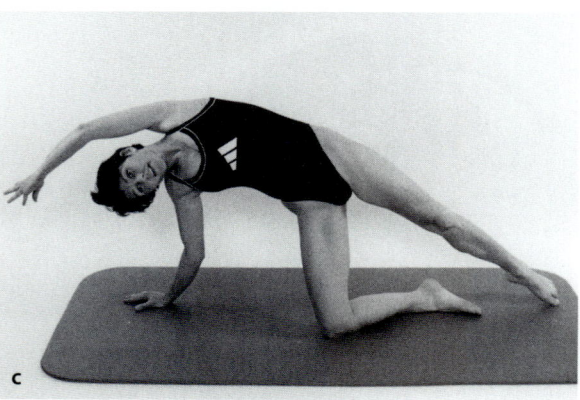

20

zur Schulter. Nun streben der obere Ellbogen und die obere Ferse wieder wie im Vierfüßler in Seitenlage zueinander gegen die Taille. Die obere Seite wird kurz. Alles hat sich senkrecht über Ihrer Standfläche eingeordnet. Einzig das obere gebeugte Knie mit dem Unter- und Oberschenkel ragt noch nach vorn.

Man kann die obere Seite auch einmal lang machen. Fuß und Hand ziehen auseinander. Dann nähern sich Fuß und Ellbogen oben wieder an. Hin und her – so lange, wie Sie mit dem Bein und dem Arm die Balance halten können. Sonst gehen Sie in den Vierfüßlerstand zurück und wechseln die Seite.«

(▶ Siehe auch ● DVD, Kap. III Aufgeklappter Vierfüßler).

Hinweise für den Therapeuten

Tipp
Der Therapeut sollte auf Folgendes achten:
- Bei dieser Art zu trippeln gibt es ein Hin- und Herschwanken. Es ist unmöglich für die Abduktoren des Standhüftgelenks und des Standhumeroskapulargelenks, die großen Gewichte mit ihren Abduktoren zu halten. Beim Druck z. B. rechtes Knie/rechte Hand bewegt sich das Becken transversaladduktorisch im Hüftgelenk und der Brustkorb transversalflexorisch im Humeroskapulargelenk nach rechts über die Knie- und Handstandfläche hinaus. So werden die Gewichte etwas besser über der Unterstützungsfläche verteilt.
- Der Unterschenkel des Standbeins dreht automatisch nach lateral innenrotatorisch im Hüftgelenk, bis der Fuß so weit seitwärts steht wie die Standhand. Mit dieser Stellung vergrößert er die Unterstützungsfläche in Richtung der Gewichtsverschiebung. Auch das muss toleriert werden.
- Sobald das Spielbein und der Spielarm abgehoben werden sollen, müssen das horizontal stehende Becken und der Brustkorb nach oben in die annähernde Senkrechte gedreht werden, damit ihre Gewichte über die proximalen Standextremitätengelenke kommen und so neutralisiert werden.

▼

- Das Becken und der Brustkorb erreichen die senkrechte Stellung nur, wenn Hüft- und Humeroskapulargelenk, die sich zuerst etwas seitwärts bewegt haben, durch eine transversalabduktorische und transversalextensorische Drehpunktverschiebung simultan von lateral zurück unter das Becken und den Brustkorb kommen. Ein Berührungskontakt erleichtert diese Drehpunktverschiebung.
- Im Humeroskapulargelenk sollte so viel Bewegungstoleranz vorhanden sein, dass in der Endstellung die Längsachse des Standarms und die mittlere Frontalebene des Brustkorbs senkrecht übereinander stehen. Im Hüftgelenk ist die Bewegungstoleranz in die transversale Abduktion viel weniger als 180°. Darum bleibt die Längsachse des Oberschenkels etwas nach außen geneigt.

20.3 Analyse

Ausgangsstellung

Die Ausgangsstellung entspricht der des mobilisierenden Vierfüßlers auf dem Boden in Flexion/Extension mit Ausnahme der Hände, die im zweifachen Schultergelenkabstand am Boden stehen.

Bewegungsablauf bis in die Endstellung

❯ **Übersicht**
Der Bewegungsablauf des »Aufgeklappten Vierfüßlers« besteht aus 3 Phasen:
- 1. Phase: Trippelphase
- 2. Phase: Bewegungsablauf in die konzentrische Lateralflexion
- 3. Phase: Bewegungsablauf in die exzentrische Dehnstellung

1. Phase: Trippelphase
Primärbewegung

Es gibt 2 simultan einsetzende Primärbewegungen alternierend nach rechts oder nach links.

Beschrieben wird hier die Bewegung nach rechts.
- Der kritische Punkt, **rechter Trochanterpunkt**, bewegt sich nach rechts transversaladduktorisch im rechten Hüftgelenk durch Drehpunktverschiebung.

— Der kritische Punkt, **rechtes Akromion**, bewegt sich nach rechts transversalflexorisch im rechten Humeroskapulargelenk durch Drehpunktverschiebung.

Reaktion

In Form von Veränderung der Unterstützungsfläche

Sobald das **Spielbein** und der **Spielarm** abheben, verkleinert sich die Unterstützungsfläche stark. In diesem Moment dreht der **Unterschenkel** des Standbeins nach außen und vergrößert die Unterstützungsfläche etwas nach rechts. Dabei bewegt sich das **Bein** innenrotatorisch im Hüftgelenk.

Bedingungen

Gleich bleibende Abstände zwischen körpereigenen Punkten

— Der Abstand rechtes Akromion/rechtes Ohrläppchen bleibt gleich groß. Wenn sich dieser Abstand in der Standarmphase nicht verändert, muss die Schultergürtelmuskulatur die Skapula stabilisierend halten.
— Der Abstand Symphyse/Incisura jugularis bleibt gleich groß. Der rechte Trochanterpunkt und das rechte Akromion müssen sich parallel gleich weit nach rechts verschieben. Das verlangt eine lateraltranslatorische und rotatorische dynamische Stabilisierung im lumbothorakalen Übergang.

2. Phase: Bewegungsablauf in die konzentrische Lateralflexion

Primärbewegung

Die kritischen Punkte der Primärbewegung entsprechen denen des »Vierfüßlers in Seitenlage«.

Es werden die Bewegungen des **linken Spielbeins** und des **linken Spielarms** beschrieben.

— Der kritische Punkt, **linke Ferse**, geht nach der Trippelphase nach oben innenrotatorisch/transversalabduktorisch im 90° flektierten linken Hüftgelenk. Weiterlaufend dreht das **Becken** als proximaler Gelenkpartner transversalabduktorisch/innenrotatorisch im rechten Standhüftgelenk, dem 1. kritischen Drehpunkt.
— Zugleich verformt das **Becken** als kaudaler Gelenkpartner die Lendenwirbelsäule links konkav lateralflexorisch. Das ist der 2. kritische Drehpunkt.
— Der kritische Punkt, **linkes Olekranon**, geht nach oben (dorsal/lateral links/kaudal) bis in die mittlere Fron-

talebene des Brustkorbs. Dieser hat sich aus der Horizontalen nach oben gedreht, sodass seine Frontalebene annähernd senkrecht steht. Dabei bewegt er sich als proximaler Gelenkpartner transversalextensorisch im rechten Standhumeroskapulargelenk. Das ist der 1. kritische Drehpunkt.

— Durch die Primärbewegung des linken Olekranons wird das **Ellbogengelenk** durch Drehpunktverschiebung flektiert und der **Unterarm** supiniert. Der **Oberarm** bewegt sich als distaler Gelenkpartner extensorisch/abduktorisch/endgradig außenrotatorisch im Humeroskapulargelenk, bis die Längsachsen des Unter- und Oberarms in der mittleren Frontalebene des Brustkorbs stehen und die Handfläche mit neutraler Handgelenkstellung nach unten gegen die Schulter zeigt.
— Proximal weiterlaufend hat sich der Winkel im Akromioklavikulargelenk vergrößert, und der **mediale Schulterblattrand** nähert sich der Brustwirbelsäule.
— Die **Brustwirbelsäule** verformt sich von kranial links konkav lateralflexorisch. Das ist der 2. kritische Drehpunkt.
— Der kritische Punkt, **Scheitelpunkt**, bewegt sich in der mittleren Frontalebene nach oben (kaudal) und verformt die oberen Kopfgelenke und die Halswirbelsäule links konkav lateralflexorisch und weiterlaufend die Brustwirbelsäule von kranial. Das ist der gleiche kritische Drehpunkt wie der der Armbewegung.

Reaktion

In Form von Veränderung der Unterstützungsfläche

Die Unterstützungsfläche hat sich nicht verändert.

In Form von Gegengewichten

— Das **Standhüftgelenk** und das **Standhumeroskapulargelenk** bewegen sich reaktiv durch Drehpunktverschiebung zurück nach links, gegensinnig zum Aufdrehen von Becken und Brustkorb.
— Die Gewichte von **Becken, Brustkorb** und **Arm** haben sich über dem Standhüftgelenk und dem Standarm eingeordnet. Einzig das **Spielbein** ist als Gegengewicht übrig geblieben.

20

3. Phase: Bewegungsablauf in die exzentrische Dehnstellung
Primärbewegung

– Der kritische Punkt, **linke Ferse**, bewegt sich nach unten (kaudal/dorsal/medial), bis ihre mediale Seite in der mittleren Frontalebene den Boden berührt. Weiterlaufend kommt das **Knie** durch eine extensorische Drehpunktverschiebung in die Nullstellung. Dabei dreht der **Oberschenkel** als distaler Gelenkpartner extensorisch/adduktorisch/außenrotatorisch im Hüftgelenk und das **Becken** als proximaler Gelenkpartner außenrotatorisch im rechten Standhüftgelenk, dem 1. kritischen Drehpunkt. Zudem verformt das Becken die Lendenwirbelsäule, den 2. kritischen Drehpunkt, rechts konkav lateralflexorisch.

– Der kritische Punkt, **linkes Handgelenk**, bewegt sich in der mittleren Frontalebene nach unten (kranial/medial). Die **Handfläche** zeigt nach kaudal. Weiterlaufend gibt es im **Ellbogengelenk** eine extensorische Drehpunktverschiebung, und der **Oberarm** dreht als proximaler Gelenkpartner flexorisch/adduktorisch/etwas innenrotatorisch im linken Humeroskapulargelenk. Der Winkel im Akromioklavikulargelenk wird kleiner. Das **Akromion** geht nach kranial/medial und bewegt weiterlaufend den Brustkorb als proximaler Gelenkpartner abduktorisch im rechten Standhumeroskapulargelenk, dem 1. kritischen Drehpunkt.

– **C7** bewegt sich als kranialer Distanzpunkt der Brustwirbelsäule nach unten (erst kranial, dann kaudal/medial, dann lateral rechts). Dabei wird die Brustwirbelsäule rechts konkav lateralflexorisch verformt. Das ist der 2. kritische Drehpunkt.

– Der kritische Punkt, **Scheitelpunkt**, bewegt sich in der mittleren Frontalebene nach unten (erst nach kranial, dann rechts konkav lateralflexorisch) und bewegt die Brustwirbelsäule weiterlaufend von kranial lateralflexorisch. Das ist der gleiche kritische Drehpunkt wie der des Arms.

Albatros

Lernziel

Der Patient soll lernen, aus labiler aufrechter Haltung, bei plötzlicher Rückverlagerung der Flexions-/Extensionsachse der Hüftgelenke, die reaktiv nach vorn/unten einsetzende Neigung des Türmchens mit der extensorisch stabilisierenden Muskulatur des Hüftgelenks und der Wirbelsäule aufzufangen.

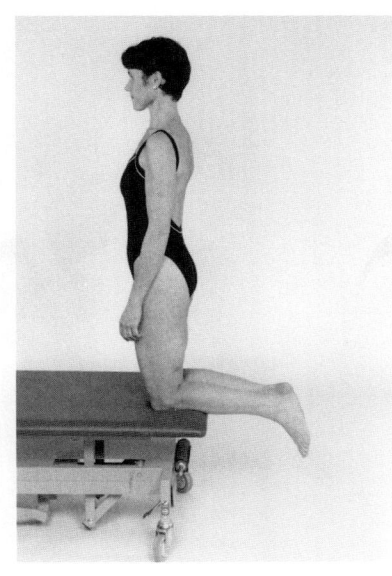
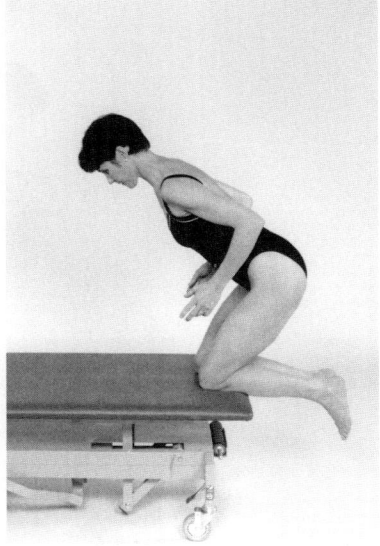

21.1 Konzept

Als labile Ausgangsstellung eignet sich der aufrechte Knie-stand an der Kante einer Behandlungsbank. Die Unter-schenkel ragen hinten in die Luft. Die Hüftgelenke sind so weit vorn, dass keine extensorische Haltearbeit nötig ist.

Eine rasche Bewegung der Flexions-/Extensionsach-se des Hüftgelenks nach hinten und wieder zurück in die Ausgangsstellung löst reaktiv ein Gegengewicht aus. Die in die Körperlängsachse eingeordneten Körperabschnitte Becken, Brustkorb und Kopf bewegen sich flexorisch in den Hüftgelenken nach vorn und wieder zurück in die Senkrechte. Die fallverhindernde Muskulatur der Hüft- und Wirbelsäulengelenke muss geschickt auf die sich rasch verändernde Gewichtsverteilung über der kleinen Unterstützungsfläche reagieren (◘ Abb. 21.1).

21.2 Lernweg

Übungsanleitung für den Patienten

»Knien Sie auf die Kante der Behandlungsbank. Die Unter-schenkel müssen hinten in die Luft ragen. Versuchen Sie, sich aufzurichten. Sie können das Gesäß etwas nach vorn bringen. Tasten Sie, ob es ganz weich ist. Die Arme lassen

Sie nun wieder hängen. Am oberen Ende der Oberschen-kel spüren Sie je einen Knochenvorsprung.

Diese sollen Sie jetzt ganz schnell nach hinten brin-gen, ohne herunterzufallen. Stellen Sie sich die Bewegung zuerst nur vor.

Jetzt geht es los. Das Türmchen hat sich von selbst nach vorn unten geneigt, und Sie schauen nach unten.

Das ist gut so. Damit sind Sie gut im Gleichgewicht, Gesäß hinten, Türmchen vorn. Bleiben Sie einen Moment so stehen. Die Arme sind etwas nach vorn gegangen und helfen mit, das Gleichgewicht zu halten.

Dann bringen Sie die beiden Oberschenkelpunkte wieder rasch zurück, bis Sie wieder aufrecht stehen.

Zuerst ist die Bewegung nur klein, bis Sie mutiger werden und spüren, dass die Balance gut hält. Wenn Sie sich sicher fühlen, machen Sie die Bewegung in raschem Rhythmus hin und her.«

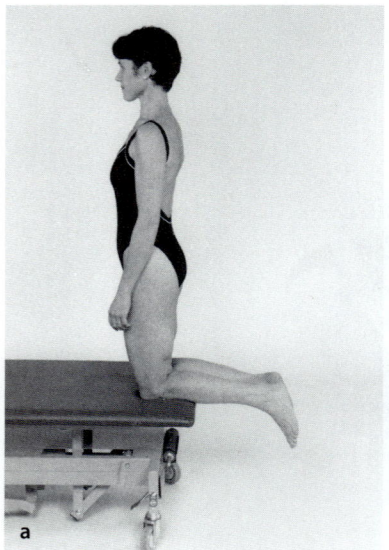 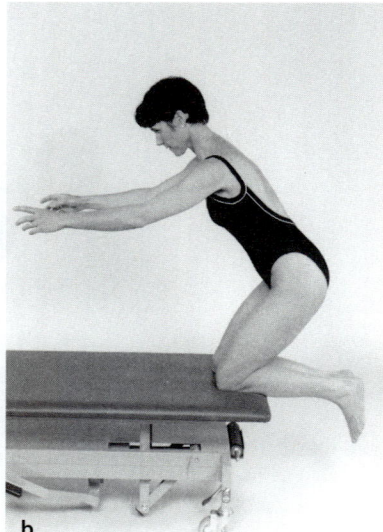 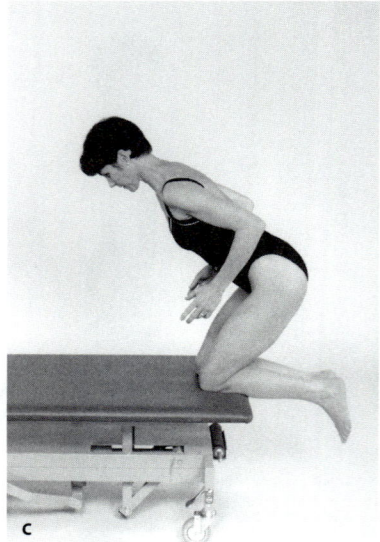

a   b   c

◘ **Abb. 21.1a–c.** »Albatros«. **a** Ausgangsstellung auf der Bankkante, **b** reaktive Neigung der Körperlängsachse nach vorn, **c** vermehrte Vornei-gung der Körperlängsachse mit den Armen neben dem Türmchen

Hinweise für den Therapeuten

> **Tipp**
>
> Der Therapeut sollte auf Folgendes achten:
> - Die Körperabschnitte Becken, Brustkorb und Kopf müssen in der Ausgangsstellung korrekt in die senkrecht stehende Körperlängsachse eingeordnet sein.
> - Der Patient versucht oft, seinen Brustkorb nach hinten zu bringen, um die labile Stellung etwas sicherer zu machen.
> - In der Ausgangsstellung dürfen die Hüftgelenke nicht flektiert sein. Sie sollen mindestens in Nullstellung sein, damit die Extensoren in der Ausgangsstellung nicht schon aktiviert sind und Haltearbeit leisten.
> - Der Patient muss Zeit haben, sich an die labile Stellung zu gewöhnen, um sich sicher zu fühlen.
> - Die Bewegung wird zuerst rasch, aber nur in kleinem Ausmaß ausgeführt.

Folgende **Variante** ist möglich:
- Ist der Patient in dieser unsicheren Stellung ängstlich und »wackelig«, soll er die Bewegung mit Hilfe des Therapeuten erst langsam ausführen: Der Therapeut vergrößert und stabilisiert die Unterstützungsfläche mit dem Druck seiner Hände auf das distale Ende der Unterschenkel. Kommen die Trochanterpunkte nach hinten, wird der Druck von oben gegeben; kommen sie nach vorn, drücken die Hände von unten an die Unterschenkel.
- Wenn die Bewegung eingespielt ist, fordert man den Patienten auf, mit den Armen dazu unabhängige Bewegungen auszuführen.
- Sind noch höhere Leistungen der Hüftgelenksmuskulatur gefragt, wird der »Albatros« aus der Einkniestellung ausgeführt. Das entlastete Bein hängt dann frei in der Luft. Die hohe Anforderung an die Balance aktiviert im Standhüftgelenk neben den Flexoren/Extensoren auch die Rotatoren/Abduktoren und Adduktoren.

Anpassungen an statische Abweichungen, Kondition und Konstitution
- Das Verhältnis zwischen der **Länge der Oberschenkel** und der **Länge des Türmchens** und das jeweilige Gewicht daran bestimmen, wie weit sich das Türmchen nach vorn gegen die Horizontale einstellen kann:
  - Lange Oberschenkel und ein kurzes Türmchen ermöglichen die reaktive horizontale Einstellung der Körperlängsachse.
  - Bei kurzen Oberschenkeln und langem Türmchen gelingt nur wenig Vorneigung.
  - Dasselbe gilt bei viel Gewicht am Brustkorb und Schultergürtel und wenig Gewicht am Becken und den Oberschenkeln.
- Diese Übung eignet sich gut, um die mögliche und ideale Vorneigung des Türmchens zum Einüben des Bückens auszutesten.
- Bei Chondropathien und generell bei Schmerzen in den Knien soll die Übung nicht durchgeführt werden.

21.3 Analyse

Ausgangsstellung
Der Patient steht aufrecht im Kniestand auf einer Behandlungsbank.

Kontakt des Körpers mit der Umwelt
Die **Knie** und ein wenig vom proximalen Teil der **Unterschenkel** haben Kontakt mit der Behandlungsbank.

Gelenkstellungen

Körperabschnitt Beine
Die **oberen Sprunggelenke** und die **Kniegelenke** stehen in $\pm 90°$ Flexion, die **Hüftgelenke** in Nullstellung.

Körperabschnitte Becken, Brustkorb, Kopf und Arme
Sie sind in die senkrecht stehende Körperlängsachse eingeordnet.

Muskuläre Aktivitäten
Die Intensität der muskulären Beanspruchung an Geschicklichkeit ist bei der Labilität der Ausgangsstellung sehr hoch.

Bewegungsablauf bis in die Endstellung
Der Bewegungsablauf besteht in einem Hin- und Herbewegen der Flexions-/Extensionsachse der Hüftgelenke. Durch die vor allem horizontal verschiebenden Gewichte gibt es eine deutliche Reaktion in Form von Gegengewichten.

Primärbewegung

Die kritischen Punkte **rechter/linker Trochanterpunkt** bewegen sich alternierend nach hinten/wenig unten und nach vorn/wenig oben flexorisch und extensorisch in den Hüftgelenken durch Drehpunktverschiebung.

Reaktion

In Form von Gegengewichten

- Das in sich stabilisierte **Türmchen** neigt sich alternierend reaktiv nach vorn/unten und nach hinten/oben flexorisch und extensorisch in den Hüftgelenken.
- Die Trennebene geht durch die beiden Kniegelenke.
- Gewichte auf der Seite der Richtung der Primärbewegung sind beschleunigende Gewichte. Die bremsenden Gewichte befinden sich auf der entgegengesetzten Seite.

Bedingungen

Gleich bleibende Abstände zwischen körpereigenen Punkten

- Der Abstand **Symphyse/Kinnspitze** bleibt immer gleich. Das verlangt von der Rücken- und Bauchmuskulatur extensorische/flexorische/lateralflexorische/rotatorische dynamische Stabilisierungsarbeit.

Räumliche Fixpunkte

- Die Kontaktstelle der **Knie** mit der Behandlungsbank bleibt erhalten. Damit wird das Bewegungsausmaß begrenzt.

Bewegungstempo

- Die Bewegungen sollen schnell ausgeführt werden. Im Idealfall benötigt die Hinbewegung 1 Sekunde und das Halten in der Endstellung 2 Sekunden.

Alle Stunde wieder

Lernziel

Der Patient soll lernen,
— mit kräftigen Rücken- und Bauchmuskel-
  kontraktionen die Dauerbelastung der Rü-
  cken- und Schultergürtelmuskulatur bei
  ständiger sitzender Haltung zu unterbrechen und diese einfache Übung am Ar-
  beitsplatz oft zu wiederholen.

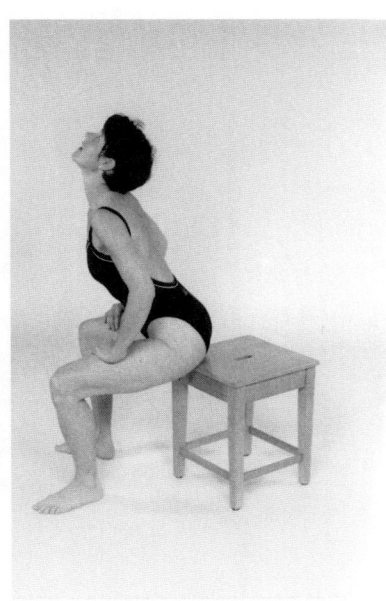
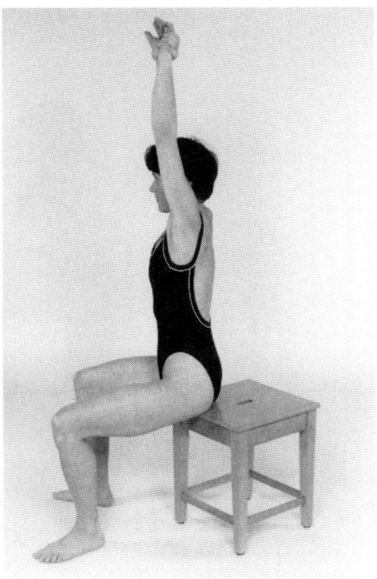

22.1 Konzept

Als Ausgangsstellung wird der Sitz auf einem Stuhl gewählt. Die Sitzfläche sollte etwas höher als die Unterschenkellänge sein.

In dieser Stellung stehen die Bewegungsachsen für die Flexion und Extension der Wirbelsäule horizontal.

Die Extensoren der Wirbelsäule sollen eine maximale konzentrische Hubarbeit leisten. Dazu werden die in die Körperlängsachse eingeordneten Körperabschnitte Becken, Brustkorb und Kopf flexorisch in den Hüftgelenken nach vorn/unten geneigt. Die Beine kommen dabei in Stützfunktion. Die Hände stützen sich auf den Oberschenkeln nahe am Becken ab.

Der Patient wird aufgefordert, die Flexion vom Becken in den Hüftgelenken noch mehr zu verstärken. Zur gleichen Zeit soll eine extensorische Kopfbewegung die Extension der Wirbelsäule von kranial auslösen. Die Wirbelsäule wird so unter Hubarbeit maximal extendiert.

Sollen die Flexoren der Wirbelsäule und die Bauchmuskeln maximale konzentrische Hubarbeit leisten, muss das Becken in den Hüftgelenken in die Extension gehen, damit der Körperschwerpunkt hinter die Flexions-/Extensionsachse des Hüftgelenks kommt.

Symphyse und Fossa jugularis nähern sich nun maximal an. Bewegungen der Arme nach vorn gegen den Bauchnabel verstärken die Verkürzung der Bauchmuskeln.

Nach einigen Extremstellungen in der Extension und Flexion wird die Körperlängsachse mit Becken, Brustkorb und Kopf vertikal gestellt und mit dem Zug der Arme nach oben eine Traktion auf die Wirbelsäule ausgeübt (◻ Abb. 22.1).

22.2 Lernweg

Übungsanleitung für den Patienten

»Setzen Sie sich auf die vordere Kante eines Stuhls. Die Beine stehen bequem auseinander. Das Becken, der Bauch und der Kopf stehen übereinander. Die Hände liegen nahe am Becken auf den Oberschenkeln. Die Finger zeigen gegen die Mitte.

Neigen Sie das Türmchen ein wenig nach vorn. Das gibt mehr Druck unter den Händen.

Jetzt soll der Rücken ganz durchgestreckt und kurz werden. Dazu ziehen Sie die Beckenknochen nach vorn gegen die Oberschenkel. Mit dem Kinn gehen Sie nach oben/hinten, bis die Augen zur Decke schauen. Am Schluss wird das Steißbein von der Sitzfläche hinten abgehoben und nach oben gegen den Hinterkopf gezogen. Las-

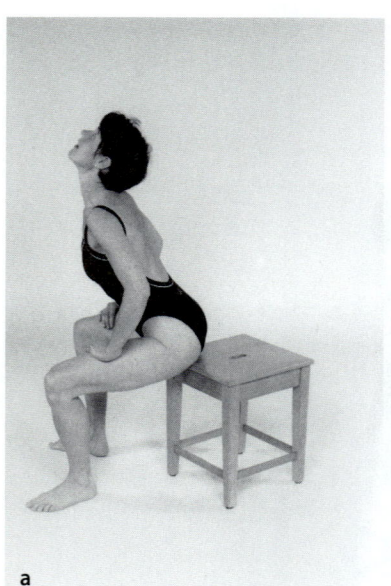 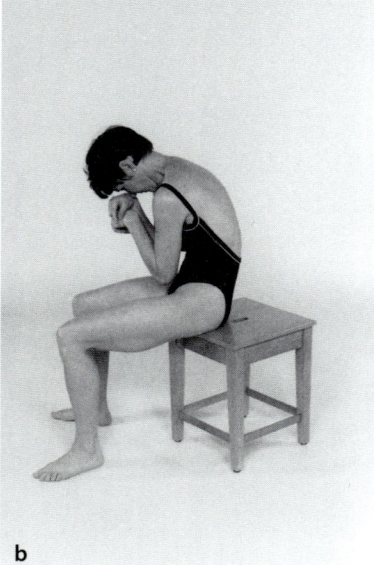 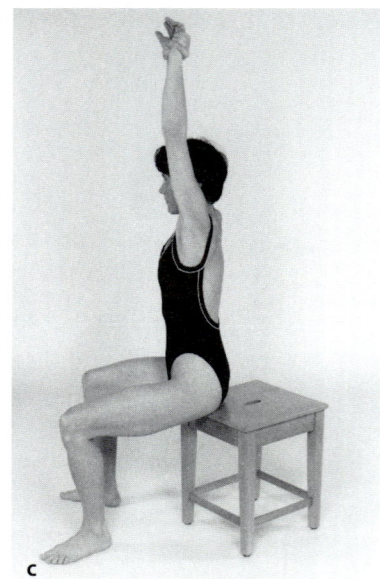

a   b   c

◻ **Abb. 22.1a–c.** »Alle Stunde wieder«. **a** Maximale Verkürzung der Extensoren der Wirbelsäule, **b** maximale Verkürzung der ventralen Muskulatur, **c** Dehnstellung

sen Sie den Bauch ganz lang werden. Sie spüren jetzt eine große Anspannung im Rücken.

Dann geht es in die andere Richtung.

Die Beckenknochen gehen weg von den Oberschenkeln nach hinten/unten. Das Kinn kommt auf den Brustkorb. Die Hände lösen sich von den Oberschenkeln und machen Fäuste, die nach vorn/unten zeigen. Dabei streben die gebeugten Ellbogen zueinander und gemeinsam gegen den Bauchnabel. Die Arme sind jetzt in einer Embryostellung. Ziehen Sie den Bauch ganz ein. Am Schluss wird auch noch der Beckenboden eingezogen. Das untere Beckenende hebt sich nach vorn/oben ab. Der Rücken ist jetzt lang und rund.

Machen Sie das ein paar Mal hintereinander.

Aus der runden Stellung gehen Sie nun nicht mehr ganz nach vorn, sondern nur so weit, bis das Becken, der Brustkorb und der Kopf gerade übereinander stehen.

Fassen Sie mit der rechten Hand das linke Handgelenk von oben und bringen Sie so die Hände weit nach oben gegen die Decke. Die Arme werden gestreckt und der Rücken ganz lang gezogen. Damit es im Kreuz nicht zu sehr zieht, gehen Sie mit dem Steißbein nach unten zur Sitzfläche, und lassen Sie den Bauch los.«

Hinweise für den Therapeuten

> **Tipp**
> Der Therapeut sollte auf Folgendes achten:
> - Die Übung sollte mit der Vorwärtsbewegung begonnen werden. Dann nach einigem Wechsel von Extension/Flexion, vorwärts/rückwärts, kommt man am besten aus der flexorischen Rückwärtsstellung in die Traktionsphase.
> - Die zusätzlichen Bewegungen des Beckens am Ende der Vor- und Rückwärtsbewegung verstärken mit dem Abheben des kaudalen Teils des Beckens die Muskelaktivität und schöpfen die extensorische und flexorische Bewegung endgradig aus.
> - Patienten mit Flachrücken und Sitzkyphosen machen häufig eine Translation mit dem Brustkorb im lumbothorakalen Übergang nach vorn. Das löst Schmerzen aus und täuscht eine Extension nur vor. Bei diesen Patienten muss noch mehr darauf geachtet werden, dass das Becken die Bewegung einleitet.
> ▼

- Die Bewegungen der Arme sollen koordiniert einsetzen.
  - Während der Vorwärtsbewegung entlasten die Arme den lumbalen Bereich mit ihrem Druck auf die Oberschenkel. Ohne Gewichtsabnahme entstehen oft Schmerzen durch die starke Lordosierung in der Lendenwirbelsäule.
  - Während der Rückwärtsbewegung verstärken die Arme mit ihrem Bewegungsmuster das Rundwerden des Rückens.
- Bei der Traktion der Wirbelsäule wird die Spannung im Bauch- und Lumbalbereich vermindert. Dadurch können das Becken und die Lendenwirbelsäule in ihre Nullstellung zurückkommen.

22.3 Analyse

Ausgangsstellung
Kontaktstellen des Körpers mit der Umwelt
Im Sitz auf der vorderen Stuhlkante hat der Bereich der **Tuber ischii** Kontakt mit dem Stuhl.

Die **Fußsohlen** stehen im Abstand der doppelten Beckenbreite auf dem Boden.

Die Unterstützungsfläche wird durch die Verbindung der beiden Kontaktflächen Becken/Stuhl und Füße/Boden – projiziert auf den Boden – gebildet.

Gelenkstellungen

Körperabschnitt Beine
Die **Oberschenkel** sind in den Hüftgelenken in bequemer Transversalabduktion/±90° Flexion. Die **Kniegelenke** stehen in ±90° Flexion, die **oberen Sprunggelenke** in Nullstellung. Die funktionellen **Fußlängsachsen** stehen parallel zu den Oberschenkellängsachsen.

Körperabschnitte Becken, Brustkorb und Kopf
Sie sind in die vertikal stehende Körperlängsachse eingeordnet.

Körperabschnitt Arme
Die **Oberarme** sind in den Humeroskapulargelenken in etwas Extension/Abduktion/Innenrotation, die **Ellbogengelenke** in Flexion, die **Unterarme** in Pronation, die **Handgelenke** in Dorsalextension, die **Finger** in Nullstellung. Die

Hände liegen auf den Oberschenkeln und zeigen mit ihren Längsachsen nach medial.

Muskuläre Aktivitäten

Die muskulären Aktivitäten sind gering.

Bewegungsablauf bis in die Endstellung

> **Übersicht**
>
> Die Übung besteht aus **3 Phasen**:
> - 1. Phase: Vorwärtsbewegung
> - 2. Phase: Rückwärtsbewegung
> - 3. Phase: Traktionsbewegung

Bewegungsablauf: 1. Phase – Vorwärtsbewegung
Primärbewegung

Es finden 2 kurz hintereinander einsetzende Primärbewegungen statt:

Körperabschnitt Becken

Die kritischen Punkte, **rechte/linke Spina iliaca anterior**, bewegen sich nach vorn/unten flexorisch in den Hüftgelenken als proximaler Hebelarm und als kaudaler Hebelarm extensorisch in der Lendenwirbelsäule.

Körperabschnitt Kopf

Der kritische Punkt, **Nasenspitze**, geht in die entgegengesetzte Richtung nach oben (kranial/dorsal), extensorisch in den oberen Kopfgelenken, der Halswirbelsäule und weiterlaufend extensorisch in die Brustwirbelsäule, bis die Extension der Wirbelsäule ausgeschöpft ist.

Reaktion

In Form von Veränderung der Unterstützungsfläche

Der Körperschwerpunkt hat sich innerhalb der Unterstützungsfläche nach vorn verschoben.

Beine und **Arme** sind in Stützfunktion geraten.

In Form von Gegengewichten

Bei dieser Bewegungsphase gibt es keine Gegengewichte, weil die 2 Primärbewegungen in entgegengesetzte Richtungen gehen.

Bewegungsablauf:
2. Phase – Rückwärtsbewegung
Primärbewegung

Körperabschnitt Becken

Die kritischen Punkte, **rechte/linke Spina iliaca anterior**, bewegen sich nach hinten/zuerst nach oben, dann nach unten extensorisch als proximaler Hebelarm in den Hüftgelenken und als kaudaler Hebelarm flexorisch in der Lendenwirbelsäule.

Körperabschnitt Kopf

Mit einer kleinen Verzögerung bewegt sich der kritische Punkt, **Kinnspitze**, nach unten (kaudal/erst ventral, dann dorsal) flexorisch in den oberen Kopfgelenken und der Halswirbelsäule und weiterlaufend flexorisch in die Brustwirbelsäule, bis die **Wirbelsäule** endgradig flektiert ist.

Körperabschnitt Arme

Die kritischen Punkte, **rechtes/linkes Olekranon**, bewegen sich nach hinten (medial/dorsal) flexorisch durch Drehpunktverschiebung in den Ellbogengelenken, extensorisch/adduktorisch/innenrotatorisch in den Humeroskapulargelenken vom distalen Gelenkpartner aus. Weiterlaufend bewegen sich **rechtes/linkes Akromion** nach ventral/medial durch Ventralrotation in den Sternoklavikulargelenken. Die **Hände** schließen sich zur Patternfaust. Die **Handgelenke** kommen in Palmarflexion/Ulnarabduktion und die **Unterarme** in Pronation.

Reaktion

In Form von Veränderung der Unterstützungsfläche

Die Unterstützungsfläche hat sich etwas nach hinten vergrößert durch den Kontakt der dorsalen Seite des Beckens mit der Stuhlfläche.

In Form von Gegengewichten

Die **Füße** haben nur noch mit den Vorfüßen leichten Bodenkontakt. Die **Beine** hängen flexorisch am Becken und bilden mit ihrem Gewicht ein Gegengewicht zu den Gewichten hinter der Trennebene.

Bewegungsablauf:
3. Phase – Traktionsbewegung
Primärbewegung

Der kritische Punkt, **rechte Hand**, fasst das linke Handgelenk von dorsal und zieht es nach oben, pronatorisch im Unterarm und extensorisch in den Ellbogengelen-ken. Weiterlaufend bewegen sich die **Oberarme** flexorisch/ adduktorisch/innenrotatorisch in den Humeroskapu-largelenken. Das **rechte/linke Akromion** geht in den Ster-noklavikulargelenken nach oben (kranial/medial/dor-sal). Die **Brustwirbelsäule** wird weiterlaufend von kranial extendiert, und die **Rippen** werden inspiratorisch hochge-zogen. Das **Becken** bewegt sich flexorisch in den Hüftge-lenken und extensorisch in der Lendenwirbelsäule.

Um die zu hohe Muskelaktivität in der Lendenwirbel-säule zu verringern, bewegt sich das **Steißbein** nach unten (kaudal/ventral) extensorisch in den Hüftgelenken und flexorisch im lumbothorakalen Übergang.

Reaktion

In Form von Veränderung der Unterstützungsfläche
Die Unterstützungsfläche verkleinert sich zuerst ein wenig nach vorn und vergrößert sich bei der Bewegung des Steißbeins wieder etwas nach hinten.

Bedingungen für die 1.–3. Phase

Räumliche Fixpunkte
Der Kontakt der Füße mit dem Boden bleibt in allen 3 Phasen erhalten.
- In der **Phase der Vorwärtsbewegung** haben die Fuß-sohlen Kontakt mit dem Boden. Die Füße dürfen weder nach vorn noch nach hinten gezogen werden. Beides würde die maximale Bewegung des Beckens erschweren.
- In der **Phase der Rückwärtsbewegung** haben die Vor-füße Kontakt mit dem Boden. Bleibt dieser Kon-takt erhalten, wird die Primärbewegung nach hinten begrenzt.

Bewegungstempo
- Während der **Vor- und der Rückwärtsbewegung** sollte die Bewegung langsam und kontinuierlich ablaufen, bis sie am Ende jeder Phase zu einer maximalen Mus-kelkontraktion führt.
- Die **Traktionsphase** dauert mindestens 3-mal so lang wie eine der anderen Phasen. Die Reduktion der Intensität der Muskelaktivität im lumbalen Bereich zwischen Brustkorb und Becken verlangt viel Koordi-nation und Zeit.

Im Gleichgewicht

Lernziel

Der Patient soll lernen,
- die Neutralstellung der Wirbelsäule extensorisch dynamisch zu stabilisieren bei dauernder Veränderung der Körperlängsachse im Raum und eventuell mit zusätzlichem Gewicht,
- die Bauchmuskeln während dieser dorsalen dynamischen Stabilisierung in ihrem Ruhetonus zu belassen, damit eine kostale Atmung einsetzt und eine Bewegung in den Rippen-/Wirbelgelenken stattfindet.

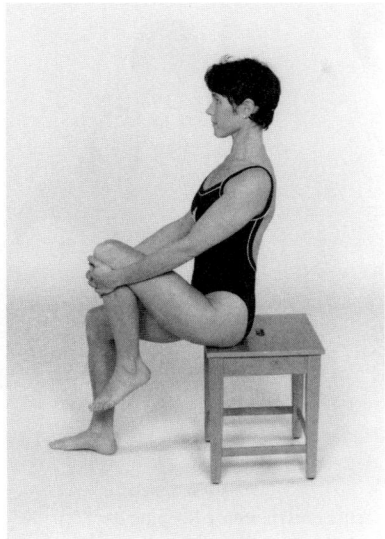 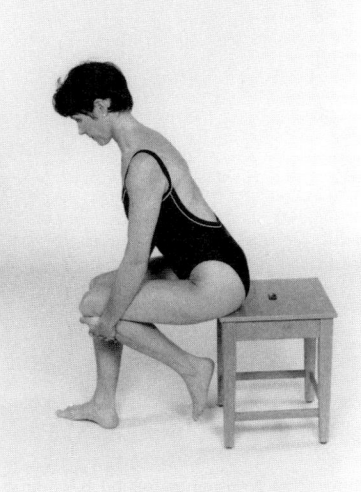

23

23.1   Konzept

Als Ausgangsstellung wird der Sitz auf der Vorderkante eines Hockers gewählt, dessen Sitzhöhe etwas höher als die Unterschenkellänge ist. In dieser Stellung können Becken, Brustkorb und Kopf gut in die Körperlängsachse eingeordnet werden.

Um die dynamische Stabilisierung der Brustwirbelsäule zusätzlich mit einem Gewicht zu belasten, werden die Hände gefaltet, ein Bein vom Boden abgehoben und das Knie in die gefalteten Hände gelegt. Dann hängt das Gewicht dieses Beins über die Arme und den Schultergürtel an der Brustwirbelsäule.

Die Gewichte von Becken, Brustkorb, Kopf, Armen und Bein bilden nun eine funktionelle Einheit, die extensorisch und flexorisch im anderen Hüftgelenk nach hinten und nach vorn geneigt werden kann.

Um das **Gleichgewicht** zu halten, wird das freie Bein automatisch als Gegengewicht eingesetzt.

Da das Bein in der Armschlinge hängt, werden die Bauchmuskeln auch beim Rückwärtsneigen nicht aktiviert (**◪ Abb. 23.1**).

23.2   Lernweg

Übungsanleitung für den Patienten

»Setzen Sie sich gerade auf einen Hocker. Falten Sie die Hände, und legen Sie das rechte Bein in die Hände. Das Becken ist dabei nach hinten gesunken. Nehmen Sie es wieder nach vorn, sodass der Rücken ganz gerade ist. So soll er während der ganzen Übung bleiben.

Sie spüren das Gewicht des Beins in den Händen. Es zieht Ihre Schultern nach vorn. Aber der Rücken darf nicht krumm werden. Lehnen Sie sich zurück, bis die Arme gestreckt sind. Es ist nicht gefährlich. Das andere Bein am Boden hält Sie im Gleichgewicht.

Jetzt können Sie noch weiter nach hinten gehen, immer mit geradem Rücken, bis der Fuß am Boden fast kein Gewicht mehr hat. Sie schauen geradeaus. Suchen Sie die Stelle, wo Sie sich am sichersten fühlen. Da pendeln Sie leicht hin und her.

Der Bauch hat keine Aufgabe. Lassen Sie ihn nach vorn fallen, dann können Sie bequem atmen.

Nun können Sie auch einmal wieder nach vorn kommen, bis Sie wieder gerade sitzen.

Es geht noch weiter. Das Gewicht des Beins in den Händen zieht Sie nach vorn/unten. Achten Sie auf Ihren Rücken. Der Kopf schaut zum Boden. Sie spüren, dass Sie jetzt auf dem anderen Bein viel Druck haben. Solange das

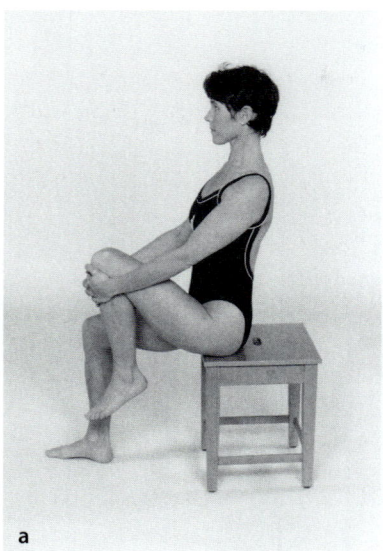
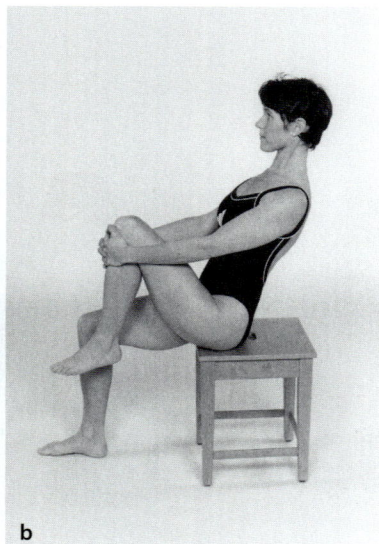
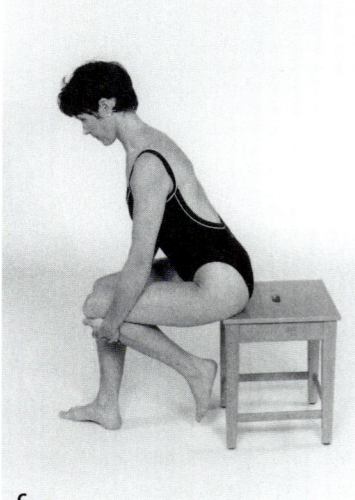

a   b   c

◪ Abb. 23.1a–c. »Im Gleichgewicht«. **a** Ausgangsstellung, **b** Neigung der Körperlängsachse nach hinten, **c** Neigung der Körperlängsachse nach vorn

Gewicht des Beins schwer in den Händen liegt, sind Sie gut im Gleichgewicht.

Sie können wählen, ob Sie nach hinten und nach vorn/unten pendeln wollen oder nur nach hinten und wieder zurück zur Mitte.«

Hinweise für den Therapeuten

> **Tipp**
> Der Therapeut sollte auf Folgendes achten:
> - An den Ellbogen darf keine flexorische und am Schultergürtel keine retrahierende Aktivität entstehen. Nur so kann das Beingewicht direkt an die Brustwirbelsäule gehängt werden.
> - Beim Vorpendeln darf das Bein nicht flexorisch an das Becken gehängt werden. Das würde die Bauchmuskeln aktivieren.
> - Damit das Zurückneigen am Anfang sofort gelingt, ist es wichtig, dass der Kopf die Bewegung mit einer Dorsaltranslation einleitet.
> - Wenn das Knie in den Händen liegt, müssen die Arme unbedingt gestreckt werden; nur dann merkt der Patient, dass er am Bein hängt, und fühlt sich sicher.
> - Nicht nur das Bein hängt am Brustkorb. Der Brustkorb hängt auch am Bein. Darum bedarf es beim Rückwärtsneigen keiner Haltearbeit der Bauchmuskeln.
> - Bei langem Oberkörper und viel Gewicht an Schultergürtel und Brustkorb wird nur wenig Rückpendeln möglich sein, dagegen mehr bei schweren Beinen.

Folgende **Variante** ist möglich:
- Will man ein **Geschicklichkeitstraining für die Bauchmuskeln** durchführen, kann man in der Gleichgewichtslage hinten die Hände kurz vom Knie lösen. Dann müssen die Bauchmuskeln das Türmchen und das Bein sofort fallverhindernd halten.
- Auch in dieser Situation müssen die Extensoren der Wirbelsäule die Nullstellung dynamisch stabilisieren.

Anpassung an statische Abweichungen, Kondition und Konstitution
- Bei relativ langen Armen und schwerem Brustkorb kann man die Arme verkürzen, indem eine Hand das andere Handgelenk umfasst.

- Bei kurzen Armen und langen Oberschenkeln können die Arme mit einem Handtuch verlängert werden.

23.3 Analyse

Ausgangsstellung
Kontaktstellen des Körpers mit der Umwelt
- Die **rechte Fußsohle** steht auf dem Boden.
- Der Bereich des **rechten/linken Tuber ischii** hat Kontakt mit der Sitzfläche.

Gelenkstellungen

Körperabschnitt Beine
- Das **rechte Bein** ist im Kniegelenk und im Hüftgelenk etwas weniger als 90° flektiert.
- Das **linke Bein** steht im oberen Sprunggelenk in Plantarflexion, im Kniegelenk in ca. 120° Flexion durch Drehpunktverschiebung und im Hüftgelenk in mehr als 90° Flexion vom distalen Gelenkpartner aus.

Körperabschnitte Becken, Brustkorb und Kopf
- **Becken** und **Brustkorb** sind in die etwas nach hinten geneigte Körperlängsachse eingeordnet.
- Die **Halswirbelsäule** und die **oberen Kopfgelenke** sind in Flexion.

Körperabschnitt Arme
Die **Finger- und Handgelenke** sind flektiert, die **Unterarme** von proximal proniert, die **Ellbogengelenke** extendiert. Die **Humeroskapulargelenke** stehen in ca. 30° Flexion/Außenrotation/Adduktion. Der **Schultergürtel** ist protrahiert.

Muskuläre Aktivitäten
Das **rechte Bein** ist am Boden parkiert.

Die **Körperabschnitte Becken, Brustkorb und Kopf** hängen über die Arme am rechten Knie.

Die **Flexoren der Finger- und Handgelenke** und die **Extensoren des linken Hüftgelenks** sind in erhöhter Muskelaktivität.

Sonst ist die Intensität der ökonomischen Aktivität gering.

Bewegungsablauf bis in die Endstellung

Aus der Gleichgewichtsstellung pendeln die zu einer **funktionellen Einheit** gewordenen Körperabschnitte Becken, Brustkorb, Kopf, Arme und das linke Bein im **rechten Hüftgelenk** nach hinten/unten und nach vorn/unten.

Bewegungsablauf: Rückpendeln

Primärbewegung

Der kritische Punkt, **Hinterkopf**, bewegt sich nach hinten/unten exzentrisch im rechten Hüftgelenk und flexorisch in den oberen Kopfgelenken.

Reaktion

In Form von Veränderung der Unterstützungsfläche

Die Unterstützungsfläche hat sich durch die Bewegung des Beckens auf der Hockerfläche etwas nach hinten vergrößert.

In Form von Gegengewichten

Das **rechte Bein** hat sich als Gegengewicht flexorisch an das Becken gehängt.

Bewegungsablauf: Vorpendeln

Primärbewegung

Der kritische Punkt, **gefaltete Hände** über dem linken Knie, bewegt sich nach vorn/unten. Dabei bewegt sich das rechte Hüftgelenk flexorisch vom proximalen Gelenkpartner aus, zuerst auxoton-konzentrisch mit den Flexoren, dann auxoton-exzentrisch mit den Extensoren.

Reaktion

In Form von Veränderung der Unterstützungsfläche

Die Unterstützungsfläche verkleinert sich ein wenig nach vorn auf der Sitzfläche.

Das **rechte Bein** kommt in Stützfunktion. Der Schwerpunkt verlagert sich nach vorn.

Bedingungen für Rückpendeln und Vorpendeln

Gleich bleibende Abstände zwischen körpereigenen Punkten

- Der **Abstand Bauchnabel/Processus xiphoideus** bleibt in beiden Pendelbewegungen gleich. Das verlangt

eine dynamische Stabilisierung der Wirbelsäule in ihrer Nullstellung.

Gleich bleibende Abstände zwischen körpereigenen Punkten, Ebenen und Achsen mit der Umwelt

- Das **linke Bein** bewegt sich in der Symmetrieebene. Das verlangt eine dynamische Stabilisierung der Rotatoren und Lateralflexoren der Wirbelsäule.
- Beim Rückpendeln hängen die **Körperabschnitte Becken, Brustkorb, Kopf und Arme** am linken Knie. Beim Vorpendeln hängt **das linke Knie** in den gefalteten Händen. Beide Male ist es ein unwuchtiges Gewicht, das diese Stabilisierung nötig macht.

Räumliche Fixpunkte

- Der Kontakt der **rechten Fußsohle** bleibt am Boden erhalten. Das begrenzt die Bewegung nach hinten.

Bewegungstempo

Bei ca. 15 Pendelbewegungen vor/zurück pro Minute ist die Intensität der ökonomischen Aktivität niedrig und eine ruhige Atmung möglich.

Stehauf-Männchen

> **Lernziel**
>
> Der Patient soll lernen,
> - durch Abdruckaktivität der Arme die relativ steife Brust- und Lendenwirbelsäule passiv aufzurichten,
> - die erreichte Extension der Wirbelsäule aktiv zu halten.

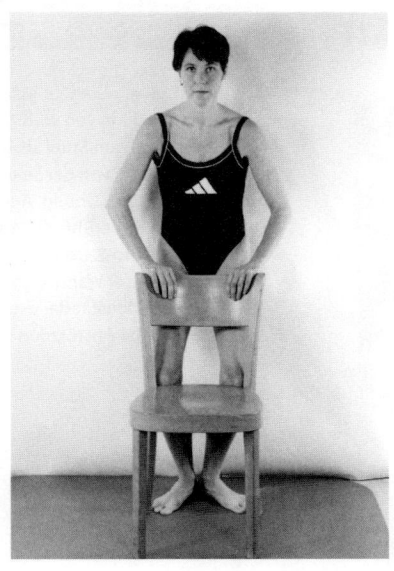
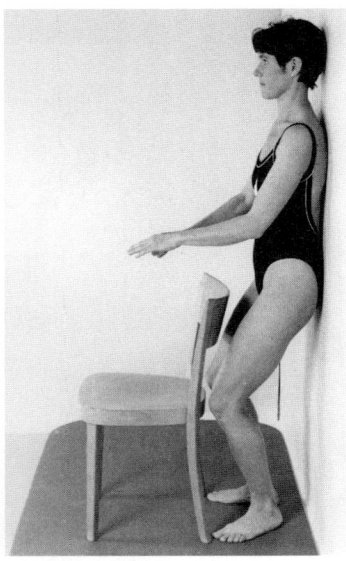

24

24.1 Konzept

Der Patient steht mit etwas gebeugten Knien mit dem Rücken an einer Wand. Er kann die Hände auf die Lehne eines Stuhls vor ihm legen. Mit dem Abdruck der Hände drückt er seine Wirbelsäule und den Hinterkopf nach hinten an die Wand. Die Brustwirbelsäule wird von kranial aufgerichtet. Wenn das Becken den Kontakt mit der Wand nicht verliert, läuft die extensorische Bewegung bis in die Lendenwirbelsäule weiter.

Bei totalem Rundrücken kann man die extensorische Bewegung auch von kaudal einleiten. In der Ausgangsstel-

lung lehnt nun der kraniale Teil der dorsalen Brustkorbseite an der Wand, und das Becken ist vorn. Die Knie sind und bleiben während des Bewegungsablaufs flektiert. Mit dem Druck der Hände drückt man das Becken nach hinten an die Wand. Dabei gibt es eine Drehpunktverschiebung in den Hüftgelenken und eine Flexion des Beckens. Die Lendenwirbelsäule und die untere Brustwirbelsäule werden extensorisch verformt.

Die von kranial oder von kaudal erreichte Aufrichtung der Wirbelsäule soll in einem 2. Schritt aktiv gehalten werden. Dazu bleibt der Patient mit dem Becken und dem Rücken an der Wand und versucht den Druck unter sei-

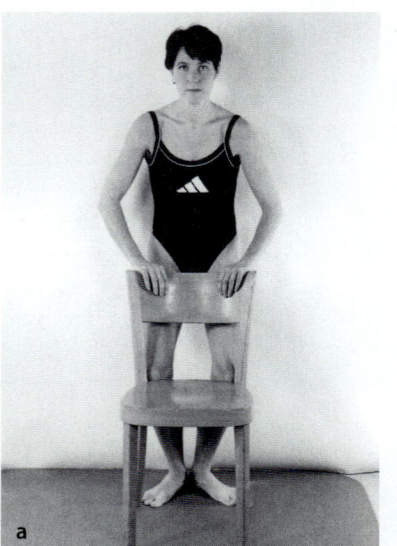
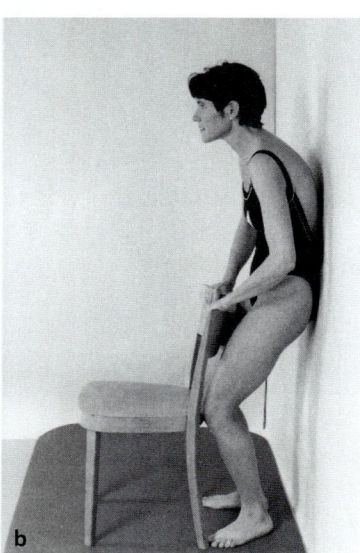
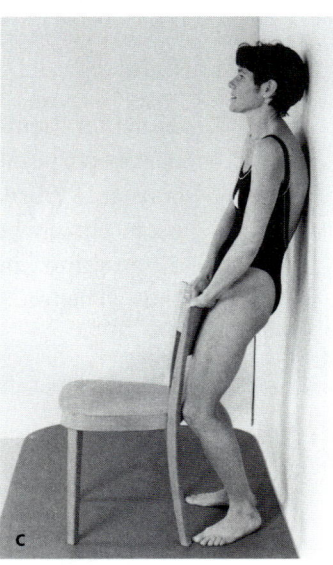
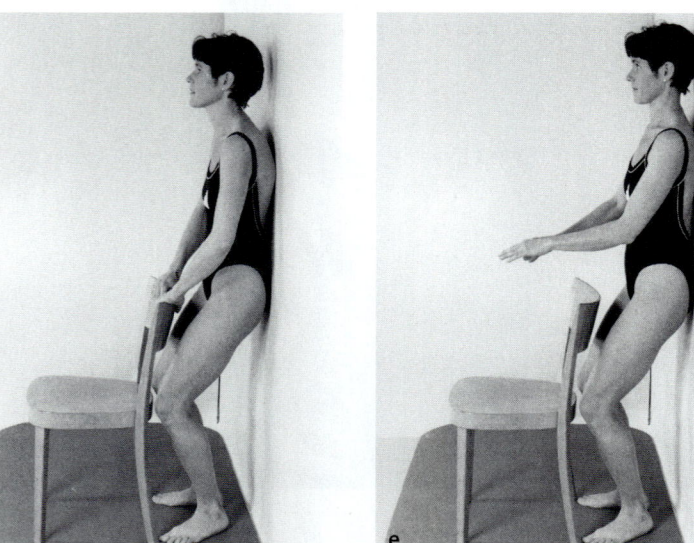

☐ **Abb. 24.1a–e.** »Stehauf-Männchen«.
a Ausgangsstellung von vorn: Hände und Knie stützen sich am Stuhl ab. **b** 1. Übung: Ausgangsstellung von der Seite: Becken berührt die Wand. **c** 2. Übung: Ausgangsstellung – Brustkorb berührt die Wand. **d** Endstellung für 1. und 2. Übung: Brustkorb und Becken sind an der Wand. **e** Dynamische Stabilisierungsaktivität der extendierten Wirbelsäule ohne Abstützung der Hände

nen Händen so weit zu vermindern, bis er sie evtl. abheben kann. Das erfordert eine hohe Intensität der extensorischen dynamischen Stabilisierung der ganzen Wirbelsäule (◻ Abb 24.1a–e).

24.2 Lernweg

Übungsanleitung für den Patienten

»Stellen Sie sich mit dem Rücken an eine Wand. Die Füße stehen vorn. Lassen Sie die Knie etwas einsinken und gegen den Stuhl anlehnen. Das Gesäß lehnt sich hinten an. Die Handflächen stützen sich auf die Stuhllehne vor Ihnen. Der Brustkorb und der Kopf sind nun nach vorn gebeugt.

Jetzt drücken Sie sich mit den Händen ab und versuchen über die gestreckten Arme den Brustkorb und den Hinterkopf nach hinten an die Wand zu drücken. Am Anfang braucht es sehr viel Kraft, den Rücken so gerade zu biegen. Je öfter Sie es versuchen, desto leichter wird es gehen.

Sie können sich auch mal zuerst mit dem Hinterkopf und dem oberen Brustkorb an die Wand lehnen. Das bringt das Becken nach vorn. Die Hände drücken jetzt das Becken nach hinten an die Wand. Der Rücken berührt wieder die Wand und ist ganz gerade.

Wenn der ganze Rücken Kontakt mit der Wand hat, versuchen Sie den Druck unter den Händen zu vermindern, bis Sie sie vielleicht ganz wegnehmen können. Sie brauchen jetzt enorm viel Kraft im Rücken, damit er gerade und lang bleibt und nicht nach vorn sinkt.

Atmen Sie während des Aufrichtens und des Geradehaltens immer ruhig weiter.«

Hinweise für den Therapeuten

> **Tipp**
> Der Therapeut sollte auf Folgendes achten:
> – Die Höhe der Stuhllehne muss an die Konstitution des Patienten angepasst werden. In der Ausgangsstellung sollten die Arme in den Ellbogengelenken flektiert sein.
> – Während aller Übungsschritte bleiben die Knie flektiert über den Füßen stehen und verlieren ihren Kontakt mit dem Stuhl nicht.
> ▼

> – Der Patient muss nach dem Erreichen der Aufrichtung die Aktivität der Bauchmuskeln reduzieren, damit die kostale Atmung einsetzt.
> – Am Anfang treten oft Schmerzen im Lumbalbereich auf. Trotzdem sollte, wenn auch mit reduziertem Bewegungsausmaß, weitergeübt werden. In den meisten Fällen verschwinden die Schmerzen mit der zunehmenden Beweglichkeit.

Folgende **Variante** ist möglich:

Die Übung kann auch gut **im Sitzen** ausgeführt werden. Der Patient sitzt so auf einem Stuhl, dass sein Rücken die Lehne berührt. Die Handflächen liegen auf den Oberschenkeln, nicht zu weit vorn, damit die Ellbogen noch flektiert sind.

Mit dem Abdruck der Hände auf den Oberschenkeln und dem Strecken der Arme drückt er den kranialen Teil des Brustkorbs und den Kopf an die Wand hinter dem Stuhl. In dieser Stellung soll er versuchen, den Bauch nach vorn sinken zu lassen, damit die kostale Atmung einsetzen kann.

Diese Übung können auch ältere Patienten ohne großen Aufwand mehrmals am Tag machen.

24.3 Analyse

Die Übung »Stehauf-Männchen« besteht aus 3 kleinen unabhängigen Bewegungsabläufen.

Ausgangsstellung

Der Patient steht mit dem Rücken an einer Wand. Die **Hände** liegen auf einer Stuhllehne vor ihm.

Kontaktstellen des Körpers mit der Umwelt

Die **Füße** stehen eine halbe Fußlänge vor der Wand in bequemem Abstand auf dem Boden.

Die **Handflächen** haben Kontakt mit der Stuhllehne und in der 1. Übung der kraniale und in der 2. Übung der kaudale Teil des **Rückens**.

In der 3. Übung berührt der ganze **Rücken** die Wand.

Gelenkstellungen

Körperabschnitt Beine

Die **oberen Sprunggelenke** sind in leichter Dorsalextension, die **Kniegelenke** und **Hüftgelenke** in leichter Flexion.

24

Körperabschnitte Becken, Brustkorb und Kopf

Das **Becken** ist in ±Nullstellung. Die **Brustwirbelsäule** befindet sich in starker Flexion. Je nach Blickrichtung stehen die **Halswirbelsäule** und die **oberen Kopfgelenke** auch in Flexion oder in Extension.

Körperabschnitt Arme

Die **Handgelenke** sind in Dorsalextension, die **Unterarme** in Pronation, die **Ellbogengelenke** in Flexion, die **Humeroskapulargelenke** in Flexion/etwas Außenrotation. Die Winkel im Akromioklavikulargelenk sind klein, und die **Klavikulae** sind ventral rotiert.

Bewegungsablauf bis in die Endstellung

> **Übersicht**
>
> Die **3 Bewegungsabläufe** sind wie 3 kleine unabhängige Übungen:
> - 1. Übung: extensorische Mobilisation von kranial
> - 2. Übung: extensorische Mobilisation von kaudal
> - 3. Übung: dynamische Stabilisierung der extendierten Wirbelsäule

Bewegungsablauf: 1. Übung – extensorische Mobilisation von kranial
Primärbewegung

Die kritischen Punkte, **rechte/linke Handfläche**, drücken sich mit einem Druck nach vorn/unten von der Stuhllehne ab, extensorisch in den Hand- und Ellbogengelenken, flexorisch/außenrotatorisch in den Humeroskapulargelenken. Die **Klavikeln** bewegen sich dorsalrotatorisch in den Sternoklavikulargelenken.

C7 wird nach oben/hinten gegen die Wand gebracht. Die **Brustwirbelsäule** wird von kranial aufgerichtet. Die extensorische Bewegung geht bis in die Lendenwirbelsäule. Hier ist der kritische Drehpunkt.

Simultan wurde auch der **Kopf** nach oben/hinten gebracht, flexorisch in der Halswirbelsäule und den oberen Kopfgelenken (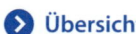 **Abb. 24.1a, b**).

Bewegungsablauf: 2. Übung – extensorische Mobilisation von kaudal
Primärbewegung

Die kritischen Punkte, **rechter/linker Trochanterpunkt**, gehen nach hinten, flexorisch in den Hüftgelenken durch Drehpunktverschiebung. Dabei bewegen sich die **Oberschenkel** flexorisch in den Knie- und Hüftgelenken. In den Kniegelenken ist der 1. kritische Drehpunkt (**Abb. 24.1c, d**).

Das **Becken** bewegt sich extensorisch in der Lendenwirbelsäule. Die extensorische Bewegung läuft bis in die untere Brustwirbelsäule, dem 2. kritischen Drehpunkt.

Bewegungsablauf: 3. Übung – dynamische Stabilisierung der extendierten Wirbelsäule

Die Übung kann aus der Endstellung der 1. oder 2. Übung erfolgen.

Primärbewegung

Die kritischen Punkte, **rechte/linke Handflächen**, gehen nach oben, flexorisch in den Ellbogengelenken.

Die Druckaktivität der Arme wird zunehmend verringert. Im gleichen Maß steigt die Intensität der extensorischen dynamischen Haltearbeit in der Wirbelsäule (**Abb. 24.1e**).

Bedingungen für die 1.–3. Übung

Räumliche Fixpunkte
- In der 1. Übung bleibt das **Becken** an der Wand, in der 2. Übung der kraniale/dorsale Teil des **Brustkorbs**. Das verhindert ein Ausweichen und ermöglicht erst die passive Aufrichtung der Wirbelsäule.
- In der 3. Übung bleibt der ganze **Rücken** in Kontakt mit der Wand.
- In der 3. Übung bleiben die **Abstände Symphyse/Bauchnabel/Processus xiphoideus** gleich. Das erfordert eine hohe Intensität der extensorischen Stabilisierung der Wirbelsäule.

Bewegungstempo

Die Übungen werden sehr langsam ausgeführt, damit sich der Patient gut kontrollieren kann. Der Widerstand der steifen Wirbelsäule kann nur mit langsamen Bewegungen überwunden werden.

Der eingeklemmte Bart

Lernziel

Der Patient soll lernen,
- das Gewicht des Kopfs durch translatorische Bewegungen in der Halswirbelsäule in die Körperlängsachse einzuordnen,
- die obere Brustwirbelsäule extensorisch in ihre Neutralstellung zu bringen,
- mit der Schulterblatt-/Brustwirbelsäulenmuskulatur den Brustkorb am Schulterblatt zu verankern.

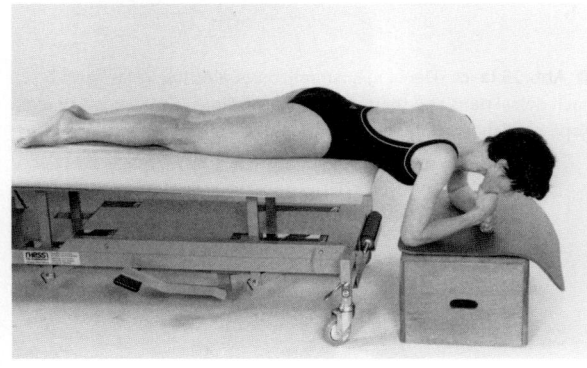
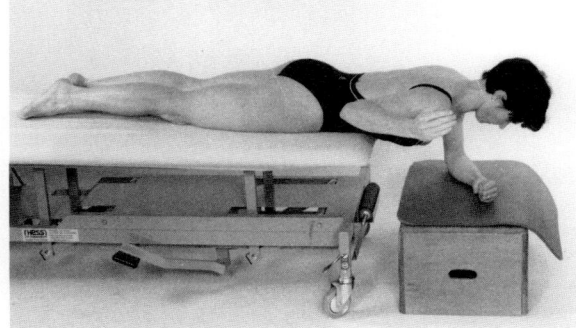

25

25.1   Konzept

Als Ausgangsstellung eignet sich die Bauchlage auf einer Behandlungsbank. Der Patient liegt bis zum Processus xiphoideus auf der Bank. Der kraniale Teil des Brustkorbs und der Kopf ragen über die Schmalkante der Behandlungsbank hinaus. Mit seinen Unterarmen liegt er auf einem Hocker, der um die Oberarmlänge niedriger ist als die Bank. Das Kinn ruht auf den übereinander gestellten Fäusten.

Der Patient soll sich nun vorstellen, er hätte einen langen Bart, den die Fäuste umschließen. Jetzt bewegt er das Kinn nach oben, wie wenn er den eingeklemmten Bart aus den Fäusten ziehen wollte. Dabei bewegt sich die Halswirbelsäule dorsaltranslatorisch und die Brustwirbelsäule weiterlaufend extensorisch. Bleibt der Processus xiphoideus auf der Bank liegen, so beschränkt sich die Bewegung auf die obere Brustwirbelsäule.

Um das 3. Lernziel, die Verankerung des Brustkorbs am Schulterblatt, zu erreichen, werden die Ellbogen unter die Schultergelenke genommen und die Unterarme nach vorn gerichtet, sodass sie parallel liegen. Der Kopf ist eingeordnet.

Abwechselnd verstärkt ein Unterarm seinen Druck auf den Hocker, bis der andere Arm entlastet ist. Das Gewicht des Brustkorbs und des Arms muss von der Schulterblatt-/Brustkorbmuskulatur des Stützarms gehalten werden (◘ Abb. 25.1).

25.2   Lernweg

Übungsanleitung für den Patienten

»Legen Sie sich auf den Bauch auf die Bank und rutschen Sie so weit nach vorn, bis die obere Hälfte des Brustkorbs und der Kopf über die Schmalseite der Bank hinausragen. Das untere Ende des Brustbeins liegt gerade noch auf der Bank. Die Unterarme können Sie auf den Hocker unter Ihnen ablegen. Machen Sie Fäuste und stellen Sie sie übereinander. Darauf können Sie das Kinn mit seinem ganzen Gewicht abladen.

Stellen Sie sich nun vor, Sie hätten Ihren Bart in der oberen Faust eingeklemmt. Ziehen Sie ihn heraus, immer weiter; aber nur so weit, dass das untere Ende des Brustbeins auf der Bank liegen bleiben kann. Das Gesicht schaut ständig nach unten. Der Hals ist hinten lang geworden,

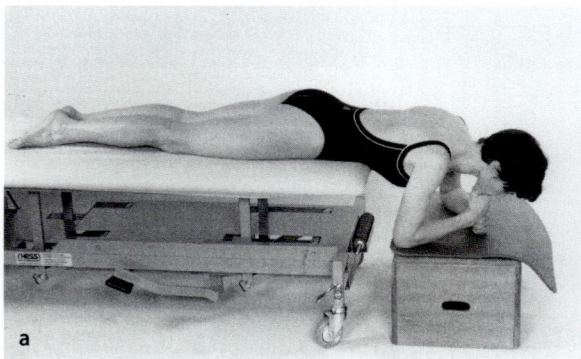

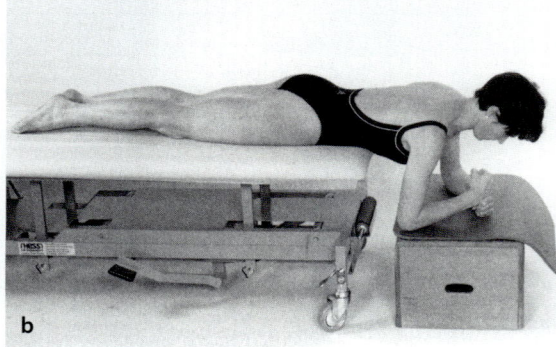

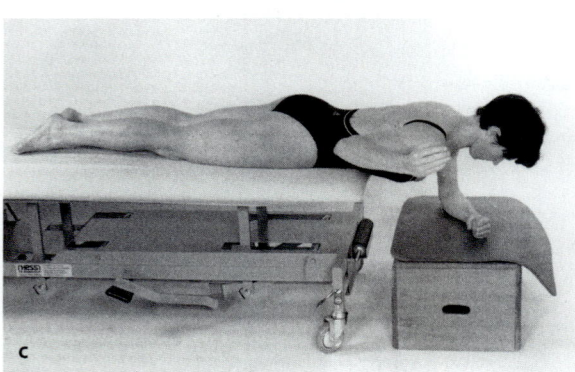

◘ **Abb. 25.1a–c.** »Der eingeklemmte Bart«. **a** Ausgangsstellung, **b** nach dorsal translatierter und in die Körperlängsachse eingeordneter Kopf, **c** gleiche Stellung des Kopfs wie **b** bei Belastung nur eines Arms

und der obere Teil des Rückens hat sich gestreckt. Sie spüren die Spannung.

Dann legen Sie das Kinn zurück auf die Faust.

Wenn Sie das ein paar Mal gemacht haben, bleiben Sie mit dem Kopf oben stehen. Der gedachte Bart ist lang. Es wird jetzt noch etwas anstrengender. Nehmen Sie die Unterarme unter die Schultergelenke. Die Unterarme richten Sie parallel nach vorn.

Jetzt verstärken Sie den Druck unter einem Unterarm. Drücken Sie so lange, bis der andere Arm zu schweben anfängt. Der Druckarm braucht viel Kraft in der Schulter und dem Schulterblatt. Dann drückt der andere Arm. So geht es im Wechsel. Zwischendurch darf sich das Kinn zum Ausruhen wieder auf die Fäuste legen.«

Hinweise für den Therapeuten

> **Tipp**
> Der Therapeut sollte auf Folgendes achten:
> - Bei einer steifen Brustwirbelsäule läuft die extensorische Bewegung direkt in die Lendenwirbelsäule. Das ist unerwünscht und oft schmerzhaft.
> - Wird die paravertebrale lumbale Muskulatur während des Bewegungsablaufs aktiviert, kann man mit einer extensorischen Bewegung des Beckens in den Hüftgelenken die von kranial kommende extensorische Bewegung stoppen.
> - Die dorsaltranslatorische Bewegung sollte die ganze Halswirbelsäule erfassen. Bei steifen Nackenkyphosen endet die weiterlaufende dorsaltranslatorische Bewegung im kranial an die Kyphose anschließenden meist hypermobilen Segment C5. Das kann radikuläre Symptome auslösen. Wenn das der Fall ist, nimmt man die Incisura jugularis als kritischen Punkt der Primärbewegung. Sie soll nach oben (kranial/dorsal) gehen. Der Kopf mit dem »Bart« wird nur mitgenommen.

Folgende **Variante** ist möglich:

Beim Training der Schulterblatt-/Brustkorbmuskulatur kann der Kopf bei aufgestellten Unterarmen in die Hände abgelegt werden, wenn der Patient zervikale Probleme hat und das Kopfgewicht nur mühsam halten kann.

Diese Übung kann man mit einer kleinen Abänderung der Ausgangsstellung benützen, um den **lumbothorakalen Übergang** rotatorisch zu **mobilisieren**: Die gestreckten Bei-

ne werden überkreuzt. Damit ist die Unterstützungsfläche auf der Bank schmaler geworden. Die Rotation im lumbothorakalen Übergang ist labilisiert. Beim Druckwechsel der Arme und dem Abheben eines Arms hebt eine Beckenhälfte als reaktives Gegengewicht von der Unterlage ab und dreht rotatorisch im lumbothorakalen Übergang.

25.3 Analyse

Ausgangsstellung

Der Patient liegt in Bauchlage auf einer Behandlungsbank. Der kraniale Teil des **Brustkorbs**, der **Kopf** und die **Arme** ragen über die Schmalkante der Bank hinaus.

Kontaktstellen des Körpers mit der Umwelt

Die ventralen Seiten der **Beine**, des **Beckens** und des **Brustkorbs** bis Th9 haben Kontakt mit der Behandlungsbank.

Die **Unterarme** liegen mit den Ulnarseiten auf einem Hocker, der um Oberarmlänge niedriger ist als die Behandlungsbank.

Gelenkstellungen

Körperabschnitt Beine

Die oberen **Sprunggelenke** sind in Plantarflexion, die **Oberschenkel** in den Hüftgelenken in Abduktion.

Körperabschnitt Brustkorb

Die **Brustwirbelsäule** ist ab Th9 in Flexion. Der **Brustkorb** ist im Sternoklavikulargelenk um die Längsachse der Klavikula ventral rotiert.

Körperabschnitt Kopf

Die **Halswirbelsäule** steht in Ventraltranslation, und die oberen **Kopfgelenke** stehen in Extension.

Körperabschnitt Arme

Die **Oberarme** sind in den Humeroskapulargelenken in Flexion/Abduktion/Innenrotation, die **Ellbogengelenke** in mehr als 90° Flexion, die **Unterarme** in Supination, die **Fingergelenke** in Flexion und bilden eine Faust.

Muskuläre Aktivitäten

Die Ausgangsstellung ist stabil. Alle Körperabschnitte haben eine Unterlage. So ist die Intensität der ökonomischen Aktivität gering.

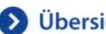

Bewegungsablauf bis in die Endstellung

> **Übersicht**
>
> Die Übung besteht aus **2 Phasen:**
> - 1. Phase: Einordnen von Kopf und Brustkorb
> - 2. Phase: Kräftigung der Schulterblatt-/Brustkorbmuskulatur

Bewegungsablauf: 1. Phase – Einordnen von Kopf und Brustkorb

Primärbewegung

Der kritische Punkt, **Kinnspitze**, geht nach oben (dorsal) flexorisch in den oberen Kopfgelenken, dorsaltranslatorisch in der **Halswirbelsäule** und weiterlaufend extensorisch in der Brustwirbelsäule im rechten/linken Sternoklavikulargelenk. Der kritische Drehpunkt liegt im lumbothorakalen Übergang.

Reaktion

Da die Richtung der Primärbewegung nach oben geht, gibt es keine nennenswerten Reaktionen.

Bewegungsablauf: 2. Phase – Kräftigung der Schulterblatt-/Brustkorbmuskulatur

Primärbewegung

Der kritische Punkt, **rechter/linker Unterarm**, verstärkt alternierend seinen Druck in die Unterlage. Die Druckvermehrung resultiert aus der gesteigerten Aktivität der **Schulterblatt-/Brustkorbmuskulatur**, die jeweils die Gewichte von Brustkorb, Kopf und Arm übernehmen.

Reaktion

In Form von Veränderung der Unterstützungsfläche

Durch das Abheben eines **Arms** wird die Unterstützungsfläche alternierend von rechts oder links verkleinert.

In Form von Gegengewichten

Die entgegengesetzte **Beckenhälfte** zum abgehobenen Arm hebt sich als Gegengewicht rotatorisch im lumbothorakalen Übergang ab.

Bedingungen für die 1. und 2. Phase

Räumliche Fixpunkte

- Der **Processus xiphoideus** bleibt auf der Bankkante liegen. Auch sein Druck auf die Bank verändert sich nicht. Das erfordert die dynamisch stabilisierende

Aktivität vor allem der geraden Bauchmuskulatur. Dadurch wird die extensorische Primärbewegung im lumbothorakalen Übergang gestoppt.
- Die **Unterarme** bleiben in der 1. Phase mit gleichem Druck und an derselben Stelle liegen. Durch Druckabnahme würden die **Arme** ihre Stützfunktion verlieren. Das zusätzliche Gewicht von Brustkorb, Kopf und Armen müsste von den lumbalen Extensoren gehalten werden.

Gleich bleibende Abstände zwischen körpereigenen Punkten, Ebenen und Achsen mit der Umwelt

- Der **Abstand der Schultergelenke** zur Sitzfläche des Hockers bleibt gleich. Die Dorsalrotation des Brustkorbs in den Sternoklavikulargelenken soll durch die dynamisch stabilisierende Aktivität der Schulterblatt-/Brustkorbmuskulatur und der Extensoren und Flexoren der Ellbogengelenke ermöglicht werden.

Bewegungstempo

- Das Bewegungstempo ist langsam:
  - 4 s bis in die Endstellung,
  - 6 s Halten in der Endstellung,
  - 4 s zurück in die Ausgangsstellung.
- Der Patient soll genügend Zeit haben, die Bedingungen zu kontrollieren.

Die Schlange

Lernziel

Der Patient soll lernen,
- seine Wirbelsäule immer wieder mobilisierend durchzubewegen, um bei sitzender Tätigkeit lang anhaltende Belastungen zu vermeiden.

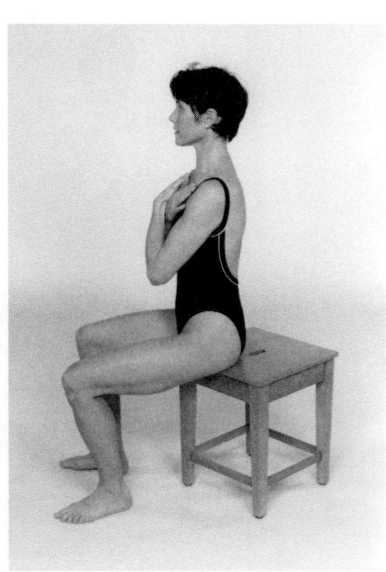
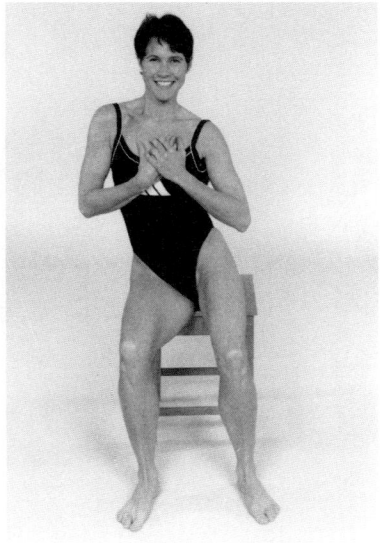

26.1 Konzept

Die Übung soll auch während der Arbeitszeit ausgeführt werden können. Darum wird als Ausgangsstellung der Sitz an der vorderen Kante eines Stuhls mit in die senkrecht stehende Körperlängsachse eingeordneten Körperabschnitten Becken, Brustkorb und Kopf gewählt.

Kleine, rasche Bewegungen können so bei minimaler Hubarbeit durch die ganze Wirbelsäule laufen.

Die Hände liegen übereinander auf dem Sternum.

Kreisförmige Bewegungen mit dem Sternum in der Symmetrieebene lösen flexorische/extensorische Impulse in der Wirbelsäule und den Hüftgelenken aus.

Kreisförmige Bewegungen mit dem Sternum in der Frontalebene lösen lateralflexorische Impulse in der Wirbelsäule und innen-/außenrotatorische in den Hüftgelenken aus.

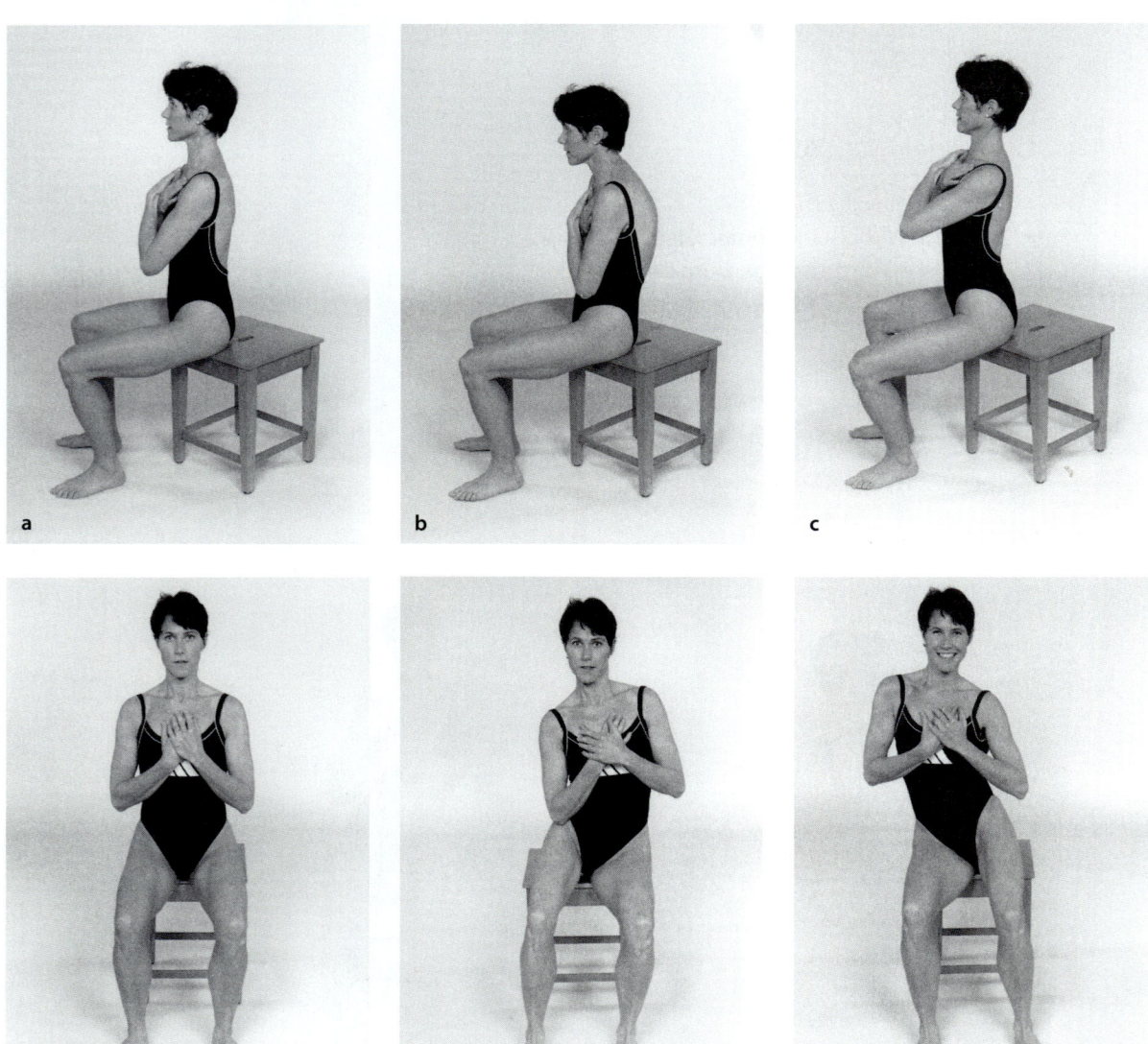

□ **Abb. 26.1a–f.** »Schlange«. **a** Ausgangsstellung von der Seite, **b, c** sagittale Bewegungen des Brustbeins extensorisch/flexorisch in der Wirbelsäule, **d** Ausgangsstellung von vorn, **e,f** frontale Bewegungen des Brustbeins lateralflexorisch in der Wirbelsäule

Durch die ständig durchlaufenden Bewegungsimpulse bewegt sich die Wirbelsäule wie eine Schlange (🔲 **Abb. 26.1a–f**).

26.2 Lernweg

Übungsanleitung für den Patienten

»Setzen Sie sich auf die vordere Kante eines Stuhls. Sie sitzen schön gerade und spüren unter Ihrem Gesäß die beiden Sitzknochen. Legen Sie die Hände übereinander auf das Brustbein, ohne die Schultern hochzuziehen.

Mit dem Brustbein unter Ihren Händen machen Sie nun eine kreisförmige Bewegung. Erst geht es nach vorn, dann nach oben, nach hinten und wieder nach unten. Lassen Sie die Bewegung immer weiterlaufen. Das Brustbein beschreibt einen stehenden Kreis. Die Bewegung läuft nach oben bis zum Kopf und nach unten bis in die Hüftgelenke.

Der Rücken bewegt sich wie eine Schlange.

Sie können den Kreis auch seitwärts machen. Das Brustbein geht nach links, dann nach oben, nach rechts und wieder nach unten. Jetzt bewegt sich die Schlange seitwärts. Eine Gesäßhälfte wird immer etwas abgehoben.

Wunderbar weich gehen die Bewegungen durch Sie durch. Es wird Ihnen ganz warm und leicht.«

Hinweise für den Therapeuten

> **Tipp**
> Der Therapeut sollte auf Folgendes achten:
> - Die flexorischen/extensorischen Bewegungen des Beckens sollen sich um die Mittelstellung bewegen. Das Becken hat oft die Tendenz, nach hinten in die Extension in den Hüftgelenken zu fallen. Das darf nicht geschehen.
> - Die Bewegungen sollen weich und fließend sein.
> - Wenn während des Durchlaufens ein oder mehrere harte Anschläge vorkommen, können das Teilsteifigkeiten in der Wirbelsäule sein. Es ist ratsam, die Brustbewegung kleiner ausführen zu lassen, sonst löst man evtl. Schmerzen aus.

Folgende **Variante** ist möglich:
- Der Therapeut kann die Brustkorbbewegung manipulierend in Gang bringen und steuern.

Dazu nimmt er den Brustkorb zwischen seine Handflächen von ventral am Sternum und von dorsal an der mittleren Brustwirbelsäule. So kann man die Richtung sowohl der flexorischen/extensorischen wie auch lateralflexorischen Kreisbewegung gut führen.
- Zur intensiveren Mobilisierung der Wirbelsäule fasst der Therapeut mit einer Hand das Becken und mit der anderen den Brustkorb. Die Hände verstärken die Kreisbewegungen. Dabei ist immer eine Hand im Kreis oben und die andere unten, als ob man die Pedale eines Fahrrads antreiben würde.

26.3 Analyse

Ausgangsstellung
Kontaktstellen des Körpers mit der Unterlage
Die **Füße** haben Sohlenkontakt mit dem Boden. Die Bereiche der **Tuber** haben Kontakt mit der Sitzfläche.

Gelenkstellungen

Körperabschnitt Beine
Die **Knie** sind von proximal und die **Hüftgelenke** von distal in ±90° Flexion.

Körperabschnitte Becken, Brustkorb und Kopf
Diese Körperabschnitte sind in die senkrecht stehende Körperlängsachse eingeordnet.

Körperabschnitt Arme
Die **Handgelenke** sind in Radialabduktion, die **Unterarme** in Supination, die **Ellbogengelenke** in mehr als 90° Flexion, die **Humeroskapulargelenke** beinahe in Nullstellung, vielleicht etwas in Flexion, damit die Handflächen übereinander auf dem Sternum liegen können.

Muskuläre Aktivitäten
Die Intensität der Muskelaktivität ist in der Ausgangsstellung gering.

Bewegungsablauf bis in die Endstellung
Bei dieser Übung gibt es keine Endstellung, weil die Bewegungsimpulse immer weiterlaufen.

Primärbewegung

Extensorische/flexorische Mobilisation

Der kritische Punkt, **unterer Teil des Sternums**, bewegt sich nach vorn/oben extensorisch, dann nach hinten/unten flexorisch in der Brustwirbelsäule. Die Bewegungen laufen mit einer kleinen zeitlichen Verzögerung extensorisch/flexorisch in die Halswirbelsäule und Lendenwirbelsäule. Das **Becken** bewegt sich erst flexorisch, dann extensorisch in den Hüftgelenken (◘ **Abb. 26.1a–c**).

Lateralflexorische Mobilisation

Der kritische Punkt, **unterer Teil des Sternums**, bewegt sich z. B. nach links, dann nach oben, nach rechts und wieder nach unten, rechts konkav, dann links konkav in der Brustwirbelsäule. Mit einer kleinen zeitlichen Verzögerung läuft die Bewegung rechts konkav/links konkav lateralflexorisch in die Halswirbelsäule und Lendenwirbelsäule. Das **Becken** bewegt sich bei der rechts konkaven Lateralflexion innenrotatorisch im linken und außenrotatorisch im rechten Hüftgelenk, dann umgekehrt (◘ **Abb. 26.1d–f**).

Reaktion

In Form von Veränderung der Unterstützungsfläche

- Durch die flexorischen/extensorischen Bewegungen des Beckens wird die Unterstützungsfläche auf der Sitzfläche alternierend ein wenig nach hinten vergrößert und nach vorn verkleinert.
- Bei den lateralflexorischen Bewegungen verkleinert sich die Unterstützungsfläche alternierend nach links und rechts auf der Sitzfläche.

In Form von Gegengewichten

Es gibt keine eigentlichen Gegengewichte. Aber die schlangenartigen Bewegungsimpulse verlangen ein ausgewogenes Spiel der Gewichte der Körperabschnitte untereinander.

Bedingungen

Bewegungstempo

Die Bewegung sollte wie ein Perpetuum mobile laufen. Wenn sie eingespielt ist, kann jede Sekunde ein Kreis beschrieben werden.

Kurz und bündig

Lernziel _____

Der Patient soll lernen,
— auf kleine kräftige Armbewegungen mit
  dynamisch stabilisierender Aktivierung
  der Bauch- und Rückenmuskulatur zu reagieren und so die Neutralstellung der Wirbelsäule zu erhalten.

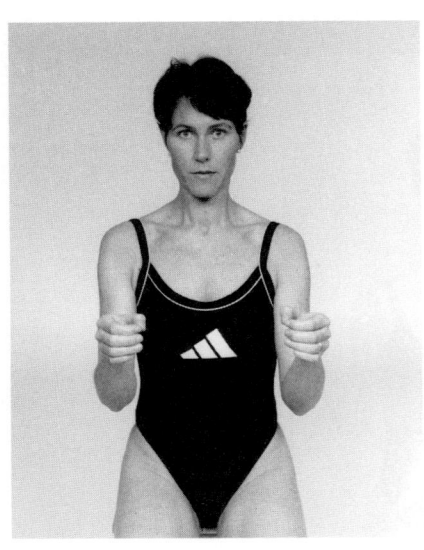 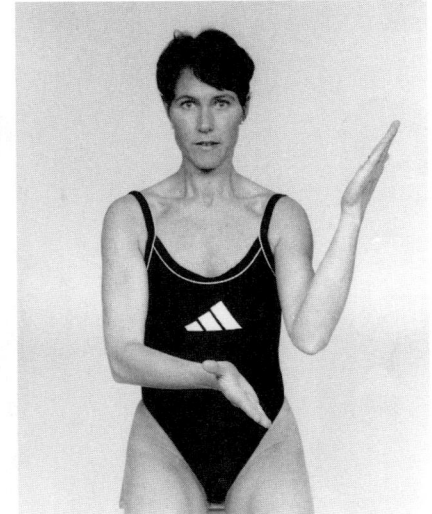

27.1 Konzept

Im Sitz als Ausgangsstellung werden die Körperabschnitte Becken, Brustkorb und Kopf in die vertikal stehende Körperlängsachse eingeordnet.

Mit den Händen sollen nun kurze, kräftige, geradlinige, ca. 20 cm lange Bewegungen ausgeführt werden, die am Ende der Strecke abrupt gestoppt werden.

Die Beschleunigung und das Stoppen sind der Auslöser für die reaktive Aktivierung der Bauch-/Rücken- und Halsmuskulatur. Nur bei stabilisierter Wirbelsäule und auf dem Brustkorb stabilisiertem Schultergürtel finden die Arme genügend Rückhalt, um rasche Bewegungen auszuführen.

Die stabilisierende Aktivierung der Bauch- und Rückenmuskulatur findet ohne Bewegungsausschläge in den Gelenken statt. Das schont die passiven Strukturen und ermöglicht einen raschen Wechsel in der Beanspruchung der Agonisten und Antagonisten und schult die Koordination.

Die Armbewegungen sollen sich im Gesichtsfeld des Patienten und in einem bequemen Abstand zum Brustkorb abspielen. Je nach Richtung der Bewegungen werden verschiedene Muskelgruppen angesprochen (◘ Abb. 27.1a–d).

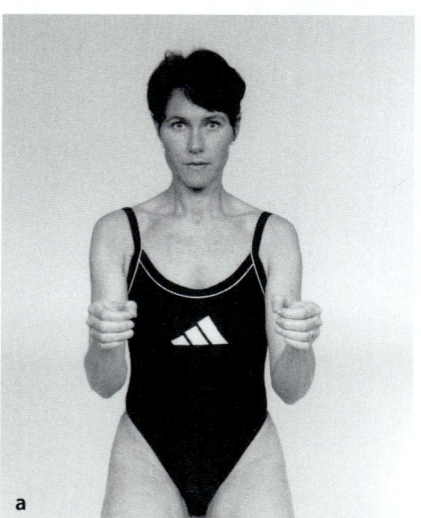
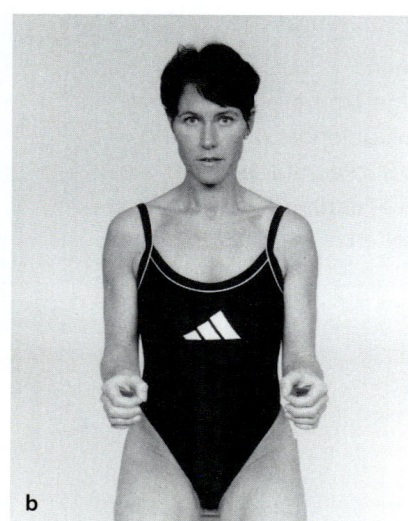
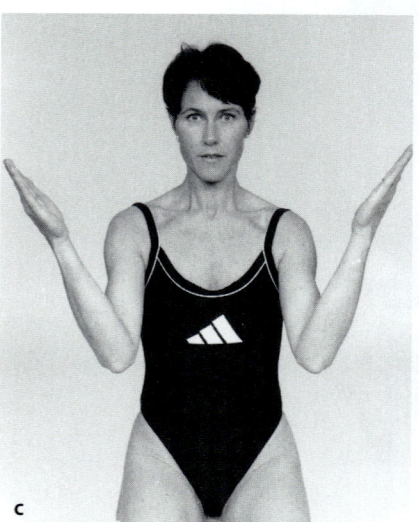
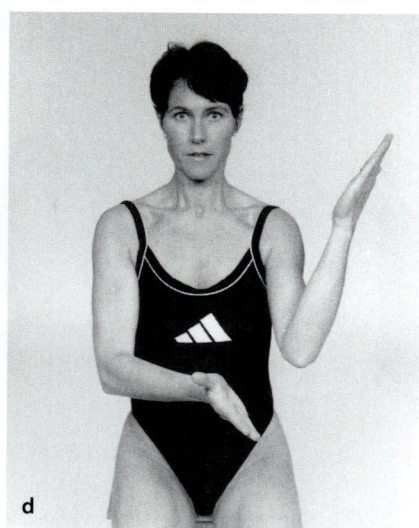

◘ **Abb. 27.1a–d.** »Kurz und bündig«. **a** Beschleunigte Bewegung der Hände nach oben: dynamische Stabilisierung der geraden Bauchmuskeln, **b** beschleunigte Bewegung der Hände nach unten: dynamische Stabilisierung der extensorischen Rückenmuskulatur, **c** Ausgangsstellung für beschleunigte diagonale Handbewegungen, **d** einseitig beschleunigte diagonale Handbewegung für die dynamische Stabilisierung der Rotatoren/Extensoren/Flexoren/Lateralflexoren

27.2 Lernweg

Hinweise für den Therapeuten

> **Tipp**
> Der Therapeut sollte auf Folgendes achten:
> - Die Armbewegungen müssen erst langsam und sorgfältig eingeübt werden. Auch bei langsamer Ausführung soll der Patient auf die Geradlinigkeit des Bewegungswegs und auf das abrupte Stoppen am Ende aufmerksam gemacht werden. Zu große Armbewegungen sind nicht mehr geradlinig.
> - Bei vertikalen Handbewegungen ist es hilfreich, eine lose Faust zu machen, wie wenn man eine Stange umgreifen würde. Diese kann dann mit raschen und gestoppten Bewegungen nach oben und unten »poliert« werden.
> - Die Einordnung der Körperabschnitte bleibt automatisch erhalten, da nur bei sofortigem Einsetzen der dynamischen Stabilisierung der Rumpfmuskulatur die raschen, kraftvollen Bewegungen möglich sind.

27.3 Analyse

Bewegungsablauf bis in die Endstellung

Es werden verschiedene Übungsanordnungen für die bestimmten Muskelgruppen beschrieben.

Primärbewegungen und Reaktionen Übung 1

Beschleunigte Primärbewegung
Die kritischen Punkte, **rechte/linke Hand**, bewegen sich symmetrisch nach oben. Die Handgelenke stehen in Extension, und die Flexions-/Extensionsachsen stehen vertikal.

Zielgruppe der dynamisch stabilisierenden Muskulatur
Ventrale, gerade Muskelzüge des Rectus abdominis (■ Abb. 27.1a, b).

Weiterlaufend aktivierte Muskulatur
Extensoren der Rückenmuskulatur.

Primärbewegungen und Reaktionen Übung 2

Beschleunigte Primärbewegung
Die kritischen Punkte, **rechte/linke Hand**, bewegen sich symmetrisch nach unten. Die Handgelenke sind in Extension, und die Flexions-/Extensionsachse stehen vertikal.

Zielgruppe der dynamisch stabilisierenden Muskulatur
Extensoren der Rückenmuskulatur.

Weiterlaufend aktivierte Muskulatur
Ventrale gerade Züge des Rectus abdominis.

Weiterlaufend aktivierte Muskulatur Übung 3

Beschleunigte Primärbewegung (■ Abb. 27.1c, d)
Der kritische Punkt, **rechte Handfläche,** steht in einem Winkel von 45° zur mittleren Transversalebene und zeigt dabei nach links/hinten/oben. Die rechte Handfläche bewegt sich von links/unten nach rechts/oben und überkreuzt dabei die Symmetrieebene.

Zielgruppe der dynamisch stabilisierenden Muskulatur
Schräge Bauchmuskelzüge von links/unten/vorn nach rechts/oben/vorn.

Weiterlaufend aktivierte Muskulatur
Schräge Rückenmuskelzüge von rechts/oben/hinten nach links/unten/hinten.

Bewegt sich der kritische Punkt, **linke Handfläche**, diagonal von rechts/unten nach links/oben, werden die gegenseitigen Muskelzüge der schrägen Bauch- und Rückenmuskeln aktiviert.

Primärbewegungen und Reaktionen Übung 4

Beschleunigte Primärbewegung
Die kritischen Punkte sind, wie unter Übung 3 beschrieben, diagonal eingestellt. Die **linke Handfläche** geht von links/oben nach rechts/unten.

Zielgruppe der dynamisch stabilisierenden Muskulatur
Schräge Rückenmuskelzüge von links/oben/hinten nach rechts/unten/hinten.

Weiterlaufend aktivierte Muskulatur
Schräge Bauchmuskelzüge von links/oben/vorn nach rechts/unten/vorn.

Bewegt sich die **rechte Handfläche** von rechts/oben nach links/unten, wird die gegenseitige Muskulatur aktiviert.

Primärbewegungen und Reaktionen Übung 5

Beschleunigte Primärbewegung

Der kritische Punkt, **linke Hand**, ist in Greifstellung wie in Übung 1 und 2 beschrieben und steht in der Sagittalebene des linken Humeroskapulargelenks und vor dem Ellbogengelenk. Sie bewegt sich nach oben und unten (keine Abbildung).

Zielgruppe der dynamisch stabilisierenden Muskulatur

- Primärbewegung **nach oben:**
  Linksseitig links konkave lateralflexorische Muskulatur der Brustwirbelsäule und Lendenwirbelsäule.
- Primärbewegung **nach unten:**
  Rechtsseitig rechts konkav lateralflexorische Muskulatur der Brustwirbelsäule und Lendenwirbelsäule.

Weiterlaufend aktivierte Muskulatur

- Primärbewegung **nach oben:**
  Rechtsseitige lateralflexorische Muskulatur.
- Primärbewegung **nach unten:**
  Linksseitige lateralflexorische Muskulatur.

Bewegt sich die rechte Hand nach oben und unten, ist alles seitenverkehrt.

Hinweis: Die Handbewegungen können einseitig, beidseitig oder in entgegengesetzten Richtungen ausgeführt werden.

Bedingungen für die Übungen 1–5

Bewegungstempo

Für alle Varianten gilt eine Handbewegung pro Sekunde, wobei die Bewegung 10% und der Stopp inklusive dem Rückweg 90% beanspruchen.

Training mit besonderer Berücksichtigung der Rotatoren der Wirbelsäule

Der Korkenzieher

Lernziel

Der Patient soll lernen,
- die Brustwirbelsäule in ihrer Nullstellung extensorisch zu stabilisieren,
- die Rotation in der Wirbelsäule in den Niveaus lumbothorakal und thorakozervikal hubfrei auszuschöpfen.

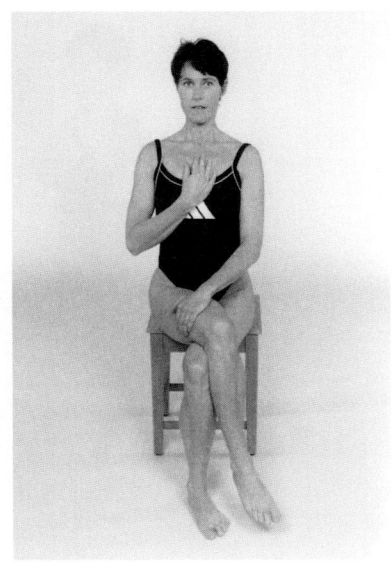
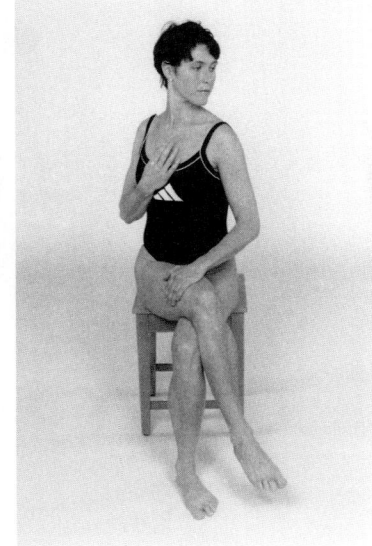

28.1 Konzept

Im Sitz über Eck auf einem Hocker werden die Körperabschnitte Becken, Brustkorb und Kopf in die senkrecht stehende Körperlängsachse eingeordnet. Das ermöglicht eine hubfreie rotatorische Bewegung in der Wirbelsäule in den im Lernziel geforderten Niveaus.

Durch die Verschraubung von Becken und Brustkorb wird die Brustwirbelsäule stabilisiert.

Ein Bein wird über das andere geschlagen und mit der Hand der Gegenseite das übergeschlagene Knie gefasst. Zieht die Hand am Knie, so löst dieser diagonale Zug eine Rotation des Brustkorbs aus. Wenn die Rotation lumbothorakal ausgeschöpft ist, dreht der Kopf in die Gegenrichtung. Beide Niveaus sind nun verschraubt (◘ Abb. 28.1).

28.2 Lernweg

Übungsanleitung für den Patienten

»Sitzen Sie aufrecht über Eck auf einem Hocker. Schlagen Sie das rechte Bein über das linke, und fassen Sie das rechte Knie mit der linken Hand von vorn. Die rechte Hand legt sich auf das Brustbein.

Ziehen Sie mit der Hand am Knie, dann können Sie noch etwas größer werden. Der Blick schaut dabei geradeaus.

Wenn Sie nun den Zug der Hand am Knie verstärken, spürt die Hand auf dem Brustkorb, dass sich dieser unter dem Zugarm nach vorn dreht. Der Brustkorb dreht bis an den Anschlag. Ziehen Sie weiter mit dem Brustkorb, wenn Sie jetzt den Kopf nach links drehen und über die linke Schulter schauen. Brustkorb und Kopf ziehen in entgegengesetzte Richtungen.

Die linke Schulter darf auf keinen Fall weiter nach vorn kommen.

Versuchen Sie, den Bauch loszulassen. Dann geht die Atmung ganz leicht.

Jetzt dreht der Kopf wieder nach vorn. Ziehen Sie nochmals kurz und kräftig am Knie. Die Zughand lässt los und legt sich über die andere Hand auf den Brustkorb. Der Brustkorb dreht nun mühelos zwischen Ihrem Becken und Kopf hin und her.«

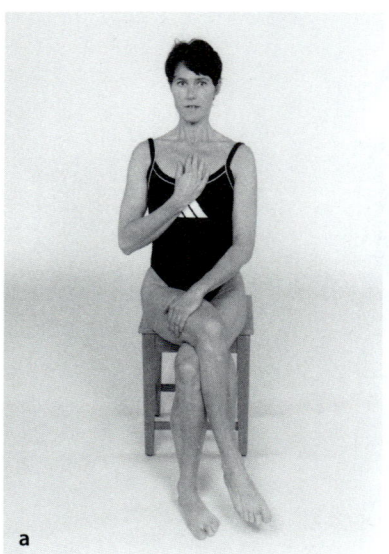
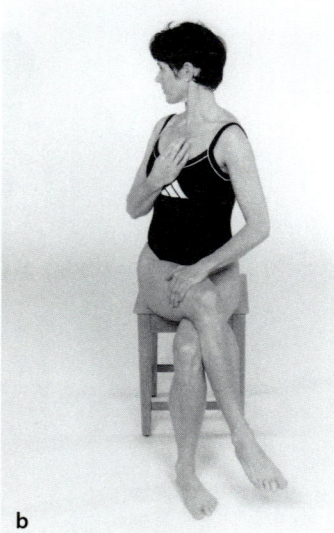
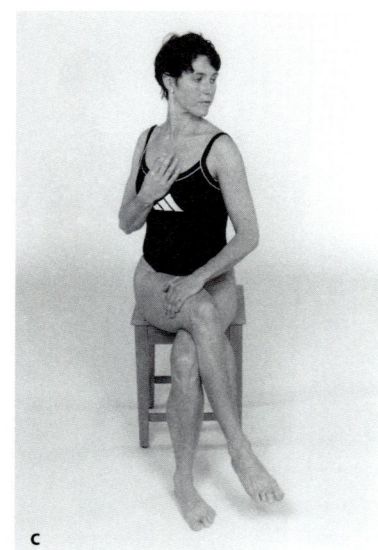

a   b   c

◘ **Abb. 28.1a–c.** »Korkenzieher«. **a** Ausgangsstellung, **b** Brustkorb und Kopf drehen in die gleiche Richtung, **c** Brustkorb und Kopf drehen gegensinnig

Hinweise für den Therapeuten

> **Tipp**
> Der Therapeut sollte auf Folgendes achten:
> - Wenn die Hand das Knie fasst und der Schultergürtel dabei in Protraktion kommt, darf sich der Brustkorb nicht mit bewegen.
> - Der Schultergürtel des Zugarms muss während des Zuges am Ort stehen bleiben, sonst kann der Brustkorb nicht unter das Schulterblatt gedreht werden.
> - Der Kopf soll möglichst gut eingeordnet sein.
> - Die Körperlängsachse muss vertikal eingestellt bleiben und darf sich nicht nach vorn neigen.
> - Beim Drehen des Kopfs in die Gegenrichtung soll der Brustkorb in der rotatorischen Extremstellung bleiben. Sonst werden die Rotationstoleranzen nicht voll ausgeschöpft.
> - Bei der Rotation des Kopfs darf die Halswirbelsäule nicht lateral flektiert werden.

Folgende **Variation** ist möglich:
- Mit einem stauchenden Druck auf den Kopf kann man die extensorische Aktivität der Brustwirbelsäule stimulieren.
- Wenn der Bauch seine Anspannung aufgeben und die kostale Atmung einsetzen soll, ist es besonders hilfreich, den stauchenden Druck auf den Kopf beizubehalten.

Anpassung an statische Abweichungen, Kondition und Konstitution

Bei kurzen oder dicken Oberschenkeln
Wenn es nicht möglich ist, den **Unterschenkel** des übergeschlagenen Beins hängen zu lassen, kann man den **Fuß** auf einen Schemel vor sich stellen.

Bei kurzen Armen
Für kurze **Arme** ist der Abstand Schulter/Knie zu groß.

Die **Hand** sucht sich am Oberschenkel eine Stelle, wo sie bequem hinkommt, ohne dass die Schulter nach vorn kommt, und fasst den Oberschenkel von ventral/lateral.

Nur so ist in diesem Fall in der Ausgangsstellung die Einordnung der Körperabschnitte von Becken, Brustkorb und Kopf in die Körperlängsachse möglich.

28.3   Analyse

Ausgangsstellung
Es wird die Stellung mit rechtem überschlagenem Bein und linker Hand am rechten Knie beschrieben.

Kontaktstellen des Körpers mit der Umwelt
Der **linke Fuß** steht mit Sohlenkontakt etwas rechts von der Symmetrieebene auf dem Boden. Die funktionelle Fußlängsachse ist nach vorn gerichtet.

Die Unterstützungsfläche wird durch die Verbindung der beiden Kontaktflächen Fuß/Boden und Becken/Stuhlfläche – projiziert auf den Boden – gebildet.

Gelenkstellungen

Körperabschnitt Beine
- Das **linke Bein** ist im Hüftgelenk in etwas weniger 90° Flexion/Transversaladduktion, das **Kniegelenk** in 90° Flexion/Außenrotation, das **obere Sprunggelenk** in Nullstellung.
- Das **rechte Bein** ist im Hüftgelenk in mehr als 90° Flexion/maximaler Transversaladduktion, das **Kniegelenk** in Flexion, das obere Sprunggelenk in Plantarflexion.

Körperabschnitte Becken, Brustkorb und Kopf
Die Längsachsen der 3 Körperabschnitte sind in die senkrecht stehende Körperlängsachse eingeordnet. Die frontotransversalen Durchmesser der einzelnen Körperabschnitte stehen parallel und horizontal.

Körperabschnitt Arme
- Die **linke Hand** umgreift von medial die Tuberositas tibiae des Gegenbeins flexorisch in den Fingergelenken und im Handgelenk. Der **Unterarm** ist in Supination, der **Ellbogen** in leichter Flexion, das **Humeroskapulargelenk** in Flexion/Adduktion/Außenrotation. Der **Schultergürtel** ist protrahiert.
- Die **rechte Hand** liegt mit der Handfläche auf dem Brustbein. Der **Zeigefinger** ist an der Incisura jugularis, der **Unterarm** in Supination, der **Ellbogen** in Flexion, das **Humeroskapulargelenk** etwas in Flexion/Außenrotation.

Muskuläre Aktivitäten
- Das **linke Bein** ist in Stützfunktion, der **rechte Oberschenkel** auf dem linken Oberschenkel parkiert.

— Der **linke Arm** hängt am rechten Knie. Der **rechte Arm** und der **Schultergürtel** sind auf dem Brustkorb parkiert. Die Ausgangsstellung ist stabil und verlangt nur geringe Intensität der ökonomischen Aktivität.

Bewegungsablauf bis in die Endstellung

> **Übersicht**
>
> Die Übung besteht aus **3 Phasen**:
> — 1. Phase: rechts Rotation des Brustkorbs
> — 2. Phase: links Rotation des Kopfs
> — 3. Phase: rotierende Bewegung des Brustkorbs

Bewegungsablauf: 1. Phase – rechts Rotation des Brustkorbs
Primärbewegung

Der kritische Punkt, **linke Hand**, am rechten Tibiakopf zieht diesen nach rechts/hinten, flexorisch in den Fingergelenken und im Handgelenk, supinatorisch im Unterarm, flexorisch im Ellbogengelenk und extensorisch/außenrotatorisch im Humeroskapulargelenk.

Die **rechte Brustkorbseite** wird unter das linke Schulterblatt gedreht. Der Winkel im Akromioklavikulargelenk wird größer. Die Dornfortsätze der Brustwirbelsäule nähern sich dem medialen Schulterblattrand. Der **Brustkorb** dreht rechts rotatorisch in der unteren Brustwirbelsäule und in der Halswirbelsäule, bis er in der unteren Brustwirbelsäule die Bewegungstoleranz ausgeschöpft hat.

Die Zugaktivität der **linken Hand** bewirkt zudem weiterlaufend im Knie eine Innenrotation vom Unterschenkel aus, im Hüftgelenk vom distalen Gelenkpartner aus eine Transversaladduktion, im rechten Iliosakralgelenk von distal und im linken von proximal eine transversale Traktion. Das ist der kritische Drehpunkt.

Bewegungsablauf: 2. Phase – rechts Rotation des Kopfs
Primärbewegung

Der **Kopf** dreht in den oberen Kopfgelenken und in der Halswirbelsäule links rotatorisch. Die Rotationstoleranz wird voll ausgeschöpft gegen den rechts rotierenden Brustkorb.

Der **Scheitelpunkt** bewegt sich nach oben/hinten weiterlaufend extensorisch in der Brustwirbelsäule. Die extensorische Stabilisierung der Brustwirbelsäule ermöglicht das Herabsetzen des Tonus der Bauchmuskulatur und eine kostale Atmung.

Bewegungsablauf: 3. Phase – rotierende Bewegung des Brustkorbs
Primärbewegung

Der **Kopf** dreht zurück, bis der Blick nach vorn schaut.

Die Zugaktivität der **linken Hand** am linken Knie wird kurz verstärkt. Dann lässt die Hand los und legt sich auf den **Brustkorb**. Dieser dreht über dem stehenden Becken und unter dem stehenden Kopf hubfrei in den Rotationsniveaus der Brustwirbelsäule und der Handwirbelsäule.

Bedingungen für die 1.–3. Phase

Gleich bleibende Abstände zwischen körpereigenen Punkten

— Der Abstand linke Spina/linker Oberschenkel bleibt gleich.
Das verlangt eine dynamische Stabilisierung der Hüftgelenkextensoren, damit das Becken nicht in Flexion gezogen wird.
— Der **Abstand der frontotransversalen Achsen** durch die Spinae und durch den Brustkorb bleibt gleich.
Damit diese transversalen Achsen parallel und im gleichen Abstand bleiben, sind dynamische Stabilisierungen gegen mögliche Lateralflexion/Extension/Flexion des Brustkorbs und gegen Flexion/Extension/Innenrotation/Außenrotation des Beckens in den Hüftgelenken nötig.

Räumliche Fixpunkte

— Der **Druck der Tuber ischii** auf der Sitzfläche bleibt unverändert. Er garantiert die Einordnung von Becken und Brustkorb in die Körperlängsachse. Dadurch wird eine Horizontalverschiebung von Gewichten verhindert, die die Einordnung von Becken und Brustkorb gefährden könnten.
— Das **linke Akromion** ist ein räumlicher Fixpunkt. Er ermöglicht die Bewegung des Brustkorbs unter dem Schulterblatt.

Wer dreht, gewinnt

Lernziel

Der Patient soll lernen,
- den lumbothorakalen und den thorakozervikalen Übergang gegensinnig rotatorisch zu stabilisieren,
- die Gewichte der Extremitäten bei stabilisierter Wirbelsäule rotatorisch auszubalancieren,
- die Rotation in den Hüftgelenken reaktiv
  einzusetzen.

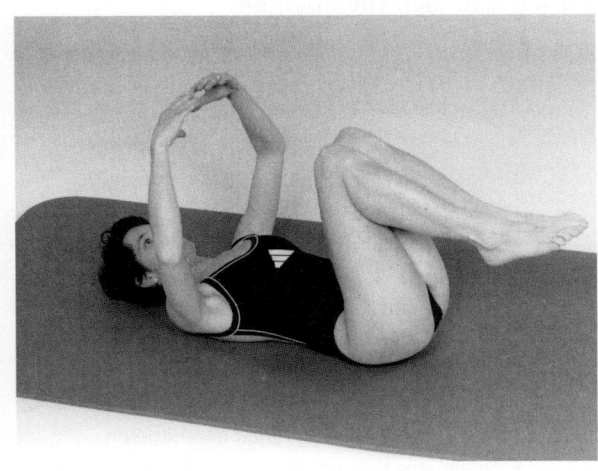

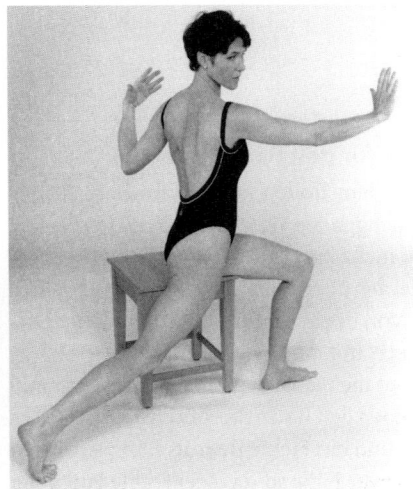

29.1 Konzept

Als Ausgangsstellung eignet sich die Rückenlage auf dem Boden.

Die Arme stehen über ihren Humeroskapulargelenken und bilden zusammen ein stehendes Oval. Die angezogenen Beine werden so weit über den Bauch gebracht, bis ihr Gewicht nicht mehr flexorisch gehalten werden muss.

Aus dieser Stellung soll sich der Körper ohne unkontrollierte Beschleunigung auf dem Boden in die Seitenlage drehen. Arme und Beine werden als beschleunigende und bremsende Gewichte genutzt. Sie dürfen in der Seitenlage den Boden nicht berühren. Ihre Gewichte sollen von der rotatorisch arbeitenden Muskulatur der Wirbelsäule und der Hüftgelenke gehalten und ausbalanciert werden.

Als Beispiel: Rotation nach rechts

Der Kopf hebt vom Boden ab und leitet die Bewegung mit einer Drehung nach rechts ein. Becken und Brustkorb drehen mit den Armen und Beinen in die Seitenlage rechts. Um nicht auf den Bauch zu fallen, müssen sofort Gewichte in die Gegenrichtung gebracht werden. Das rechte Bein wird lang und strebt nach hinten extensorisch im Hüftgelenk. Am linken Arm zieht der Ellbogen ebenfalls nach hinten und dreht den Brustkorb rotatorisch zurück. Das rechte Bein und der linke Arm mit dem Brustkorb werden zu bremsenden Gewichten, die die Balance mit den vorderen Gewichten halten müssen. Das Becken darf in der Seitenlage nicht gegen den Bauch drehen. Seine Frontalebenen müssen senkrecht stehen bleiben (◻ Abb. 29.1).

29.2 Lernweg

Übungsanleitung für den Patienten

»Legen Sie sich auf dem Boden auf den Rücken. Ziehen Sie die Beine an. Bringen Sie sie so weit über den Bauch, dass es keine Kraft mehr braucht, sie zu halten. Die Ober- und Unterschenkel berühren sich. Stellen Sie sich einen großen Luftballon vor, der auf Ihrem Brustkorb liegt. Diesen umfassen Sie jetzt mit den Armen.

Sie sollen nun auf die rechte Seite rollen, aber nicht mit den Armen und Beinen den Boden berühren. Dazu müssen Sie den linken Arm und das rechte Bein als Bremser einsetzen. Überkreuzen Sie die Füße so, dass der rechte Fuß unter dem linken ist. Der rechte Fuß ist nun bereit, nach hinten zu gehen und zu bremsen, wenn es nötig wird.

Jetzt geht es los. Heben Sie den Kopf etwas vom Boden ab und drehen Sie ihn nach rechts, bis das Gesicht zum Boden schaut.

Der Brustkorb und das Becken drehen mit, das Becken mit dem linken Bein mehr als der Brustkorb. Das rechte Bein muss sofort einen großen Schritt zurück machen, ohne den Boden zu berühren, bis es lang und gestreckt ist und die Balance mit dem vorderen, schwebenden Bein halten kann.

Auch der linke Arm zieht bremsend zurück, wie wenn er einen Pfeilbogen zwischen der rechten und linken Hand spannen wollte. Er dreht den Brustkorb mit nach hinten.

Der rechte Arm ist nach unten gegangen bis knapp über den Boden. Seine Handfläche zeigt nach vorn.

Sie sind jetzt in einer etwas unsicheren Lage auf der Seite. Halten Sie die Spannung an den Armen und den Beinen, dann sind Sie im Gleichgewicht.

Wenn das Becken und das vordere Bein zu viel gegen den Boden ziehen möchten, können Sie mit dem linken Arm die Bremse anziehen. Auch das rechte Bein kann bremsen, wenn es seine Ferse mehr gegen den Boden dreht.

Versuchen Sie diese Balance zu halten, ohne den Atem anzuhalten.

Dann wendet sich der Blick zurück. Die Spannung der Arme lässt nach. Das rechte Bein kommt zum linken zurück über den Bauch. Sie rollen wieder auf den Rücken.

Wenn Sie jetzt den linken Fuß unter den rechten Fuß kreuzen und den Kopf nach links drehen, können Sie gleich weiter auf die linke Seite drehen.«

(▶ Siehe auch ⦿ DVD, Kap. IV Wer dreht, gewinnt).

Hinweise für den Therapeuten

> **Tipp**
> Der Therapeut sollte auf Folgendes achten:
> - Bei der Drehung des Kopfs muss das Gesicht Abstand vom Boden halten. Das erfordert eine Dorsaltranslation in der Halswirbelsäule und hilft weiterlaufend, die Brustwirbelsäule extensorisch zu stabilisieren.
> - Die Bewegung soll kontinuierlich ohne plötzliche Beschleunigung ablaufen. Nur so kann der Patient die Gewichte koordinieren.
> - Das untere Bein mit seinem gestreckten Knie muss in der Endstellung hinter der mittleren Frontalebene sein, um die maximale Extension im Hüftgelenk zu erreichen.
>
> ▼

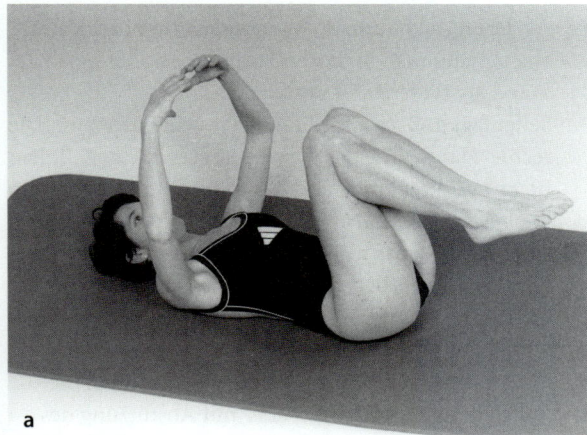

◘ Abb. 29.1a–f. »Wer dreht, gewinnt«. **a** Ausgangsstellung, **b, c** Drehung nach links und rechts, **d** Ausgangsstellung im Sitz, **e** im Sitz, Drehung nur mit dem Brustkorb, **f** Sitz auf einer Gesäßhälfte: Drehung von Brustkorb und Becken

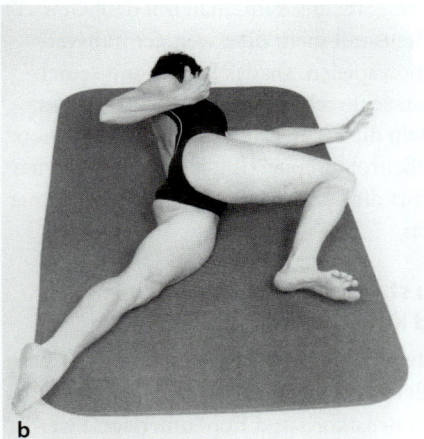

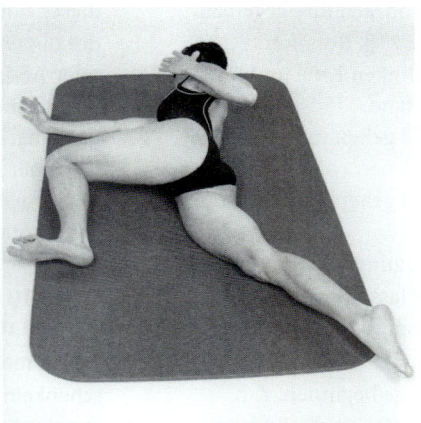

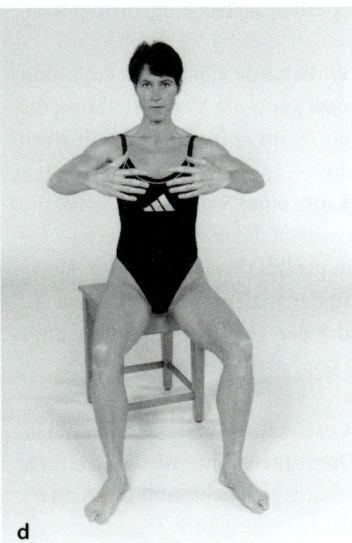

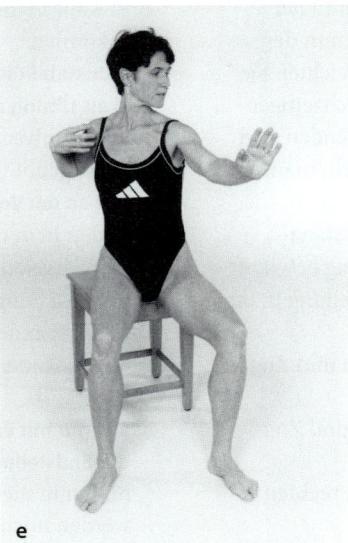

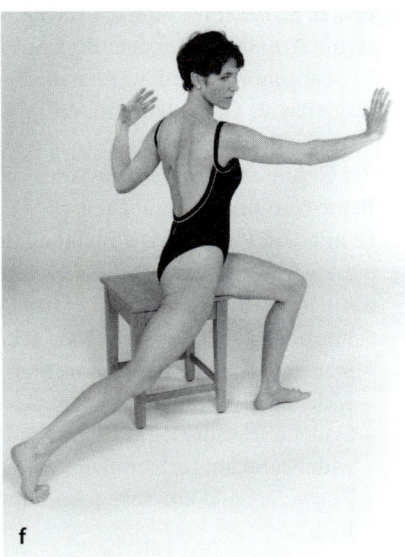

— Am oberen Bein darf der Fuß nie höher als das Knie stehen. Das Bein muss in Außenrotation/Abduktion gehalten werden, damit sein Gewicht nicht die Stellung des Beckens in der Endstellung gefährdet.

— Die Spannung soll zwischen den Armen und Beinen in der Endstellung gehalten werden, um eine endgradige rotatorische Verschraubung zu garantieren.

Folgende **Variante** ist möglich:

— Die Übung hat 5 Primärbewegungen. Deshalb ist es sinnvoll, sich die 5 Körperpunkte in der Ausgangsstellung bewusst zu machen und sich ihre gegenläufigen Richtungen vorzustellen, z. B. Rotation rechts:
  - rechtes Knie in Bezug zum linken Knie und rechte Hand in Bezug zur linken Hand,
  - linkes Knie und rechte Hand gehen in die gleiche Richtung wie der Kopf,
  - rechtes Knie und linke Hand gehen zurück in die entgegengesetzte Richtung.

— Der Therapeut kann den Bewegungsablauf erleichtern, wenn er die untere Ferse fasst und sie nach hinten/unten zieht, sobald der Kopf mit dem Drehen anfängt.

— Man kann auch in der Seitenlage beginnen, z. B. rechts, und bringt die Extremitäten in die Endstellung. Sie müssen vorerst noch nicht abgehoben werden, d. h., der linke Fuß, das rechte Bein und der rechte Arm liegen auf dem Boden. Wenn nun der Kopf abgehoben wird, werden die Beine leichter. Sie reagieren als Gegengewicht. Mit dem gleichzeitigen Spannen des Pfeilbogens zwischen den Händen und der Gegenschraube des Brustkorbs versucht man, die Beine vom Boden abzuheben.

— Damit dem Patienten die Richtung der Distanzpunkte und die rotatorische Verschraubung bewusst werden, kann der Therapeut in der Endstellung in der Seitenlage folgende Widerstände geben:
  - Stauchungswiderstand am rechten Arm und Zugwiderstand am linken Arm,
  - Stauchungswiderstand am linken Bein und Zugwiderstand am rechten Bein,
  - Zugwiderstand am linken Arm und am rechten Bein.

— Als **Übung zu Hause**, besonders auch für ältere Patienten, kann man in der Endstellung der Übung eine Wand als Widerstand nutzen.
Seitenlage z. B. rechts mit dem Gesicht zur Wand: Die rechte Hand und das Knie des aufgestellten linken Beins berühren die Wand. Hand und Knie drücken in die Wand, während der linke Arm von der Wand wegzieht und sich das rechte Bein weit nach hinten streckt. Der Kopf kann liegen bleiben oder abheben und das Gesicht nach unten drehen.

— Um die reaktiven **rotatorischen Bewegungen im unteren Hüftgelenk** zu provozieren, wählt man die Endstellung in Seitenlage, aber mit Abstützung des oberen Arms vor dem Brustkorb auf dem Boden. In dieser stabileren Stellung kann man mit dem Gewicht des oberen Beins mit mehr oder weniger transversaler Abduktion spielen. Da das Becken mit seinen Frontalebenen senkrecht stehen bleiben soll, muss das untere Bein die vermehrte Transversalabduktion mit einer Außenrotation im Hüftgelenk beantworten und umgekehrt die verminderte Abduktion mit einer Innenrotation.

Anpassung an statische Abweichungen, Kondition und Konstitution

— Bei **vermehrtem Gewicht am Becken und an den Oberschenkeln** oder bei einem **großen Trochanterabstand** müssen Brustkorb und Kopf unterlagert werden, damit die Körperabschnitte Becken, Brustkorb und Kopf in die Körperlängsachse eingeordnet werden können.

— Bei **Unstabilität der Wirbelsäule, bei älteren Patienten und als Übung zu Hause** kann die Verschraubung der Rotationsniveaus hubfrei im aufrechten Sitz in **2 Variationen** geübt werden:
  - **Sitz an der Vorderkante eines Stuhls:** Die Arme bilden in der Transversalebene der Humeroskapulargelenke ein großes Oval. Aus dieser Ausgangsstellung kann der Patient den Pfeilbogen selbst spannen, oder der Therapeut gibt Führungswiderstände. Der Kopf dreht gegensinnig zum Brustkorb.
  - **Sitz nur mit einer Gesäßhälfte auf der Stuhlkante in der Endstellung:** Das hintere Knie wird nach oben/hinten in die Streckung gedrückt, und die Arme werden noch etwas mehr gespannt.

29

29.3 Analyse

Ausgangsstellung

Kontaktstellen des Körpers mit der Unterlage

In der Rückenlage haben die dorsalen Seiten der **Körperabschnitte Becken, Brustkorb und Kopf** und die **Schulterblätter** Kontakt mit dem Boden.

Gelenkstellungen

Körperabschnitt Beine

Die **Hüftgelenke** sind von den distalen Gelenkpartnern aus so weit in Flexion, dass das Gewicht der Beine die Bauchmuskulatur nicht aktiviert, und in so viel Adduktion, dass sich die medialen Seiten der Oberschenkel berühren.

Die **Kniegelenke** sind so weit flektiert, dass die Unterschenkel ohne Quadrizepsaktivität an den Oberschenkeln hängen.

Körperabschnitte Becken und Brustkorb

Die Lordose der **Lendenwirbelsäule** und die Kyphose der **Brustwirbelsäule** sind so weit verringert, dass die beiden Körperabschnitte lückenlosen Kontakt mit dem Boden haben.

Körperabschnitt Arme

Die **Arme** bilden zusammen ein stehendes Oval.

Das rechte und linke **Akromion** stehen dorsal, die **Oberarme** in den Humeroskapulargelenken in Transversalflexion/Innenrotation, die **Ellbogengelenke** in leichter Flexion, die **Unterarme** in Supination, die **Hand- und Fingergelenke** in so viel Flexion, dass die Beugeseiten der Ober- und Unterarme nach medial und die Handflächen nach unten schauen.

Körperabschnitt Kopf

Die **Halswirbelsäulenlordose** ist verringert. Die oberen **Kopfgelenke** sind in Flexion.

Muskuläre Aktivitäten

Die Intensität der ökonomischen Muskelaktivität ist gering.

Bewegungsablauf bis in die Endstellung

Es wird die Bewegung nach rechts beschrieben.

Die Bewegung wird durch **5 Primärbewegungen** bestimmt. Der **Kopf** leitet die Drehung aus der Rückenlage in die Seitenlage ein. Er bewegt sich rechts rotatorisch in der Halswirbelsäule. Die gegensinnigen Bewegungen der **Beine** drehen das Becken rechts rotatorisch in der unteren Brustwirbelsäule. Die gegensinnigen Bewegungen der **Arme** drehen den Brustkorb links rotatorisch in der unteren Brustwirbelsäule und in der Halswirbelsäule.

Primärbewegungen

Kopf

Der kritische Punkt, **Nasenspitze**, geht nach rechts/unten (dorsal) rechts rotatorisch in den oberen Kopfgelenken und der Halswirbelsäule.

Linkes Bein

Der kritische Punkt, **linke Patella**, geht nach rechts unten (ventral/etwas links lateral). Der **Oberschenkel** bewegt sich transversalabduktorisch/außenrotatorisch im Hüftgelenk, das **Becken** weiterlaufend im rechten Hüftgelenk innenrotatorisch. Hier ist der 1. kritische Drehpunkt.

Das **Becken** bewegt sich als kaudaler Gelenkpartner rechts rotatorisch in der unteren Brustwirbelsäule. Das ist der 2. kritische Drehpunkt.

Die Flexion in **Hüft- und Kniegelenk** verändert sich nicht.

Die **Fußgelenke** gehen in Dorsalextension/Inversion, die Zehengelenke in Extension.

In der Seitenlage steht der **linke Fuß** knapp über dem Boden.

Rechtes Bein

Der kritische Punkt, **rechte Patella**, geht nach unten (dorsal/kaudal) aus der Bewegungsrichtung, extensorisch im Kniegelenk durch Drehpunktverschiebung, die **Fuß- und Zehengelenke** bewegen sich plantarflexorisch/inversorisch/flexorisch. Proximal weiterlaufend bewegt sich der **Oberschenkel** im rechten Hüftgelenk extensorisch/außenrotatorisch/wenig adduktorisch. **Becken** und **Brustkorb** drehen weiterlaufend auf dem Boden auf die rechte Körperseite. Das **Becken** dreht in der unteren Brustwirbelsäule so weit rechts rotatorisch, bis seine Frontalebene vertikal steht. Der **Brustkorb** dreht weniger und wird später vom **linken Arm** links rotatorisch wieder zurückgedreht. In der unteren Brustwirbelsäule ist ein kritischer Drehpunkt.

Rechter Arm

Der kritische Punkt, **rechter Daumenballen**, geht nach rechts unten (ventral/lateral). Der **Unterarm** kommt in Pronation, das **Ellbogengelenk** in Extension. Weiterlaufend bewegt sich der **Oberarm** als distaler Gelenkpartner flexorisch/innenrotatorisch im Humeroskapulargelenk. Der Winkel im Akromioklavikulargelenk wird kleiner.

In den **Hand- und Fingergelenken** verändert sich nichts.

Linker Arm

Der kritische Punkt, **Processus styloideus radii**, geht nach links lateral (dorsal) in Bezug auf die Seitenlage aus der Bewegungsrichtung. Der **Unterarm** bewegt sich supinatorisch, das **Ellbogengelenk** flexorisch durch Drehpunktverschiebung, der **Oberarm** transversalextensorisch/außenrotatorisch/ca. 40° abduktorisch im Humeroskapulargelenk. Weiterlaufend wird der Winkel im Akromioklavikulargelenk größer. Der **mediale Schulterblattrand** nähert sich den Dornfortsätzen. Der **Brustkorb** dreht von kranial im lumbothorakalen Bereich, dem einen kritischen Drehpunkt, und von kaudal in der Halswirbelsäule links rotatorisch gegensinnig zur Kopfrotation, dem anderen kritischen Drehpunkt. In der Seitenlage zeigt die **linke Handfläche** zur Schulter.

Reaktion

In Form von Veränderung der Unterstützungsfläche

Die Unterstützungsfläche in Rückenlage wird aufgegeben und hat sich in der Endstellung in Seitenlage stark verkleinert. Sie besteht aus den lateralen Seiten von Becken und Brustkorb und dem rechten Oberarm.

In Form von Gegengewichten

Während der Drehung von der Rückenlage in die Seitenlage heben Teile des **Beckens** und des **Brustkorbs** vom Boden ab. Sie werden zu bremsenden Gegengewichten.

Sobald in der Seitenlage die Frontalebenen des Beckens senkrecht stehen, bestehen die Gegengewichte noch aus einem Teil des Brustkorbs mit dem linken Arm und aus dem rechten Bein.

Die Trennebene geht durch die mittlere Frontalebene des Beckens.

Bedingungen

Gleich bleibende Abstände zwischen körpereigenen Punkten

- Der Abstand der transversalen Ebenen durch die Spinae iliacae und durch den frontotransversalen Brustkorbdurchmesser bleibt gleich.

- Dynamische Stabilisierungen in der Lendenwirbelsäule und der Brustwirbelsäule garantieren die Erhaltung der Körperlängsachse.

Gleich bleibende Abstände zwischen körpereigenen Punkten, Ebenen und Achsen mit der Umwelt

- Bei der Drehung in die Seitenlage darf die ventrale Seite des Beckens nicht gegen den Boden weisen. Diese Bedingung begrenzt die Bewegung und kann nur eingehalten werden, wenn beim eventuellen Überhandnehmen der ventralen/vorderen beschleunigenden Gewichte der **linke Arm** die linke Rotation des Brustkorbs intensiviert und/oder das **rechte Bein** in der Endstellung die innenrotatorische Bewegung des Beckens im rechten Hüftgelenk mit einer innenrotatorischen Bewegung des Beins stoppt.

Bewegungstempo

Die Übung soll langsam ausgeführt werden. Es darf keine Stockungen oder Beschleunigungen während des Ablaufs geben.

Der träumende Verkehrspolizist

Lernziel

Der Patient soll lernen,
- die in die Körperlängsachse eingeordneten Körperabschnitte Becken, Brustkorb und Kopf mithilfe der Extremitäten en bloc aus der Rückenlage in die Seitenlage zu drehen,
- die beschleunigenden und bremsenden Gewichte der Arme und Beine zu koordinieren und auszubalancieren,
- mit der Hüftgelenkmuskulatur bei wechselnder Belastung dynamisch stabilisierend zu reagieren.

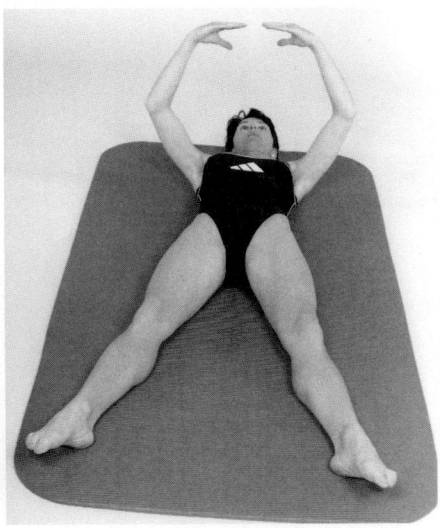

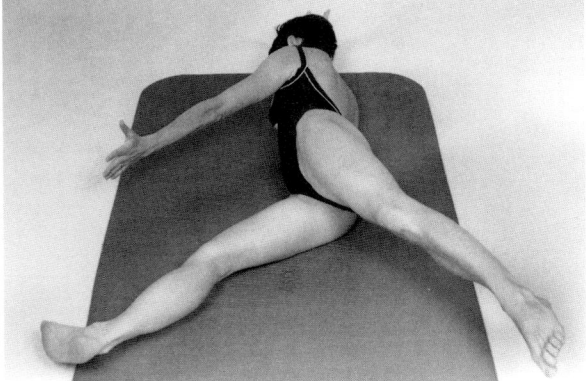

30.1   Konzept

Um die Rotatoren der Wirbelsäule mit Hubarbeit zu belasten, wird als Ausgangsstellung die Rückenlage gewählt. Der Patient soll bei erhaltener Körperlängsachse in die Seitenlage drehen. Ohne Hilfe der Extremitäten ist diese Drehung nicht möglich. Arme und Beine helfen, als beschleunigende und bremsende Gewichte die Bewegung in Gang zu bringen und sie zu kontrollieren.

In der Rückenlage bilden die Arme ein stehendes Oval. Die Beine liegen in maximaler Abduktion am Boden.

Durch den Abdruck einer Ferse und einer raschen diagonalen Bewegung des gleichseitigen Arms nach unten wird das Rollen in Gang gesetzt und soll weitergehen, bis die Frontalebenen von Becken und Brustkorb in der Seitenlage senkrecht stehen. Sobald das Abdruckbein den Bodenkontakt verliert, wirkt es zusammen mit dem Becken bremsend auf die Bewegungsrichtung.

Das andere Bein dreht zusammen mit dem Becken auf die laterale Seite.

In Rückenlage sind die Beine in den Hüftgelenken in Abduktion/Außenrotation. In der Seitenlage sind sie in Flexion und Extension und müssen abduktorisch/adduktorisch/innenrotatorisch gehalten werden.

Beim Zurückdrehen in die Rückenlage landet das Bein wieder an seiner alten Stelle. Das andere Bein drückt ab und dreht den Körper in die andere Seitenlage (◻ Abb. 30.1).

30.2   Lernweg

Übungsanleitung für den Patienten

»Legen Sie sich auf den Rücken auf den Boden. Die Beine sind weit gegrätscht. Stellen Sie sich vor, dass ein großer Luftballon auf Ihrem Brustbein liegt. Die Arme umfassen diesen so, dass die Finger sich oben gerade nicht berühren.

Sie sollen auf die rechte Seite drehen. Becken, Brustkorb und Kopf drehen gemeinsam. Die Arme und Beine werden das Drehen erleichtern.

Stellen Sie sich die Bewegungen der Arme und Beine vor:

Der linke Arm soll mit seiner Kleinfingerhandkante die Luft diagonal über dem Bauch nach unten durchschneiden. Stellen Sie die Handkante schon in die Diagonale ein.

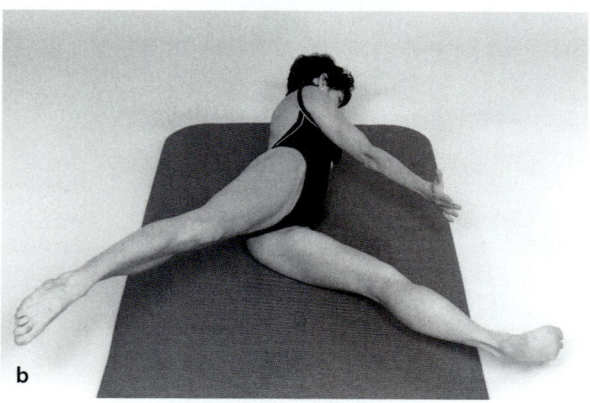

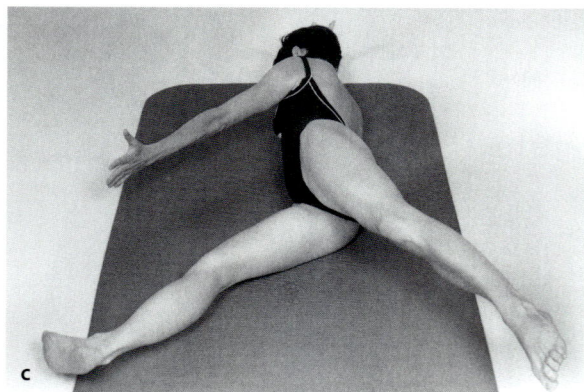

◻ **Abb. 30.1a–c.** »Der träumende Verkehrspolizist«. **a** Ausgangsstellung, **b, c** Drehung nach rechts und links

Der rechte Arm geht nach hinten aus dem Weg und legt sich gestreckt unter den Kopf.

Am linken Bein dreht die Kniescheibe nach innen. Dann stößt sich die Ferse vom Boden ab und hebt dabei die linke Beckenhälfte ab.

Sie kennen nun die Wege der beiden Arme und des linken Beins.

Das linke Bein beginnt mit dem Rollen nach innen. Jetzt ist der Moment für die Arme gekommen. Der linke Arm bewegt sich sogar mit Schwung. Der Fuß drückt ab, drückt die linke Beckenhälfte mit hoch, und schon rollen Sie auf dem Boden auf die Seite.

Dann machen Sie den Schritt mit den Beinen noch etwas größer. Der vordere Fuß strebt mit der Fußsohle nach vorn wie auch die linke Hand mit der Handfläche. Am linken Bein zeigt die Fußsohle nach hinten. Beide Beine schweben, sind gestreckt und halten die Balance. Das Becken steht in der Mitte und fällt nicht auf den Bauch und nicht auf den Rücken.

Streben Sie mit dem Hinterkopf etwas zurück. Das hilft Ihnen, den Rücken gerade zu halten. Halten Sie dieses Balancekunststück einen Moment aufrecht.

Wenn Sie nun auf den Rücken zurückdrehen wollen, gehen Sie mit der linken Ferse nach unten und landen genau auf dem alten Platz. Die Arme umfassen wieder den gedachten Luftballon.

Aber schon geht es weiter auf die linke Seite. Das rechte Bein dreht nach innen und stößt mit der Ferse ab. Die Handkante stellt sich ein und schneidet die Luft diagonal nach links unten. Sie kommen in die linke Seitenlage.

So können Sie von einer Seite zur anderen drehen. Die Arme bewegen sich dabei wie bei einem Verkehrspolizisten. Die Bewegungen müssen gut koordiniert, langsam und fließend sein wie im Traum. Darum heißt die Übung auch ‚Der träumende Verkehrspolizist‘.«

(▶ Siehe auch ⬤ DVD, Kap. IV Der träumende Verkehrpolizist).

Hinweise für den Therapeuten

> **Tipp**
> Der Therapeut sollte auf Folgendes achten:
> – Das Knie des unteren Beins darf in der Endstellung keinen Kontakt mit dem Boden haben. Das würde die Unterstützungsfläche in die Primärrichtung vergrößern und die Balance zwischen den Beingewichten stören.
>
> ▼

> – Der Kopf soll sich mit einer Dorsaltranslation zurück bewegen. Die Bewegung verstärkt weiterlaufend die extensorische Stabilisierung der Brustwirbelsäule.
> – In der Endstellung müssen das Becken, der Brustkorb und der Kopf mit ihren frontalen Ebenen senkrecht stehen. Ihr Gewicht ist dann neutral in Bezug auf die beschleunigenden und die bremsenden Gewichte.
> – Der Abstand zwischen den Füßen muss in der Endstellung wieder gleich sein wie in der Ausgangsstellung. Die Beine sind in der Rückenlage in einer Abduktion im Hüftgelenk und kommen in der Seitenlage in eine flexorische/extensorische Schrittstellung. Bei der Drehung in die Seitenlage stellt sich das Becken auf die Seite und nimmt das obere Bein um die Strecke des Trochanterabstands mit in die Bewegungsrichtung.
> – Das obere Bein steht in der Seitenlage im Hüftgelenk in einer Extension, die schon fast ausgeschöpft ist. Darum muss vor allem das untere Bein den Schritt mit einer Flexion im Hüftgelenk vergrößern, um den Abstand der Füße gleich zu halten. Die Schere muss weit offen sein. Das erleichtert das Halten der Balance.

Folgende **Varianten** sind möglich:

– Wenn die zeitliche Koordination der Bewegungen schwierig ist, kann der Therapeut einen Widerstand an der Abdruckferse geben. Beim Zurückdrehen soll die Ferse **an der gleichen Stelle landen**, von der sie gestartet ist. Diese Bedingung ist wichtig und erleichtert dem Therapeuten das Führen des Beins.

– Man kann auch beiden Beinen einen Abduktionswiderstand geben, der sich in der Seitenlage in einen Flexions-/Extensionswiderstand in den Hüftgelenken wandelt. So kann man den Patienten manipulierend drehen. Er kann dazu die Arm- und Kopfbewegungen ausführen. Der Flexions-/Extensionswiderstand darf nur ein **Führungswiderstand** sein, damit vor allem das untere Bein den Schritt flexorisch vergrößern kann.

Anpassung an statische Abweichungen, Kondition und Konstitution

- Bei einem großen Trochanterabstand und relativ kleinem frontotransversalem Brustkorbdurchmesser muss der Brustkorb unterlagert werden.
- Bei einem großen Trochanterabstand und viel Gewicht am Becken ist das Drehen in die Seitenlage erschwert. Der Arm braucht dann noch mehr Beschleunigung, um das Becken mit seinem großen Gewicht zu drehen. Das Abdruckbein kann in der Ausgangsstellung zusätzlich höher gelagert werden.

30.3   Analyse

Ausgangsstellung
Kontaktstellen des Körpers mit der Umwelt

In der Rückenlage haben die dorsalen Seiten der eingeordneten **Körperabschnitte Becken, Brustkorb und Kopf** und der **Schulterblätter** Kontakt mit dem Boden, ebenso die dorsalen Seiten der **Ober- und Unterschenkel** und der **Fersen**.

Gelenkstellungen

Körperabschnitt Beine

Die **Beine** sind in den Hüftgelenken in maximaler Abduktion/etwas Außenrotation, die **Kniegelenke** in Nullstellung, die **Fußgelenke** in Plantarflexion/Inversion, die **Zehengelenke** in Flexion. Die rechte und linke **Patella** zeigen nach außen und die **Fußsohlen** nach unten/medial.

Körperabschnitte Becken, Brustkorb und Kopf

Diese Körperabschnitte sind in die Körperlängsachse eingeordnet. Die **Wirbelsäule** ist in etwa in Nullstellung.

Körperabschnitt Arme

Die **Arme** bilden zusammen ein stehendes Oval. In den Humeroskapulargelenken sind sie in Transversalflexion. Die **Ellbogen** sind in Flexion, die **Unterarme** in Supination, die **Hand- und Fingergelenke** in Flexion. In all diesen Gelenken braucht es nur wenig Flexion, um das Oval zu formen. Die **Handflächen** zeigen nach unten. Die **Fingerspitzen** berühren sich nicht.

Muskuläre Aktivitäten

Becken, Brustkorb, Kopf und die **Beine** sind am Boden parkiert. Die **Arme** brauchen wenig Muskelaktivität. Sie sind annähernd in die senkrecht stehende Transversalebene der Humeroskapulargelenke eingeordnet.

Bewegungsablauf bis in die Endstellung

Das Drehen des Körpers aus der Ausgangsstellung Rückenlage in die Endstellung Seitenlage ist ein standortverändernder Bewegungsablauf.

Es wird die Drehung nach rechts beschrieben.

Primärbewegung

Die Bewegung wird durch **3 simultan einsetzende Primärbewegungen** bestimmt.

- Das **linke Bein** löst durch eine Innenrotation und Abdruckaktivität das Drehen aus.
- Der **linke Arm** bringt mit einer beschleunigenden Bewegung Gewicht in die Primärrichtung.
- Der **rechte Arm** weicht in die entgegengesetzte Richtung aus, bis er parallel zur Körperlängsachse steht und mit seinem Gewicht neutral eingestellt ist.
- Das **linke Bein** bewegt sich innenrotatorisch im rechten Hüftgelenk.
- Der kritische Punkt, **linke Ferse**, drückt sich vom Boden ab. Dabei wird die **linke Beckenseite** vom Boden abgehoben und nach rechts gedreht. Das obere **Sprunggelenk** bewegt sich plantarflexorisch, das **Kniegelenk** extensorisch, das **Hüftgelenk** extensorisch/innenrotatorisch. Das **Becken** dreht sich auf dem Boden zusammen mit dem rechten Bein auf die laterale Seite.
- Gleichzeitig geht der kritische Punkt des **linken Arms**, die **Handkante** der Kleinfingerseite, nach rechts unten (kaudal/medial). Die **Fingergelenke** und das **Handgelenk** bewegen sich extensorisch bis in die Nullstellung, der **Unterarm** supinatorisch, das **Ellbogengelenk** extensorisch, das **Humeroskapulargelenk** vom distalen Gelenkpartner aus extensorisch/außenrotatorisch/etwas adduktorisch, das **Akromion** nach kaudal/dorsal. Der Winkel im Akromioklavikulargelenk wird größer. Der mediale **Schulterblattrand** nähert sich den Dornfortsätzen der Brustwirbelsäule und stabilisiert die Brustwirbelsäule weiterlaufend extensorisch. **Becken, Brustkorb** und der abgehobene **Kopf** drehen sich en bloc auf dem Boden auf ihre lateralen Seiten.
- Simultan geht der kritische Punkt des **rechten Arms**, die **Handkante** der Zeigefingerseite, nach unten (kranial/dorsal). Die **Fingergelenke** und das **Handgelenk** kommen in Extension, der **Unterarm** in Supination, das **Ellbogengelenk** in Extension, das **Humeroskapu-**

largelenk vom distalen Gelenkpartner aus in maximale Flexion/Außenrotation. Das **Akromion** geht nach kranial/medial/dorsal. Im Sternoklavikulargelenk endet die Bewegung.

Reaktion

In Form von Veränderung der Unterstützungsfläche
Die Unterstützungsfläche hat sich nach rechts verlagert und stark verkleinert. Sie besteht noch aus den lateralen Seiten des Beckens und des Brustkorbs und den kranialen Teilen des rechten Oberschenkels und des rechten Oberarms.

In Form von Gegengewichten
Sobald die **linke Ferse** vom Boden abhebt, werden das **linke Bein** und das **Becken** zu bremsenden Gewichten.

Das **linke Bein** hängt sich im Hüftgelenk innenrotatorisch/abduktorisch an das Becken, und dieses bewegt sich im rechten Hüftgelenk als proximaler Gelenkpartner innenrotatorisch/transversaladduktorisch. In der Endstellung wirkt nur noch das Bein als Gegengewicht. Das **Becken** hat sich senkrecht eingestellt und ist in Bezug auf die Gewichtsverteilung neutral.

Um das Gleichgewicht zum linken Bein zu halten, hat sich das **rechte Bein** abgehoben und hängt flexorisch/adduktorisch am Becken.

Die Trennebene geht in der Seitenlage durch die mittlere Frontalebene.

Bedingungen

Gleich bleibende Abstände zwischen körpereigenen Punkten
- Die Abstände zwischen der Kinnspitze/Incisura jugularis und Incisura jugularis/Bauchnabel bleiben gleich. Das verlangt eine dynamische Stabilisierung zwischen den Körperabschnitten. Nur dann kann en bloc gedreht werden.
- Die Längsachsen des **oberen Arms** und des **unteren Beins** sollen in der Endstellung parallel stehen. Die Stellung des **Arms** im Humeroskapulargelenk in Flexion und endgradiger Außenrotation und das Vorwärtsstreben der **Hand** verankern den Schultergürtel auf dem Brustkorb.
Die flexorische Stellung des **unteren Beins** zusammen mit dem Streben des **Fußes** nach vorn wirkt einer zu starken Lendenwirbelsäulenlordose entgegen.

Bewegungstempo
Der Bewegungsablauf sollte fließend und langsam sein, damit er immer unter Kontrolle bleibt.

Die Endstellung in der Seitenlage soll einige Sekunden balancierend gehalten werden.

Training für die Halswirbelsäule und die Kiefergelenke

Kopfabreißer

Lernziel

Der Patient soll lernen,
- sich selbst Widerstände an die Halsmuskulatur zu geben, um sich Erleichterung bei Nackenbeschwerden zu verschaffen.

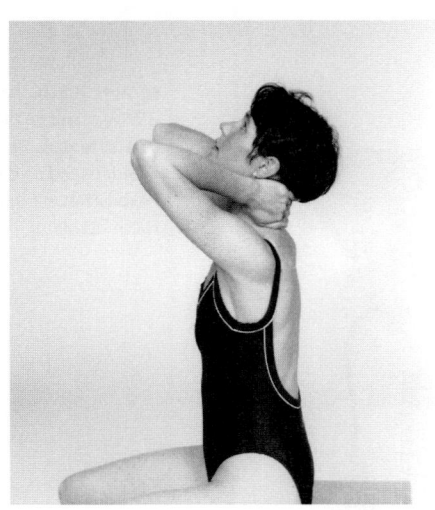
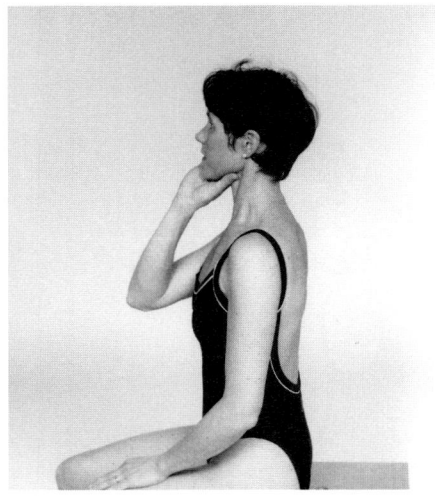

31.1 Konzept

Chronisch statische Fehlhaltungen im Schultergürtel- und Nackenbereich verursachen Tonusstörungen in der fallverhindernden Nackenmuskulatur, die durch diese andauernde Haltearbeit hyperton und ischämisch wird.

Über die Antagonisten wird versucht, eine reflektorische Entspannung der betroffenen Muskulatur zu erreichen.

Als Ausgangsstellung eignet sich der Sitz auf einem Hocker.

Die extensorische Halsmuskulatur wird zuerst mit einer Kopfbewegung nach hinten/unten maximal verkürzt. Die Hände sind mit den Handkanten der Kleinfingerseiten am Okziput und geben einen massiven Widerstand an die Nackenmuskulatur.

Dann geht der Kopf in seine Nullstellung zurück. Eine Handfläche schiebt sich unter das Kinn und gibt der flexorischen Halsmuskulatur einen maximalen Widerstand und entspannt so reflektorisch die schon vom extensorischen Widerstand gut durchblutete Nackenmuskulatur (◘ **Abb. 31.1**).

31.2 Lernweg

Übungsanleitung für den Patienten

»Setzen Sie sich gerade auf die Vorderkante eines Hockers.

Nehmen Sie beide Hände in den Nacken. Die Handflächen liegen am Hals und die Kleinfingerseiten direkt unterhalb der Hinterkopfrundung.

Wenn Sie mit dem Blick zur Decke gehen, spüren Sie, wie der Hinterkopf nach hinten/unten kommt und der Nacken ganz kurz wird. Jetzt ziehen Sie mit aller Kraft am Hinterkopf, indem die Ellbogen nach oben vorn streben. Der Hinterkopf gibt nicht nach. Er verteidigt seine Stellung.

Dann geht der Blick wieder zurück, bis er geradeaus schaut. Schieben Sie eine Handfläche unter das Kinn. Die Finger zeigen zur einen Seite, der Daumen zur anderen. Versuchen Sie, das Kinn nach oben/vorn zu ziehen. Wieder lässt sich der Kopf nicht bewegen.

Zwischen den Widerständen am Hinterkopf und am Kinn bewegen Sie den Kopf langsam und sorgfältig von einer Stellung in die andere. Bald werden Sie im Nacken eine wohlige Wärme spüren.«

Hinweise für den Therapeuten

> **Tipp**
> Der Therapeut sollte auf Folgendes achten:
> — Becken und Brustkorb sollen auch während der Widerstände eingeordnet bleiben. Eine weiterlaufende Überstreckung der Brustwirbelsäule und der Lendenwirbelsäule könnte Schmerzen auslösen.
> — Es ist unbedingt darauf zu achten, dass vor allem der Brustkorb extensorisch stabilisiert ist. Wenn das nicht möglich ist, kann sich der Patient mit dem Rücken an die Stuhllehne anlehnen.
>   ▼

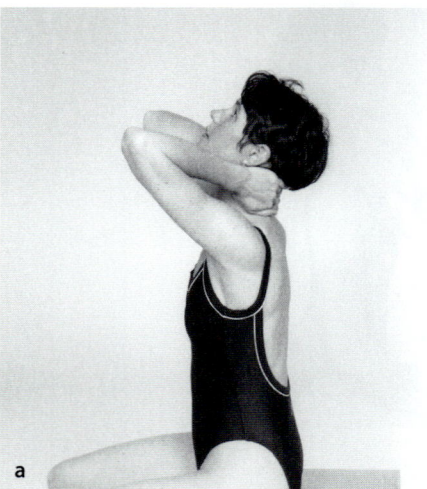
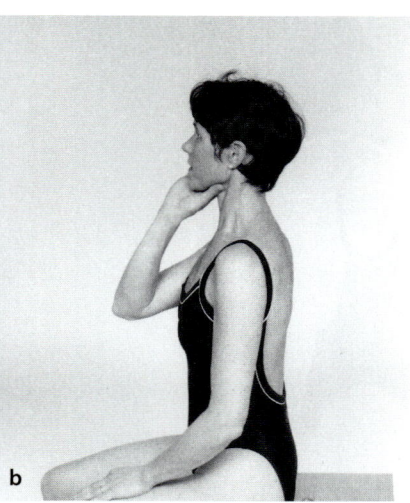
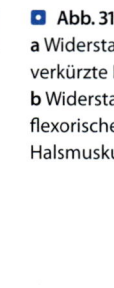

◘ **Abb. 31.1a,b.** »Kopfabreißer«. **a** Widerstand an die dorsale verkürzte Halsmuskulatur, **b** Widerstand an die ventrale flexorische und translatorische Halsmuskulatur

- Beim Zurückkommen des Kopfs in die Nullstellung muss darauf geachtet werden, dass das Kinn nicht translatorisch nach vorn geschoben wird.
- Der Patient soll lernen, die Widerstände langsam mit zunehmender Intensität zu geben, damit die Stabilisierung aufgebaut werden kann und keine Bewegung entsteht.
- Zur Steigerung kann bei der Verkürzung der Nackenmuskulatur auch noch die Schultergürtelmuskulatur mit dem Hochziehen der Schultern maximal verkürzt werden.

31.3 Analyse

Ausgangsstellung
Kontaktstellen des Körpers mit der Umwelt

Im Sitzen haben die **Fußsohlen** Kontakt mit dem Boden und der **Tuberbereich** des Beckens Kontakt mit der Sitzfläche.

Gelenkstellungen

Körperabschnitt Beine

Die **Knie- und Hüftgelenke** sind in ±90° Flexion.

Körperabschnitt Becken, Brustkorb und Kopf

Alle 3 Körperabschnitte sind in die vertikal stehende Körperlängsachse eingeordnet.

Körperabschnitt Arme

Die **Humeroskapulargelenke** sind in Flexion/Abduktion/Innenrotation. Der Winkel in den Akromioklavikulargelenken ist groß. Die **Ellbogengelenke** stehen in maximaler Flexion, die **Handgelenke** in ±Nullstellung, die **Fingergelenke** in leichter Flexion.

Bewegungsablauf
Primärbewegung und Reaktion

Der Bewegungsablauf hat mehrere Primärbewegungen.
- Der kritische Punkt, **Scheitelpunkt**, bewegt sich nach hinten/unten. Dabei kommt es zur maximalen Extension in den oberen Kopfgelenken und in der Halswirbelsäule.
- Die kritischen Punkte, **rechtes/linkes Olekranon**, ziehen nach oben/vorn, dorsalrotatorisch in den Sterno-

klavikulargelenken. Diesem Zug soll die Nackenmuskulatur widerstehen.
- Der kritische Punkt, **Scheitelpunkt**, geht nach vorn/oben und bringt den Kopf zurück in seine Nullstellung.
- Der kritische Punkt, **Handfläche**, schiebt sich unter das Kinn. Durch den Zug am Kinn nach vorn/oben bewegt sich das **Handgelenk** durch Drehpunktverschiebung extensorisch, der **Unterarm** pronatorisch und das **Ellbogengelenk** extensorisch. Diesem Zug muss die flexorische Halsmuskulatur mit dynamischer Gegenaktivität widerstehen.

Bedingungen

Gleich bleibende Abstände zwischen körpereigenen Punkten
- Der Abstand Bauchnabel/Processus xiphoideus und der Abstand Bauchnabel/Symphyse bleibt gleich. Das verlangt eine extensorische dynamische Stabilisierung der Brustwirbelsäule und der Lendenwirbelsäule.

Bewegungstempo
Die Bewegungen des Kopfs sollen langsam und sorgfältig ausgeführt werden. Die Widerstände werden 2–3 Sekunden gehalten, ohne dabei die Atmung anzuhalten.

Dickschädel

Lernziel

Der Patient soll lernen,
- mit dosiertem Widerstand – Geben am Kopf die Neutralstellung der Halswirbelsäule zu erhalten.

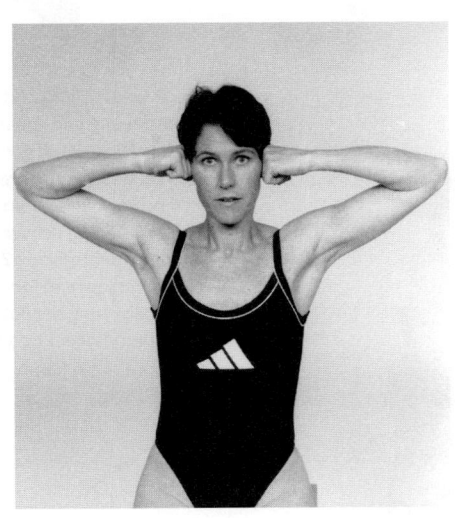 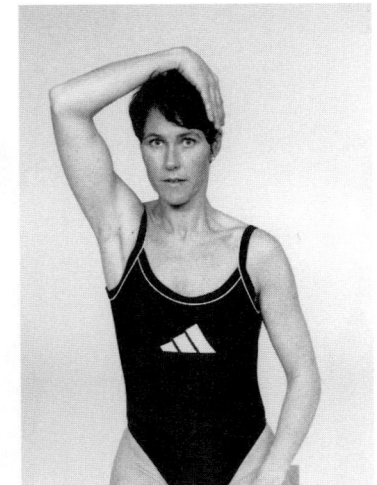

32.1   Konzept

Wenn bei Nackenbeschwerden Bewegungsschmerzen auftreten, versucht man, die Halsmuskulatur ohne Bewegungen des Kopfs zu aktivieren.

Man instruiert den Patienten, sich mit den Händen am Kopf Widerstände in der Richtung aller möglichen Bewegungskomponenten zu geben. Dabei soll der Kopf den Angriffen widerstehen und keine Bewegung zulassen.

Die Halsmuskeln einer Seite werden dadurch aktiviert und trainiert, die der anderen Seite reflektorisch entspannt. Auf diese Weise können alle Muskeln, ob hyperton oder schwach, fast immer schmerzfrei mit einbezogen werden (◻ Abb. 32.1).

Die Übung gelingt im Sitzen am besten.

32.2   Lernweg

Übungsanleitung für den Patienten

»Setzen Sie sich auf einem Stuhl so weit nach hinten, dass das Becken und der Brustkorb an der geraden Rückenlehne anliegen. Sie schauen geradeaus.

Stellen Sie sich vor, Ihr Kopf sei eine Statue aus Bronze. Auch wenn Sie jetzt von allen Seiten daran drücken werden, darf er sich keinen Millimeter bewegen.

Legen Sie Ihre Hände so von rechts und links an den Kopf, dass die Ohren in dem Dreieck zwischen dem Daumen und dem Zeigefinger liegen. So können Sie noch gut hören. Die Fingerspitzen zeigen nach hinten. Wenn es Ihnen bequemer ist, können Sie aber auch mit den Fäusten gegen den Kopf drücken.

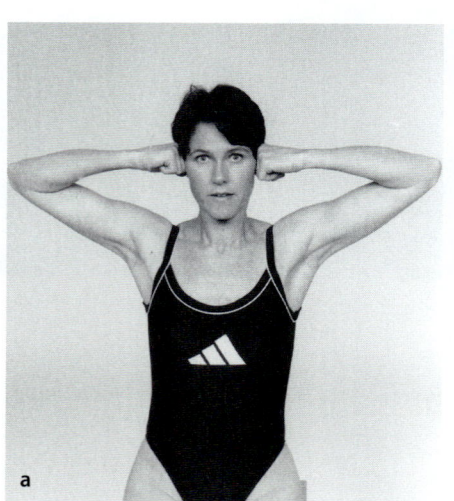

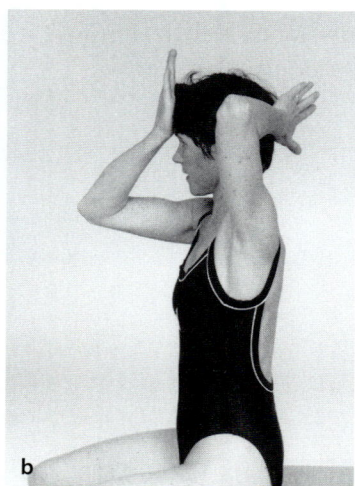

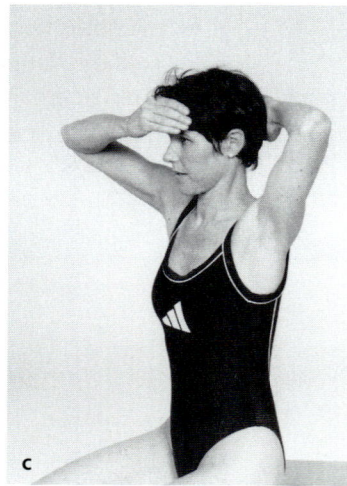

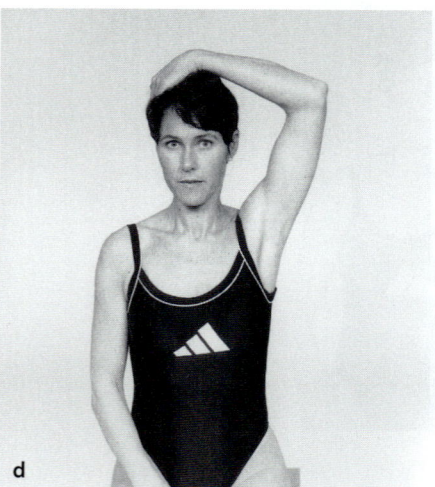

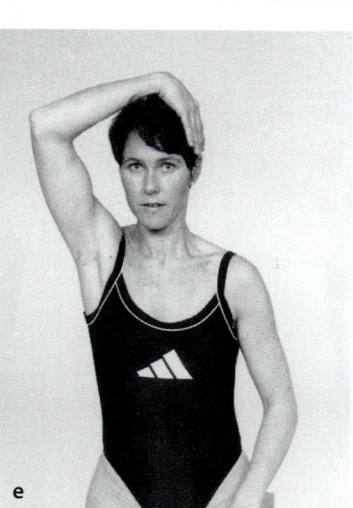

◻ **Abb. 32.1a–e.** »Dickschädel«. **a** Druck der Fäuste alternierend von rechts/links: dynamischer Widerstand der Lateraltranslatoren, **b** sagittotransversaler Druck alternierend von hinten/vorn: dynamische Stabilisierung der Ventral-/Dorsaltranslatoren, **c** rotatorischer Zug gleichzeitig an Hinterkopf und Stirn: dynamische Stabilisierung der Rotatoren, **d, e** lateralflexorischer Zug am Kopf

32

Nun drücken Sie abwechslungsweise von rechts und links gegen den Kopf, aber nur so viel, dass er standhalten kann (◘ **Abb. 32.1a**).

Jetzt legt sich eine Hand an den Hinterkopf und die andere auf die Stirn. Der Druck geht jetzt nach hinten und vorn (◘ **Abb. 32.1b**).

Die Hände bleiben so liegen, versuchen jetzt aber am Hinterkopf und an der Stirn den Kopf zu drehen (◘ **Abb. 32.1c**).

Zuletzt umfasst nur eine Hand von oben den Kopf, sodass die Fingerspitzen gerade über dem Ohr der Gegenseite liegen. Die Hand versucht, den Kopf seitwärts zu ziehen.

Sie drücken oder ziehen nur kurz am unbeweglichen Kopf, dafür immer wieder. Danach werden Sie eine wohlige Wärme im Nacken spüren (◘ **Abb. 32.1d, e**).«

Hinweise für den Therapeuten

> **Tipp**
> Der Therapeut sollte auf Folgendes achten:
> - Beim Widerstandgeben dürfen sich die Tuber ischii nicht einseitig abheben. Dann ist der Widerstand zu stark.
> - Die Körperabschnitte Becken, Brustkorb und Kopf sollten während der ganzen Widerstände eingeordnet bleiben.
> - Es muss darauf geachtet werden, dass der Kopf nicht den Händen entgegenkommt, wenn die sich auf den Kopf zubewegen. Das würde die optimale Ausgangsstellung wieder zunichte machen.
> - Meist kann der Kopf nicht in die Körperlängsachse eingeordnet werden. Sein Gewicht bleibt zu weit ventral. Widerstände in dieser Stellung würden Abscherkräfte auf die Halswirbelsäule ausüben.
> - Wenn man den Brustkorb schräg an die Stuhllehne lehnt, kann der Kopf bequem an der Wand dahinter liegen. Die Halswirbelsäule steht dann senkrecht.
> - Man kann sich die Widerstände auch gut im Stand geben, aber auch hier nur, wenn der Kopf an eine Wand lehnt.
> - Es darf auf keinen Fall am Kopf geschubst werden. Der Patient muss sorgfältig instruiert werden, Widerstände mit zunehmender Intensität zu geben, damit der Kopf absolut ruhig bleiben kann.

32.3 Analyse

Folgende Widerstände können gegeben werden:

In frontotransversaler Richtung
Die **Lateraltranslatoren** rechts/links der oberen Kopfgelenke und der Halswirbelsäule werden gefordert.

In sagittotransversaler Richtung
Die **Extensoren/Flexoren** in den oberen Kopfgelenken und die **Dorsal- und Ventraltranslatoren** der Halswirbelsäule werden gefordert.

In transversaler Richtung
Die **Rotatoren** der oberen Kopf- und Halswirbelgelenke sind gefordert.

In frontaler Richtung
Die **Lateralflexoren** der oberen Kopf- und der Halswirbelgelenke sind gefordert.

Bedingungen

Gleich bleibende Abstände zwischen körpereigenen Punkten
Da sich der Kopf nicht bewegen darf, sind keine Veränderungen der Abstände zwischen dem Kopf und dem Brustkorb erlaubt.

Bewegungstempo
- Die Widerstände dauern ca. 2 Sekunden, die Pausen dazwischen 1 Sekunde.
- In jede Richtung sollten die Widerstände 4- bis 5-mal gegeben werden.

Kieferklemme

Lernziel

Der Patient soll lernen,
- die oberen Kopfgelenke schonend zu mobilisieren,
- die Kiefergelenke frei und differenziert zu bewegen.

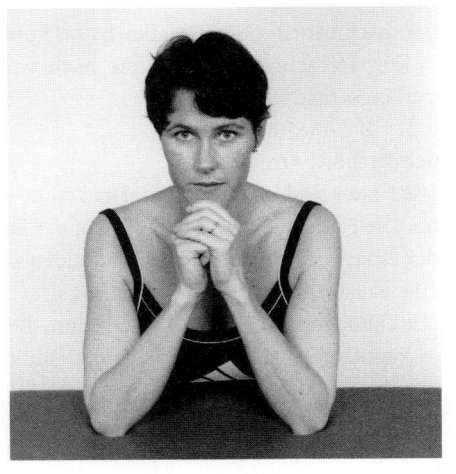
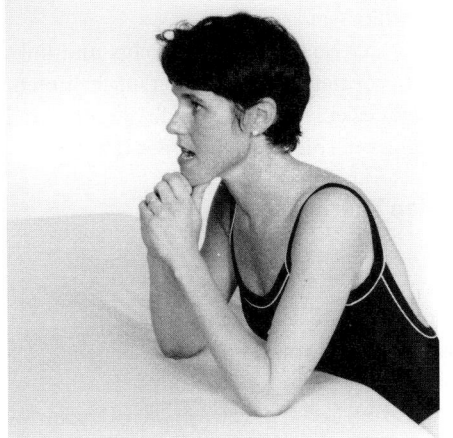

33.1 Konzept

Fehlstellungen und Arthrosen in den Kiefergelenken können zu großen Schwierigkeiten bei den Kaubewegungen führen.

Auch nach Operationen im Mundbereich, bei denen die Insertionen der Muskeln abgelöst werden, muss das Öffnen des Kiefers wieder schonend gelernt und geübt werden.

Analog zur Behandlung bei anderen Gelenken hat es sich hier besonders bewährt, den Kopf als Gelenkpartner der Kiefergelenke an Stelle des Kiefers zu bewegen. Mit seiner Bewegung trifft der Kopf nicht nur die Kiefergelenke, sondern auch die oberen Kopfgelenke, die so auch selektiv mobilisiert werden können (◘ Abb. 33.1).

Als Ausgangsstellung eignet sich der Sitz an einem Tisch mit aufgestellten Ellbogen. Das Kinn ruht auf den Händen. Der Kopf kann nun oberhalb des Unterkiefers alle Bewegungen ausführen, die in den Kiefergelenken möglich sind.

33.2 Lernweg

Übungsanleitung für den Patienten

»Setzen Sie sich an einen Tisch. Sie sitzen auf der vorderen Kante des Stuhls. Neigen Sie sich etwas gegen den Tisch und lehnen Sie sich mit dem Brustkorb an.

Die Ellbogen werden aufgestellt. So können Sie Ihr Kinn bequem auf die übereinander liegenden Hände legen. Das Kinn bleibt von jetzt an immer ruhig liegen.

Nun gehen Sie mit der Nase nach oben und schauen zur Decke. Das öffnet den Mund. Beim Zurückkommen wird er wieder geschlossen.

Sie können mit der Nase auch nach rechts und links drehen oder nach vorn/etwas unten oder nach hinten/oben. Jedes Mal gibt es eine andere Mundbewegung, und die obere Zahnreihe verschiebt sich über der unteren.«

Hinweise für den Therapeuten

> **Tipp**
> Der Therapeut sollte auf Folgendes achten:
> - Der Ausgangsstellung muss große Aufmerksamkeit geschenkt werden.
> - Becken, Brustkorb und Kopf sollen in die nach vorn geneigte Körperlängsachse eingeordnet sein.
>
> ▼

> - Auch die oberen Kopfgelenke müssen in ihrer Nullstellung sein. Häufig wird beim Ablegen des Kinns auf die Hände der Kopf translatorisch nach vorn gebracht. Dabei kommen die oberen Kopfgelenke in Extension.
> - Das Kinn liegt mit nur wenig Druck auf den Händen. Sobald viel Druck ausgeübt wird, bedeutet das, dass das Becken und der Brustkorb zusammengesunken sind.
> - Die Bewegungen des Kopfs sind anfangs sehr klein, bis der Patient die Richtung kennt und merkt, dass sie keine Schmerzen auslösen.
> - Man kann auch den Hinterkopf als kritischen Punkt nehmen. Der Patient kann damit oft besser umgehen als mit der Nase als kritischem Punkt.

33.3 Analyse

Ausgangsstellung
Kontaktstellen des Körpers mit der Umwelt
Die bequem auseinander gestellten **Füße** haben Kontakt mit dem Boden, der **Tuberbereich** mit der Stuhlkante und die **Ellbogen** mit der Tischplatte.

Gelenkstellungen

Körperabschnitt Beine
Die **Kniegelenke** stehen in 90° Flexion, die Hüftgelenke in mehr als 90° Flexion/Abduktion.

Körperabschnitte Becken, Brustkorb und Kopf
Die 3 Körperabschnitte sind in die nach vorn geneigte Körperlängsachse eingeordnet.

Körperabschnitt Arme
- Die **Finger** sind in den Grundgelenken in ±90° Flexion. Die **Finger** einer Hand liegen auf der Dorsalseite der Finger der anderen Hand und bilden zusammen eine Faust, auf der das Kinn liegt.
- Die **Ellbogen** stehen in ca. 120° Flexion, die **Humeroskapulargelenke** in etwas Flexion/Abduktion. Der **Schultergürtel** liegt auf dem Brustkorb.

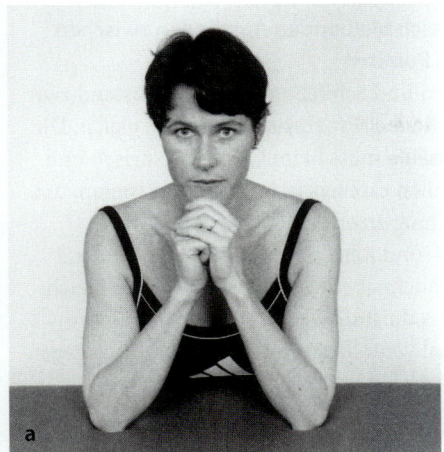

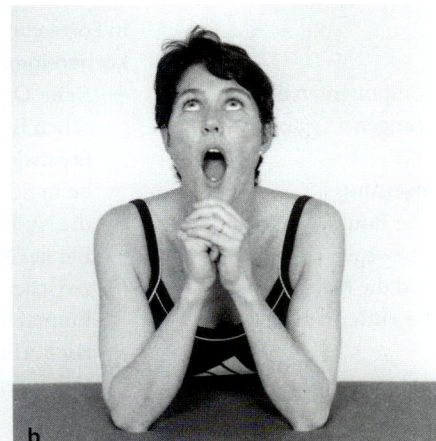

■ **Abb. 33.1a–f.** »Kieferklemme«.
a Ausgangsstellung mit fixiertem
Kinn, **b** Mundöffnung durch extensorische Bewegung in den
oberen Kopfgelenken, **c, d** Seit-
wärtsverschieben des Oberkiefers
durch rotatorische Bewegungen
in den oberen Kopfgelenken,
e, f Vor-/Rückschieben des Oberkiefers translatorisch in den oberen Kopfgelenken

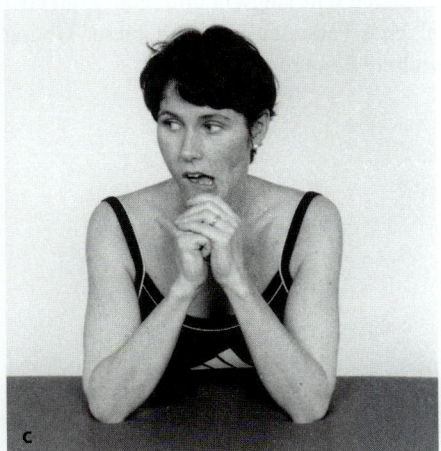

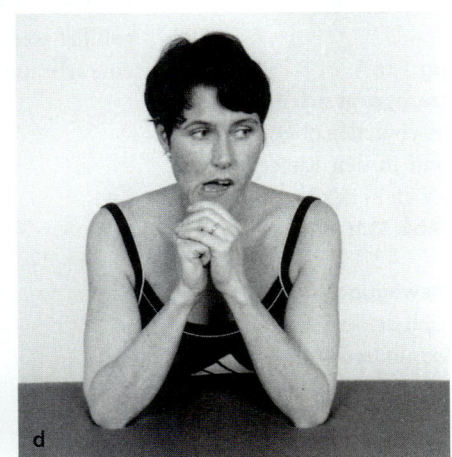

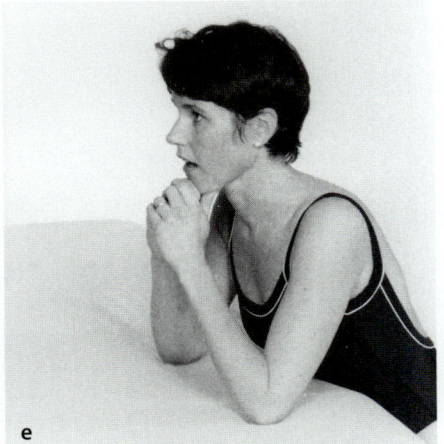

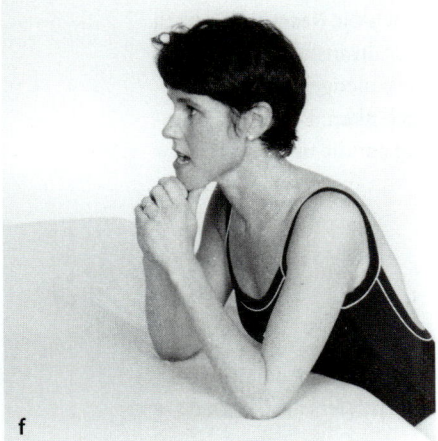

Bewegungsablauf
Primärbewegung
Der Kopf nutzt die Bewegungskomponenten des Kiefergelenks und bewegt sich in 3 Richtungen.

Öffnen und Schließen – Beißbewegung
- Beim **Öffnen** geht der kritische Punkt, **Nasenspitze**, nach oben/dorsal. Dabei bewegen sich die **oberen Kopfgelenke** extensorisch, und die **Kiefergelenke** öffnen sich. Die **obere Zahnreihe** entfernt sich von der unteren nach oben/dorsal.
- Beim **Schließen** geht die **Nasenspitze** nach unten/ventral flexorisch in den oberen Kopfgelenken und schließend in den Kiefergelenken. Die Zahnreihen kommen aufeinander (☐ **Abb. 33.1a, b**).

Laterotrusion – Mahlbewegung
Der kritische Punkt, **Nasenspitze**, bewegt sich nach lateral/dorsal/rechts oder links rotatorisch in den oberen Kopfgelenken, der Halswirbelsäule und in den Kiefergelenken. Die **obere Zahnreihe** verschiebt sich in Bezug auf die untere nach lateral rechts/links (☐ **Abb. 33.1c, d**).

Pro- und Retrotrusion – Nagebewegung
- Bei der **Protrusion** bewegt sich der kritische Punkt, **Nasenspitze**, nach vorn/etwas unten/ventral ventraltranslatorisch in den oberen Kopfgelenken und der oberen Halswirbelsäule und translatorisch in den Kiefergelenken. Die **obere Zahnreihe** verschiebt sich in Bezug auf die untere nach vorn.
- Bei der **Retrotrusion** bewegt sich die **Nasenspitze** nach hinten/etwas oben/dorsal dorsaltranslatorisch in den oberen Kopf- und Halswirbelsäulengelenken und translatorisch in den Kiefergelenken. Die **obere Zahnreihe** verschiebt sich in Bezug auf die untere nach hinten (☐ **Abb. 33.1e, f**).

Bedingungen

Räumliche Fixpunkte
- Bei allen Bewegungen bleibt das **Kinn** auf den Händen liegen. Das verlangt bei jeder Bewegung eine dynamische Stabilisierung des Unterkiefers als Gegenaktivität.

In Form von gleich bleibenden Abständen zwischen körpereigenen Punkten
- Beim Öffnen und Schließen bleibt der Abstand zwischen Bauchnabel/Processus xiphoideus gleich: Die **Brustwirbelsäule** muss beim Öffnen flexorisch und beim Schließen extensorisch gegenstabilisieren, um die Nullstellung zu erhalten.
- Bei der Pro- und Retrotrusion bleibt der Abstand zwischen Bauchnabel/Processus xiphoideus gleich: Einmal muss die **Brustwirbelsäule** dorsaltranslatorisch, einmal ventraltranslatorisch dynamisch gegenstabilisiert werden.

Bewegungstempo
Die Bewegungen sollen sehr langsam und ohne Kraft ausgeführt werden. Vom Patienten wird mit dieser Übung eine sehr ungewohnte Bewegung verlangt.

Der Korken

Lernziel

Der Patient soll lernen,
- mit dem Training der Zungenbewegungen die Artikulation zu verbessern sowie die obere Halswirbelsäule zu stabilisieren.

34.1   Konzept

Als Ausgangsstellung eignen sich Sitzen, Stehen oder Gehen in guter aufrechter Haltung.

Zur Vorbereitung werden extreme Zungenbewegungen gemacht.

Während dem man einen Vokal, A, E etc., spricht, wird die Zunge blitzschnell entweder nach vorn, nach rechts oder nach links herausgestreckt. Dabei spannt sich der weiche Gaumen.

Dann klemmt man einen Korken zwischen die obere und untere Zahnreihe und spricht einen beliebigen Text. Unter diesen erschwerten Bedingungen werden die Artikulationsbewegungen der Zunge enorm gefordert und trainiert.

34.2   Lernweg

Hinweise für den Therapeuten

> **Tipp**
> Der Therapeut sollte auf Folgendes achten:
> — Der Patient sollte trotz des Korkens deutlich und gut artikuliert sprechen.
> — Mit einer extensorisch dynamisch stabilisierten Brustwirbelsäule gelingt das Sprechen am besten.
> — Meist löst die Art des Sprechens einen reichlichen Speichelfluss aus. Der Patient muss darauf vorbereitet sein.
> — Die Übung soll mehrmals am Tag einige Male ausgeführt werden.

34.3   Analyse

Bewegungsablauf
Vorbereitendes Zungentraining
In aufrechter Haltung spricht der Patient einen Vokal, z. B. »A«, in einer mittleren Tonhöhe bei offenem Mund.

Der kritische Punkt, **Zungenspitze**, wird in einem schnellen Tempo nach vorn/unten (ventral/kaudal) herausgestreckt. Wenn der Ton weiterklingt, verwandelt sich der Vokal in ein Ä, und der weiche Gaumen wird gespannt.

Die **Zunge** kehrt sofort wieder zurück und berührt mit der Zungenspitze den Gaumen, um dann wieder blitzschnell herauszufahren. Die Zunge kann zur Abwechslung auch mal nach rechts oder links herausgestreckt werden.

Dann wechselt man den Vokal und/oder die Tonhöhe.

Dieses Spannen des weichen Gaumens gibt ein angenehmes Wärmegefühl im Hals, in den Ohren und den oberen Kopfgelenken.

Sprechen mit dem Korken
Ein Korken wird zwischen die unteren und oberen vorderen Zähne geklemmt. Die Höhe des Korkens richtet sich nach der Öffnungsmöglichkeit des Munds, sollte diese aber nur zur Hälfte ausnutzen, damit noch genügend Lippenbewegungen möglich sind. Um bestimmte Konsonanten zu artikulieren, z. B. für ein »L«, wird ein höherer Korken benötigt als für »D« oder »P«.

Der Patient versucht nun, mit dem Korken zwischen den Zähnen während etwa 2 Minuten laut einen Text zu lesen oder einfach frei, aber gut verständlich zu sprechen.

Ist der Korken wieder entfernt, spürt der Patient eine merkliche Erleichterung der Artikulation beim Wiederholen des Textes. Im Zungengrund und dem Kehlkopf macht sich zudem eine angenehme Wärme bemerkbar.

Bedingungen

Bewegungstempo
Das Herausschnellen der Zunge benötigt 1 Sekunde, das Zurücknehmen an den Gaumen 2–3 Sekunden.

Training für die untere Extremität als Vorbereitung des Gangs

Einführung in die funktionellen Kriterien der Beobachtung des Gangs

> **Wichtig**
>
> **Die 8 Beobachtungskriterien des Gangs**
> Die funktionelle Bewegungslehre hat Kriterien erar-
> beitet, die sich für die Beobachtung des Gangs be-
> währt haben: Beobachtbar sind sie an körpereigenen
> Punkten/Achsen und Körperteilen, die sich während
> des normalen Gehens bei jedem Menschen in der
> gleichen Weise bewegen und im Raum verändern.
> Anhand dieser festgelegten Kriterien ist es möglich,
> während des Gangablaufs Abweichungen zu erken-
> nen und klinisch zu interpretieren.

Die folgenden Übungen sind geeignet, Teile des Gangablaufs funktionell zu üben, damit sich die geforderten
Muskelgruppen wieder zur rechten Zeit und mit ökono-
mischer Aktivität am Gangablauf beteiligen.

Die einzelnen Beobachtungskriterien werden nochmals kurz erklärt. Vertieftes Wissen darüber und über
die Folgen von Abweichungen kann sich der Therapeut in
dem Buch »Funktionelle Bewegungslehre« (Springer Verlag) aneignen.

35.1 Acht Kriterien zur Beobachtung des normalen Gangs

Gangfrequenz

Eine Schrittfrequenz von 108–120 Schritten pro Minute garantiert reaktive Schritte und damit einen ökonomischen Gang.

Die folgenden Kriterien gelten nur bei Einhaltung dieser Schrittfrequenz. Niedrigere oder höhere Frequenzen
verändern das Gangbild.

Vorwärtstransport der Körperabschnitte Becken, Brustkorb und Kopf bei horizontaler und rechtwinkliger Stellung ihrer frontotransversalen Achsen zur Fortbewegungsrichtung

Das betrifft vor allem den Körperabschnitt Brustkorb, der
in seiner Nullstellung stabilisiert nach vorn transportiert
werden soll. Nur dann kann sein ganzes Gewicht zur Veränderung der Unterstützungsfläche in die Vorwärtsrichtung eingesetzt werden.

Gehbewegungen der Körperabschnitte Beine und Becken

Standbein

Mit dem Aufsetzen der Ferse am Boden wird das Bein
zum Standbein. Die Beinlängsachse ist nach hinten
geneigt. Während des Vorwärtstransports des Türmchen-
gewichts kommt die Beinlängsachse erst in die Senkrechte und dann in die Vorneigung. Das Hüftgelenk und das
Kniegelenk des Standbeins bewegen sich so lange extensorisch, bis das Spielbein am Boden landet.

In dem Moment, in dem der Trochanterpunkt des
Standbeins den Malleolus lateralis überholt, muss die Ferse abheben. Das ist auch der gleiche Zeitpunkt, zu dem der
Spielfuß das Standbein überholt. Die Abrollung über die
funktionelle Fußlängsachse läuft dann bis zur Extension
in den Zehengrundgelenken.

Spielbein

Das Bein wird mit der Zehenablösung zum Spielbein. Es
bewegt sich flexorisch im Hüft- und Kniegelenk reaktiv
auf die Gewichtsverlagerung über dem Standbein nach
vorn, bis der Fuß unter dem Hüftgelenk steht. Danach
bewegt sich der Unterschenkel extensorisch im Kniegelenk, bis die Ferse den Boden berührt.

Das Spielbein nimmt mit seinem Schwung nach vorn
das Becken mit. Dieses dreht innenrotatorisch im Standhüftgelenk. Weiterlaufend dreht der Oberschenkel innenrotatorisch im Kniegelenk und verhindert so die nicht
erwünschte, volle Knieextension im Standbein.

Becken

Das Becken wird als Teil des Türmchens nach vorn transportiert. Es reagiert auf die ständig wechselnden Beinbewegungen und verursacht minimale lateralflexorische
Veränderungen in der Lendenwirbelsäule. Mit der innenrotatorischen Bewegung im Standhüftgelenk rotiert es
auch im lumbothorakalen Übergang. Es sollten keine flexorischen und extensorischen Bewegungen in der Lendenwirbelsäule stattfinden.

Armbewegungen als Reaktion auf die Gehbewegungen der Beine und des Beckens

Ein Bein und sein Gegenarm bewegen sich jeweils syn-
chron in die gleiche Richtung. Mit dem schrittmachenden
Spielbein stellt sich der »Spielarm« parallel dazu nach vorn
flexorisch im Humeroskapulargelenk ein. Der ganze Arm
beteiligt sich an der Bewegung, nicht nur der Unterarm.

Wird das Spielbein zum Standbein, bleibt die Hand des Gegenarms, jetzt »Standarm«, am Ort stehen. Standfuß und Standarm werden dann vom nach vorn kommenden Körper überholt, bis sie gemeinsam hinter dem Körper stehen. Im Humeroskapulargelenk gibt es eine extensorische Bewegung vom proximalen Gelenkpartner aus.

Stellung der Flexions-/Extensionsachsen des Standbeins und der Abrollweg über den Standfuß

Am Standbein sollen die Flexions-/Extensionsachsen des Hüftgelenks, Kniegelenks und Großzehengrundgelenks während der Standbeinphase parallel eingestellt werden und rechtwinklig zur Vorwärtsrichtung stehen.

Das Großzehengrundgelenk wird durch die Pronation des Vorfußes in die Position gebracht. Im Kniegelenk werden die Femurkondylen aus ihrer ursprünglichen Medialrotationsstellung von ca. 12° durch eine kaum beobachtbare Rotation nach lateral in die rechtwinklige Stellung zur Vorwärtsrichtung gedreht.

Beim Aufsetzen der Ferse am Boden soll das Großzehengrundgelenk vor dem lateralen Rand des Kalkaneus stehen. Damit steht die ganze Länge des Fußes als Abrollweg zur Verfügung. Der Fuß rollt über die funktionelle Fußlängsachse ab, die jetzt in die Vorwärtsrichtung zeigt. Die anatomische Fußlängsachse divergiert dabei um ca. 11°.

Spurbreite

Die Spurbreite ist nicht variierbar.

Von hinten betrachtet, sollen die medialen Seiten der Fersen eine Linie tangieren, die man sich in die Vorwärtsrichtung projiziert am Boden denkt. Die Ferse des Spielbeins kommt beim Überholen knapp am Malleolus medialis des Standbeins vorbei. Die ideale Spurbreite ist der Abstand zwischen der rechten und linken Fersenmitte bei sich beinahe berührenden Fersen. Dann müssen beim Gehen keine Gewichte des Körpers nach lateral gebracht werden.

Die funktionellen Fußlängsachsen sind parallel in die Vorwärtsrichtung ausgerichtet.

Schrittlänge

Die Schrittlänge ist der Abstand zwischen der hinteren und vorderen Ferse. Das ist der Weggewinn, den das Spielbein beim Überholen des Standbeins macht. Beobachten kann man aber nur den Abstand oder die Lücke zwischen der hinteren Fußspitze und der vorderen aufsetzenden Ferse.

Rechts und links ungleiche Schrittlängen verursachen ein Hinken und stören die Kadenz.

Erhaltung der vertikal stehenden Körperlängsachse

Die Körperabschnitte Becken, Brustkorb und Kopf sollen beim Gehen in die vertikal stehende Körperlängsachse eingeordnet bleiben. Der Körperabschnitt Brustkorb ist extensorisch, dynamisch stabilisiert und garantiert rotatorische Bewegungsfreiheit in den Rotationsniveaus der Wirbelsäule. Abweichungen von der Nullstellung der Wirbelsäule würden Gleichgewichtsprobleme verursachen und verhindern, dass das ganze Gewicht dieser Körperabschnitte nach vorn gebracht werden kann.

Quadrizepstraining ohne Belastung für das Knie

Lernziel

Der Patient soll lernen,
- den Quadrizeps in allen Lagen im Zusammenspiel mit den anderen Muskeln des Kniegelenks so zu üben, dass er sich automatisch in den koordinierten Bewegungsablauf einfügt.

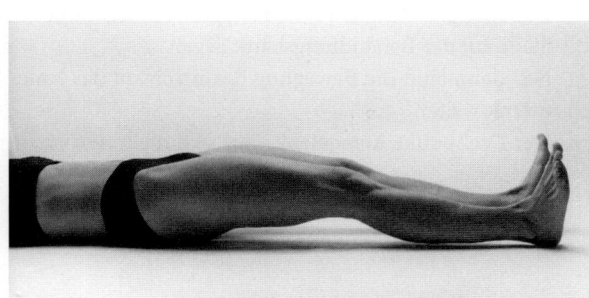

36.1   Konzept in Rückenlage

In der **Rückenlage** mit gestreckten Knien kann von kranial wie von kaudal mit einer Bewegung im benachbarten Gelenk eine Flexion im Kniegelenk ausgelöst werden.

Von **kranial** wirkt eine extensorische Bewegung des Beckens in den Hüftgelenken flexorisch auf das Kniegelenk, nachdem im Hüftgelenk die extensorische Bewegungstoleranz ausgeschöpft ist.

Von **kaudal** bewirkt eine Dorsalextension des Fußes im oberen Sprunggelenk bei nicht rutschender Ferse eine Flexion im Kniegelenk.

Die Idee ist nun, trotz dieser ausgelösten Bewegungsimpulse die Flexion mit der Aktivität des Quadrizeps zu unterdrücken (⬛ Abb. 36.1).

36.2   Lernweg

Übungsanleitung für den Patienten

»Sie liegen auf dem Rücken mit gestreckten Beinen. Die Hände legen Sie auf die Beckenknochen, so können Sie die Bewegung des Beckens spüren.

Bewegen Sie die Beckenpunkte gegen den Brustkorb und nach unten gegen die Behandlungsbank. Das Kreuz berührt dann die Unterlage. In den Hüftgelenken beginnt es zu spannen, und die Knie haben sich gebeugt und etwas abgehoben. Versuchen Sie das einige Male.

Dann erlauben Sie den Knien nicht mehr, sich zu beugen, wenn sich das Becken wie vorhin bewegt. Das gibt einen richtigen Kampf zwischen dem Becken und den Knien.

Auch mit den Füßen können Sie die Knie zum Beugen bringen. Ziehen Sie die Fußspitzen nach oben, ohne

dass die Fersen dabei wegrutschen. Wieder sollen Sie versuchen, dabei mit den Knien unten zu bleiben. Konzentrieren Sie sich zuerst auf die Bewegung eines Beins. Das ist schwierig genug.

Jetzt können Sie von beiden Seiten vom Becken und von den Füßen die Bewegungen machen und schauen, ob der Oberschenkel schon so viel Kraft hat, sich gegen beide Angriffe zu wehren.«

Hinweise für den Therapeuten

> **Tipp**
> Der Therapeut sollte auf Folgendes achten:
> — Bei großen Extensionstoleranzen in den Hüftgelenken müssen die Hüftgelenke in der Ausgangsstellung nahe an der Extensionsgrenze gelagert werden, damit die extensorische Beckenbewegung einen Effekt auf die Kniegelenke hat.
> — Für die extensorische Beckenbewegung braucht es Flexionstoleranzen in der Lendenwirbelsäule. Bei älteren Patienten fehlt dies oft. Dann wird der Brustkorb höher gelagert, um eine Bewegung im lumbothorakalen Übergang zu ermöglichen.

Folgende **Variante** ist möglich:

Die Plantarflexion im oberen Sprunggelenk löst bei stehender Ferse am Ende oft auch eine Flexion des Kniegelenks aus. Funktioniert das bei einem Patienten gut, kann die Knieflexion auch so ausgelöst werden. Die maximale Plantarflexion löst aber oft Wadenkrämpfe aus.

Bedingungen

Räumliche Fixpunkte

— Die **Fersen** bleiben bei der dorsalextensorischen Bewegung in den oberen Sprunggelenken an ihrer Stelle auf der Behandlungsbank liegen.
  Nur dann läuft die Bewegung flexorisch auf das Kniegelenk weiter.
— Der Drehpunkt, **Kniegelenk**, darf sich nicht flexorisch nach oben bewegen.
  Damit ist der **Quadrizeps** sofort als Beugeverhinderer mit einer dynamischen Stabilisierung gefordert.

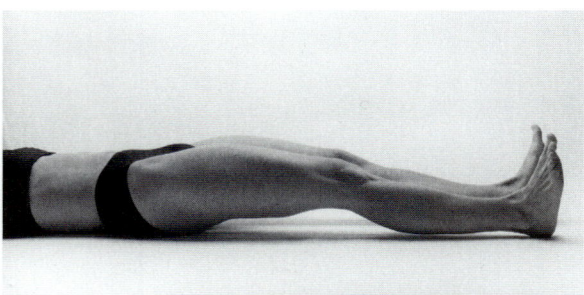

⬛ **Abb. 36.1.** »Quadrizepstraining ohne Belastung für das Knie«. In Rückenlage: stabilisierende Quadrizepsaktivität während der Dorsalextension in den oberen Sprunggelenken

36.3 Konzept der Übung im Stand

In der Ausgangsstellung ist ein Bein entlastet. Der Vorfuß steht mit leichter Berührung auf dem Boden, das Kniegelenk ist etwas flektiert.

Es werden ganz kleine, rasche Bewegungen nach vorn und hinten ausgeführt, als ob man einen Fleck unter dem Vorfuß am Boden wegputzen möchte.

Zuerst kommt die Bewegung flexorisch/extensorisch aus dem Hüftgelenk. In dem leicht flektierten Kniegelenk darf es keine Bewegung geben. Das erfordert eine rasch wechselnde dynamisch stabilisierende Aktivität der Flexoren und Extensoren des Kniegelenks und des oberen Sprunggelenks.

Als Zweites erlaubt man kleine, rasche, flexorische/extensorische Bewegungen im Kniegelenk. Dann wechseln sich der Quadrizeps und die Ischiokruralen mit kurzen, kräftigen, konzentrischen Muskelaktivitäten ab. Dabei leisten jetzt die Flexoren und Extensoren des Hüftgelenks und des oberen Sprunggelenks dynamische Stabilisierungsarbeit.

36.4 Konzept der Übung im Sitzen

Der Patient sitzt mit den eingeordneten Körperabschnitten Becken, Brustkorb und Kopf an der Vorderkante eines Hockers, der etwas höher ist als die Länge der Unterschenkel. Die Füße stehen unter den hüftbreit auseinander stehenden Knien mit den Fußsohlen am Boden.

Mit der Bedingung, dass das Türmchen absolut vertikal bleiben soll, drückt er mit den Fußsohlen in den Boden. Trotz aller Anstrengung beim Drücken erreicht er keine messbare Druckzunahme unter den Füßen. Die Kniegelenke werden kaum belastet, aber die Aktivität des Quadrizeps steigert sich mit zunehmender Anstrengung.

36.5 Lernweg

Übungsanleitung für den Patienten

»Sie sitzen mit geradem Türmchen an der Kante des Hockers. Die Füße stehen unter den Knien auf dem Boden.

Wenn Sie jetzt mit den Füßen in den Boden drücken, bleibt das Türmchen ganz gerade. Mit den Daumen sind Sie an den Beckenknochen und mit den Fingerspitzen auf den Oberschenkeln. Die Hände können so kontrollie-

ren, ob das Becken gerade bleibt und sich nicht nach vorn bewegt. Beim Drücken der Füße spüren die Fingerspitzen eine Anspannung in den Oberschenkeln. Drücken Sie nicht lange, dafür aber bis zu 20-mal hintereinander.

Sie können die Füße auch kreuzen, sodass nur noch die Vorfüße auf dem Boden stehen. Nehmen Sie die Vorfüße hinter die Knie. Jetzt spannen sich beim Drücken auch die Waden an.«

Hinweise für den Therapeuten

> **Tipp**
> Der Therapeut sollte auf Folgendes achten:
> — Wenn sich der Patient beim Druck in den Boden mit den Füßen zusätzlich unnötigerweise mit dem Gesäß abdrückt, ändert man den Bewegungsauftrag: Der Patient soll sich vorstellen, dass seine Füße fest am Boden kleben und er sie wegziehen möchte. Auch so erreicht man eine Kontraktion des Quadrizeps.
> — Stellt man die Füße etwas vor die Knie, kann man beim Ausüben des Drucks wegen der Rutschtendenz der Füße eine Kokontraktion der Extensoren und der Flexoren am Kniegelenk beobachten.
> — Das Überkreuzen der Füße garantiert eine gute Beinachsenstellung. Durch diese Stellung wird vor allem der Vastus medialis des Quadrizeps aktiviert.
> — Beim Vorfußdruck beteiligen sich die Pronatoren der Füße und die Wadenmuskulatur.
> — Die gekreuzten Füße sollten in maximaler Dorsalextension und auf den Vorfüßen stehen. Dabei muss vor allem darauf geachtet werden, dass die Großzehengrundgelenke guten Kontakt mit dem Boden haben.

Bedingungen

Gleich bleibende Abstände zwischen körpereigenen Punkten, Ebenen und Achsen mit der Umwelt
— Bei nicht gekreuzten Füßen müssen die **Knie** über den Füßen stehen. Nur so stehen die Beinachsen gut übereinander, und die Kniegelenke werden nicht asymmetrisch belastet.
— Die **Körperlängsachse** bleibt vertikal. Beim Vorneigen des Türmchens käme Belastung auf die Kniegelenke.

Gewölbebauer

Lernziel

Der Patient soll lernen,
- mit seinen Händen die Ferse und den Vor-fuß gegensinnig zueinander zu bewegen und so die Längswölbung des Fußes zu formen,
- die Längswölbung gegen Widerstand zu halten.

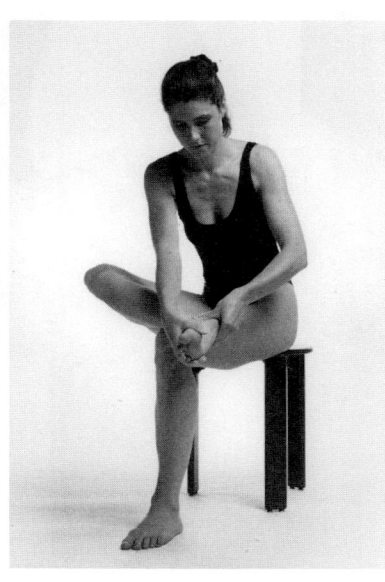

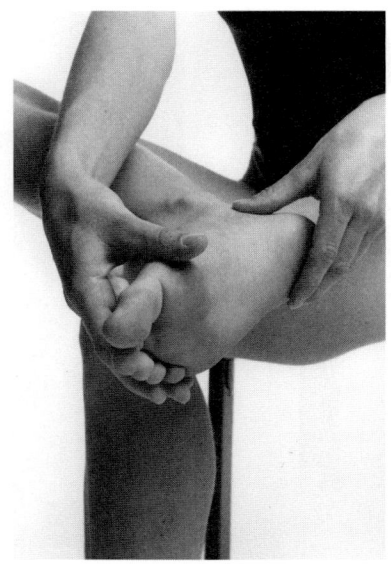

37.1   Konzept

Die Hände sollen ohne Mühe zum unbelasteten Fuß in Nullstellung greifen können.

Dazu wählen wir als Ausgangsstellung den Sitz mit übergeschlagenem Bein. Der übergeschlagene Unterschenkel liegt auf dem Oberschenkel des anderen Beins. Die gleichseitige Hand umfasst den Vorfuß von dorsal; die andere nimmt die Ferse von unten in die Hand. Mit gleichzeitigen pronatorischen und inversorischen Bewegungen wird der Fuß »zugeschraubt« und die Längswölbung hergestellt.

Zur Kräftigung der Muskulatur soll der Patient die erreichte Längswölbung gegen einen raschen Längszug verteidigen (Abb. 37.1).

37.2   Lernweg

Übungsanleitung für den Patienten

»Setzen Sie sich an die Kante eines Stuhls, und schlagen Sie das rechte Bein über das linke. Der Unterschenkel liegt nahe am Knöchel auf dem anderen Oberschenkel. Das rechte Knie zeigt nun ganz nach außen, und Sie kommen mit den Händen gut zum Fuß des oberen Beins. Die rechte Hand umfasst von oben den Vorfuß und die linke von unten die Ferse.

Zuerst versucht die rechte Hand, den Vorfuß hin und her zu drehen, nach innen/unten und nach oben/außen, ohne dass die Ferse mitdreht. Es ist wie ein Schrauben.

Nun kommt die Ferse dran. Sie bewegt sich kreisförmig. Der Daumenballen drückt sie nach unten gegen das untere Bein zu. Dann ziehen die Finger von der anderen Seite die Ferse wieder nach oben vom unteren Knie weg. Jetzt muss der Vorfuß ruhig gehalten werden.

Wenn Sie beide Bewegungen beherrschen, führen Sie sie gleichzeitig aus: die Ferse nach oben/außen, den Vorfuß nach unten/innen. Die Hände bewegen sich gegenseitig. Damit wird der Fuß zugeschraubt, und er bekommt eine schöne Längswölbung. Zum Aufschrauben und Langziehen des Fußes bewegen Sie die Hände mit Vorfuß und Ferse in die entgegengesetzte Richtung. Diesen Wechsel sollten Sie einige Male hintereinander machen. Der Fuß wird ganz leicht und beweglich.

Wenn Sie einmal verschraubt haben, versuchen Sie den Fuß von beiden Seiten blitzschnell in die Länge zu ziehen. Aber der Fuß soll sich dagegen wehren. Machen Sie dieses ,Stretching' ein paar Mal, und Sie haben einen wunderbar warmen Fuß.

Von nun an beschäftigen Sie sich mindestens jeden Morgen und jeden Abend auf diese Weise mit Ihren Füßen. Mit der Zeit werden Sie ganz beschwingt gehen können.«

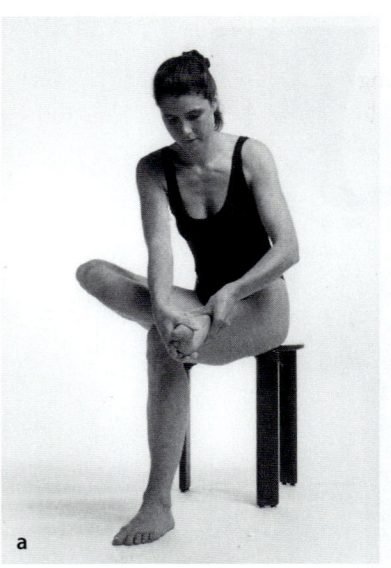 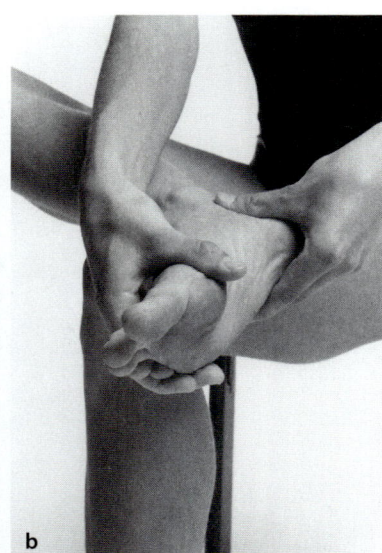 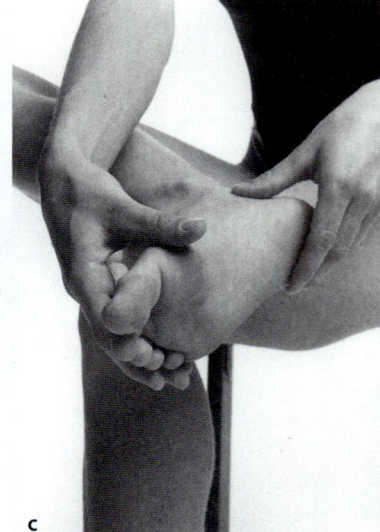

a   b   c

 Abb. 37.1a–c. »Gewölbebauer«. a Die Hände umfassen die Ferse und den Vorfuß, b Verschrauben des Fußes, c die verstärkte Fußwölbung wird aufgelöst und der Fuß lang gezogen

Hinweise für den Therapeuten

> **Tipp**
> Der Therapeut sollte auf Folgendes achten:
> — Es lohnt sich, die einzelnen Bewegungen zuerst manipulierend zu führen, damit die Richtung exakt eingehalten wird.
> — Am Anfang werden die Bewegungen langsam ausgeführt, bis sie gut koordiniert gegeneinander laufen.

Anpassungen an statische Abweichungen, Kondition und Konstitution

Die Übung verlangt eine gute Beweglichkeit in den Hüftgelenken und ist deshalb bei Hüftarthrosen oft nicht möglich.

37.3 Analyse

Wir beschreiben die Manipulation am rechten Fuß.

Ausgangsstellung

Sitz auf einer Stuhlkante mit dem rechten übergeschlagenen Bein. Beide Hände fassen den rechten Fuß.

Kontaktstellen des Körpers mit der Umwelt

An 2 Stellen hat der Körper Kontakt mit der Umwelt:
— Tuberbereich/Sitzfläche und
— Fußsohle/Boden.

Gelenkstellungen

Körperabschnitt Beine

— Am **linken Bein** zeigt die funktionelle **Fußlängsachse** nach vorn. Das **untere Sprunggelenk** ist in Eversion vom Unterschenkel aus, das **obere Sprunggelenk** in Nullstellung, das Kniegelenk in ±90° Flexion, das **Hüftgelenk** in ±90° Flexion/ca. 40° Außenrotation/ etwas Adduktion.
— Am **rechten Bein** liegt der distale/laterale Teil des **Unterschenkels** nahe am linken Knie auf dem linken Oberschenkel. **Zehen- und Fußgelenke** sind in Nullstellung, das **Kniegelenk** in etwas mehr als 90° Flexion, das **Hüftgelenk** in mehr als 90° Flexion/maximaler Außenrotation/transversaler Abduktion.

Körperabschnitt Arme

— Am **rechten Arm** liegt die **Handfläche** auf der dorsalen Seite des Vorfußes, sodass der **Daumen** auf dem Großzehengrundgelenk liegt und die **Finger** flexorisch den lateralen Fußrand umfassen.
— Das **Humeroskapulargelenk** ist wenig flektiert/adduziert/außenrotiert.
— Am **linken Arm** umfasst die **Handfläche** die Ferse von kaudal/dorsal, sodass der **Daumen** auf der medialen und die **Finger** auf der lateralen Seite liegen.
— Der **Unterarm** ist in Supination, das **Ellbogengelenk** in wenig Flexion, das **Humeroskapulargelenk** in etwas Flexion/Außenrotation.

Muskuläre Aktivitäten

Die Ausgangsstellung verlangt nur eine niedrige Intensität der muskulären Aktivität.

Bewegungsablauf

Primärbewegung und Reaktion

— Beim Zu- und Aufschrauben bewegen sich die **Ferse** und der **Vorfuß** gegensinnig.
— Es gibt keine Reaktion.
— Beim »Stretching« setzt die Innervation der gewölbeverspannenden Muskulatur reaktiv ein.

Bedingungen

— Die Verschraubung und das Auflösen der Längswölbung soll im 1- bis 2-Sekunden-Takt erfolgen.
— Für das Stretching mit dem Aushalten des Zugs werden 2 Sekunden benötigt und für das Wiederzusammenstauchen 1 Sekunde.

Scheibenwischer

Lernziel

Der Patient soll lernen,
- durch die Manipulation an den Muskelzügelpaaren rechts und links am Kniegelenk die Innenrotation und die Außenrotation zu unterstützen,
- durch gegensinnige Widerstände am Ober- und Unterschenkel die Rotatoren zu kräftigen,
- das reaktive Einsetzen des Vastus medialis zu trainieren und ihn zu kräftigen.

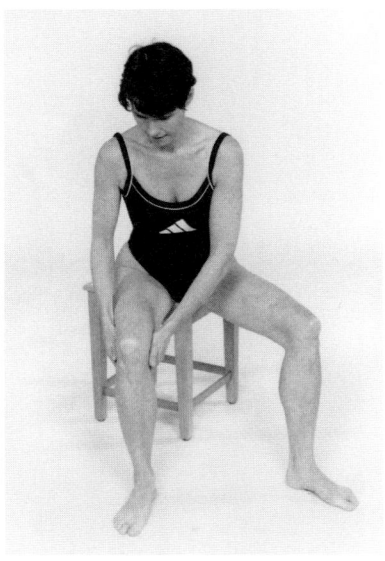
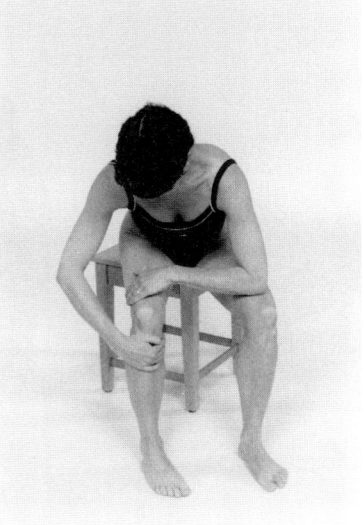

38.1   Konzept

Im Sitzen auf der Vorderkante eines Hockers mit gegrätschten Beinen kommt der Patient mit seinen Händen gut von beiden Seiten an ein Knie. Das Bein steht mit der Ferse bei entlastetem Vorfuß auf dem Boden.

> **Übersicht**
>
> Es gibt **2 Möglichkeiten**, mit der Rotation im Kniegelenk manipulativ umzugehen:
> 1.   Manipulative Unterstützung der Rotationsbewegung (◘ Abb. 38.1a)
> 2.   Widerstandgeben an die Rotatoren (◘ Abb. 38.1b, c)

Manipulative Unterstützung der Rotationsbewegung

Die Hände des Patienten sind rechts und links nahe am Kniegelenk. Dorsal am Oberschenkel können sie die Muskelzüge des Biceps femoris und des Semimembranosus fassen. Oder sie nehmen lateral am Oberschenkel die Muskelzüge des Tensor fasciae latae und medial des Pes anserinus in die Hände. In beiden Fällen wird durch Ziehen an diesen Muskelpaaren die Rotation des Unterschenkels im Kniegelenk verstärkt, wenn der Vorfuß auf der Ferse dreht und Wischbewegungen wie ein Scheibenwischer nach rechts und links ausführt.

Widerstandgeben an die Rotatoren

Die gegenseitige Hand liegt nahe am Knie auf dem Oberschenkel, während sich die gleichseitige Hand über die Tuberositas tibiae des Unterschenkels legt.

— Der Fuß führt seine Wischbewegungen aus und dreht den Unterschenkel im Kniegelenk. Während der innenrotatorischen Drehung gibt die obere Hand dem Oberschenkel einen transversalabduktorischen Widerstand und bei der außenrotatorischen Drehung einen transversaladduktorischen Widerstand. Dadurch soll der Oberschenkel ruhig gestellt werden, damit der Unterschenkel die volle Bewegungstoleranz ausnützen kann.

— Die untere Hand gibt der Rotationsbewegung des Unterschenkels einen Führungswiderstand. Die obere Hand gibt am Oberschenkel die entsprechenden transversalabduktorischen und -adduktorischen Widerstände. Dabei sind vor allem die Widerstände an die Innenrotation wichtig. Der Führungswiderstand am Unterschenkel erfordert eine hohe Aktivität des Vastus medialis.

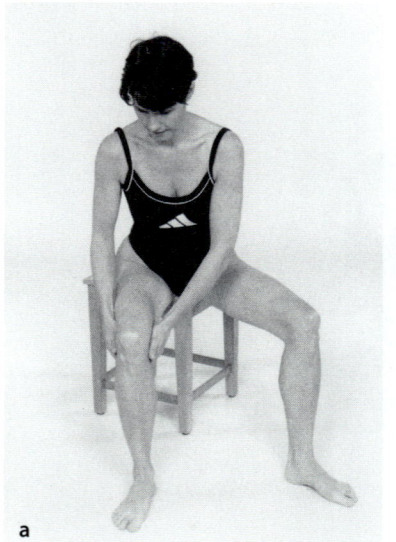
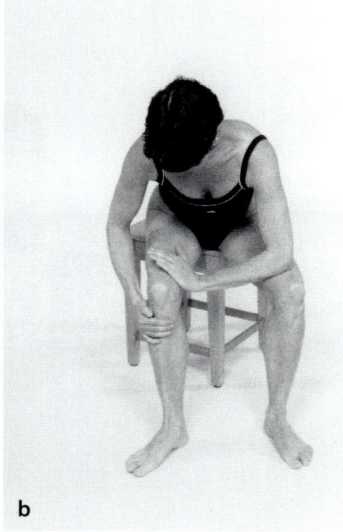
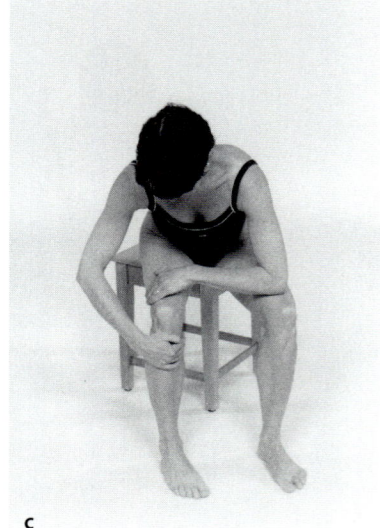

a   b   c

◘ **Abb. 38.1a–c.** »Scheibenwischer«. **a** Manipulative Unterstützung der Knierotatoren, **b** Widerstand an die Außenrotatoren des Kniegelenks, **c** Widerstand an die Innenrotatoren des Kniegelenks

38.2 Lernweg

Übungsanleitung für den Patienten
Die Manipulation am rechten Knie wird beschrieben.

Manipulative Unterstützung der Rotationsbewegung
»Setzen Sie sich vorne auf einen Hocker, und nehmen Sie ganz vorn am Kniegelenk den rechten Oberschenkel zwischen Ihre Hände. Den rechten Vorfuß entlasten Sie, sodass nur noch die Ferse Druck auf den Boden hat. So können Sie den Vorfuß nach rechts und links wie einen Scheibenwischer über dem Boden bewegen. Der Unterschenkel dreht mit, aber der Oberschenkel bleibt ruhig stehen.

Jetzt gehen die Hände nahe am Knie unten an den Oberschenkel. Sie finden dort auf jeder Seite einen Muskelzug. Nehmen Sie diese in die Hände und ziehen Sie mal am rechten Muskel, dann am linken, wie wenn Sie Zügel in der Hand hätten. Mit diesem Ziehen können Sie die Scheibenwischerbewegung unten am Fuß vergrößern.

Es wäre gut, wenn Sie diese Übung mehrere Male am Tag machen würden, besonders dann, wenn das Knie schmerzt und sich steif anfühlt.«

Widerstandgeben an die Rotatoren
»Jetzt wechseln die Hände die Stellung:

Die rechte Hand umfasst von vorn das obere Ende des Unterschenkels. Die linke Hand legt sich so von oben über den Oberschenkel, dass die Finger an der Außenseite des Oberschenkels liegen können.

Der Fuß macht seinen Scheibenwischer. Dabei spüren Sie, dass sich das Knie beim Innen- und Außendrehen mitbewegt. Das möchten wir jetzt verhindern. Die Hand auf dem Oberschenkel gibt abwechslungsweise an der Außen- und an der Innenseite einen Widerstand: Beim Nach-innen-Drehen des Fußes wehrt sich der Oberschenkel gegen den Druck nach innen, und umgekehrt beim nach außen Drehen des Fußes wehrt sich der Oberschenkel gegen den Druck nach außen. So bleibt das Knie absolut ruhig stehen; nur der Unterschenkel dreht sich im Kniegelenk.

Bis jetzt hat die rechte Hand die Bewegung einfach mitgemacht. Sie kann nun dem Drehen des Unterschenkels auch einen Widerstand geben, aber nur so viel, dass die Bewegung noch möglich ist. Die linke Hand gibt dazu ihre Widerstände am Oberschenkel. Die Hände ziehen in entgegengesetzte Richtungen.

Versuchen Sie auch einmal am Ende der Bewegung, wenn das Knie ,zugeschraubt' ist, beide Widerstände auszuhalten.«

Hinweise für den Therapeuten
- Die rotatorischen Muskelzüge am Kniegelenk:
  Dorsal
  - **Innenrotatoren:** M. semimembranosus, M. popliteus
  - **Außenrotatoren:** M. biceps femoris

  Lateral
  - **Innenrotatoren:** Pes anserinus: Mm. sartorius, gracilis, semitendinosus
  - **Außenrotatoren:** M. tensor fasciae latae

  Ventral
  - **Innenrotatoren:** M. vastus medialis über die Patella
  - **Außenrotatoren:** M. vastus lateralis über die Patella.
- Die rotatorischen Scheibenwischerbewegungen ohne Widerstand haben sich bei arthrotischen Kniegelenken sehr bewährt. Damit können die Schmerzen oft unterbrochen oder auch gelindert werden. Sie sollten auch vorbereitend zum Aufstehen und Belasten nach längerem Sitzen gegen die oft beklagte Steifigkeit im Gelenk durchgeführt werden.
- Die Innenrotation des Unterschenkels mit gleichzeitigem etwas transversalabduktorischem Bewegen des Oberschenkels verbessert die Stellung einer lateralisierten Patella. Mit dem innenrotatorischen Führungswiderstand trainiert man besonders den Vastus medialis, der verantwortlich ist für die gute Führung der Patella.

Tipp

Der Therapeut sollte auf Folgendes achten:
- In der Ausgangsstellung und während der Übung sollen die Beinachsen gut eingestellt sein. Das bedeutet, dass das Kniegelenk nie medial vom Fuß stehen darf.
- Die Widerstände sollen auf keinen Fall ruckartig, sondern erst langsam und mit zunehmender Stärke gegeben werden.
- Der Patient sollte angewiesen werden, die Übung möglichst oft am Tag auszuführen.

38.3   Analyse der Übung

Die Manipulation am rechten Bein wird beschrieben.

Ausgangsstellung

Tubersitz auf der Kante eines Hockers. Die **Füße** sind unter den Kniegelenken und stehen etwas mehr als beckenbreit auseinander.

Kontaktstellen des Körpers mit der Umwelt

Der Tuberbereich des Gesäßes hat Kontakt mit der Sitzfläche. Am linken Bein steht die ganze Fußsohle auf dem Boden, am rechten Bein nur die Ferse.

Gelenkstellungen

Körperabschnitt Beine

- Der **rechte Fuß** ist im oberen Sprunggelenk in etwas Dorsalextension, das **Kniegelenk** in 90° Flexion, das **Hüftgelenk** in Abduktion/mehr als 90° Flexion vom Becken aus.
- Am **linken Bein** sind das obere **Sprunggelenk** und das **Kniegelenk** in 90° Flexion und das **Hüftgelenk** in mehr als 90° Flexion vom Becken aus.

Körperabschnitte Becken, Brustkorb und Kopf

Sie sind zusammen so weit nach vorn geneigt, dass die Hände gut zu einem Knie gelangen können.

Körperabschnitt Arme

- Die **Hände** sind während der mobilisierenden Manipulation rechts und links nahe am Kniegelenk am Oberschenkel.
- Beim Widerstandgeben liegt eine **Hand** über der Tuberositas tibiae des Unterschenkels und die andere von ventral/distal auf dem Oberschenkel.

Bewegungsablauf
Primärbewegung

Der kritische Punkt, **rechte Fußspitze**, bewegt sich alternierend nach medial/dorsal und nach lateral/dorsal. Dabei rotiert der **Unterschenkel** im Kniegelenk.

Bei der mobilisierenden Manipulation greifen die **Hände** rechts und links am Kniegelenk je einen Teil der Rotatoren distal am Oberschenkel und unterstützen die rotatorische Bewegung mit Zug an der Muskulatur.

In den folgenden Manipulationen wird zunehmend rotatorischer Widerstand am Ober- und Unterschenkel gegeben.

Bedingungen

Gleich bleibende Abstände zwischen körpereigenen Punkten, Ebenen und Achsen mit der Umwelt

- Die **Fußsohle** bleibt während der Wischbewegungen parallel zum Boden, d. h., das Groß- und Kleinzehengrundgelenk verändern ihren Abstand zum Boden nicht.
  Um diese Bedingung einzuhalten, muss der Fuß alternierend ever- und inversorisch und pro- und supinatorisch dynamisch stabilisiert werden.

Räumliche Fixpunkte

- Die **Ferse** bleibt unter dem Kniegelenk stehen und bewegt sich nicht nach dorsal.
  Da die Rotatoren auch Flexoren des Kniegelenks sind, besteht die Gefahr der vermehrten Flexion im Kniegelenk. Durch die dynamische Gegenaktivität des Quadrizeps wird das verhindert.
- Die **Femurkondylen** bleiben am Ort.
  Das erfordert ein dynamisches Stabilisieren der transversalen Ab- und Adduktoren des Hüftgelenks während der Innen- und Außenrotation des Unterschenkels im Kniegelenk.

Bewegungstempo

Die Bewegungen und die Widerstände werden langsam ausgeführt, damit man die Bedingungen einhalten kann.

Fersenschaukel

Lernziel

Der Patient soll lernen,
- schon im unbelasteten Zustand das flexorische/extensorische Zusammenspiel der Beinmuskulatur zu automatisieren,
- das rotatorische Gleiten der Femurkondylen bei der Flexion/Extension des Kniegelenks zu verstehen und wiederzuerlangen.

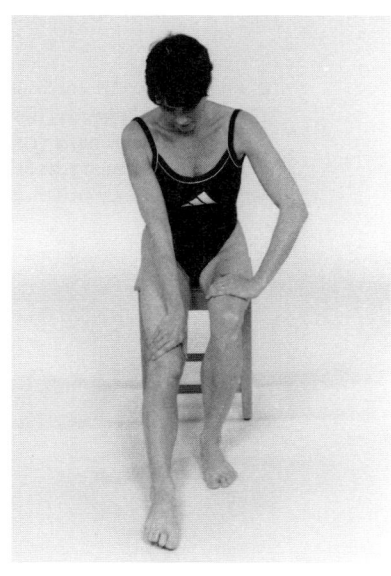
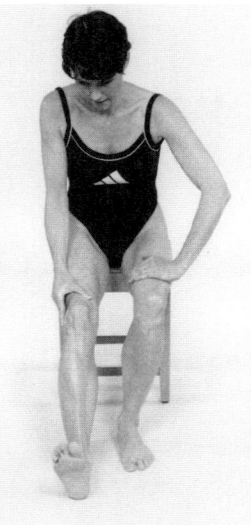

Normalerweise findet im Kniegelenk während des extensorischen Bewegungsablaufs zusätzlich eine Außenrotation statt. Entsprechend gibt es während des flexorischen Bewegungsablaufs eine Innenrotation im Kniegelenk. Das ist bedingt durch die asymmetrische Form der Femurkondylen. Beim unbelasteten Bein dreht der Unterschenkel, beim belasteten der Oberschenkel im Kniegelenk.

Die Flexions-/Extensionsachse des Kniegelenks entspricht der Querachse durch die Femurkondylen. Ihre Stellung bestimmt die Bewegungsrichtung des Knies. Durch den Antetorsionswinkel des Schenkelhalses von 12° sind die Femurkondylen im Stand in Nullstellung um diese Größe nach medial rotiert. So würde sich das Kniegelenk bei der Flexion nach medial bewegen, wenn sich nicht zur gleichen Zeit, wie oben beschrieben, der Oberschenkel innenrotatorisch im Kniegelenk etwas nach außen dreht. Damit wird die Flexions-/Extensionsachse des Kniegelenks parallel zur Flexionsachse des Großzehengrundgelenks und rechtwinklig zur Vorwärtsrichtung gebracht. Erst dann sind die Beinachsen ideal zueinander eingestellt und garantieren einen harmonischen Bewegungsablauf. Ist der Antetorsionswinkel größer, wird auch mehr Rotationstoleranz zur korrekten Einstellung der Flexions-/Extensionsachse des Kniegelenks benötigt.

39.1   Konzept

Bei Patienten mit Knieproblemen fehlt oft die Rotation im Kniegelenk. Das Knie erfährt dadurch eine ungünstige Belastung beim Gehen.

Im Sitzen auf der Vorderkante eines Hockers stellt der Patient ein gestrecktes Bein nach vorn mit der Ferse auf den Boden. Mit der gleichseitigen Hand umfasst er die Femurkondylen von oben. In dieser Stellung kann der Patient die Beinbewegungen gut beobachten.

Der Fuß soll sich dorsalextensorisch/plantarflexorisch im oberen Sprunggelenk bewegen. Dabei muss die Ferse an der gleichen Stelle stehen bleiben. Weil die Ferse nicht wegrutschen darf, rollt der Fuß auf der Ferse, daher der Name »Fersenschaukel«. Die Dorsalextension des Fußes läuft flexorisch auf das Knie- und Hüftgelenk weiter.

Der Patient wird angeleitet, mit seiner Hand auf dem Oberschenkel die rotatorische Bewegung des Oberschenkels zu spüren. Das Medialdrehen der Femurkondylen bei der Knieextension wird meist gut gespürt. Bei der Flexion sollte die Medialstellung der Kondylen wieder rückgängig gemacht werden. Der Patient lernt, seine Kniebewegung zu beobachten, zu spüren und das Knie, wenn nötig, nach außen zu steuern, bis die Patella nach vorn gerichtet ist (◨ Abb. 39.1).

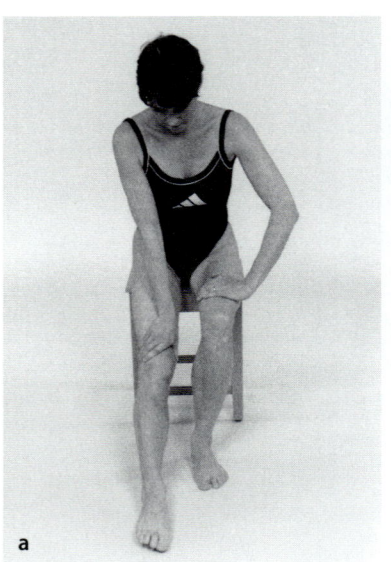
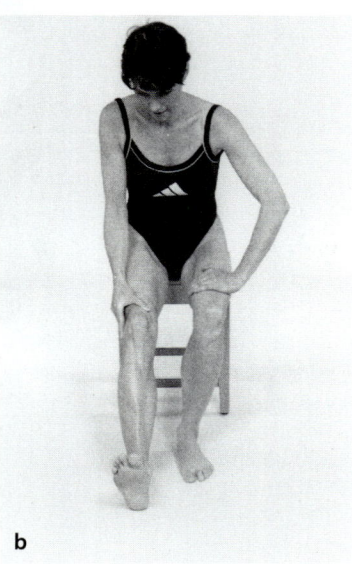

◨ **Abb. 39.1a,b.** »Fersenschaukel«.
a Extensorische Bewegung des Beins mit Drehen der Femurkondylen nach medial, **b** flexorische Bewegung des Beins mit Drehen der Femurkondylen nach lateral

a

b

39.2 Lernweg

Übungsanleitung für den Patienten

»Setzen Sie sich auf die Vorderkante dieses Hockers, und stellen Sie das rechte Bein gestreckt nach vorn auf die Ferse. Die rechte Hand umfasst von oben den Oberschenkel nahe am Knie.

Wenn Sie jetzt die Fußspitze gegen sich ziehen, darf die Ferse nicht auf dem Boden wegrutschen. Dafür rollt der Fuß beim Auf- und Abgehen auf der Ferse. Sie achten darauf, dass die Fußsohle immer zum Boden zeigt, nicht nach rechts oder links dreht und dass Sie auf der Fersenmitte rollen.

Kommt die Fußspitze hoch, dann beugt sich auch das Knie. Ihre Hand hat den Oberschenkel sanft im Griff. Sie darf nicht in die Bewegung eingreifen, aber sie spürt, was mit dem Knie geschieht.

Wenn der Fuß wieder nach unten geht, merken Sie, dass das Knie nach innen dreht. Das ist richtig so. Aber beim nächsten Beugen soll sich das Knie auch wieder nach außen zurückdrehen, bis die Kniescheibe nach vorn schaut. Dann laufen die Bewegungen des Fußes und des Knies gut zusammen ab. Die Hand auf dem Oberschenkel kontrolliert, ob das Knie beim Beugen genügend nach außen steuert.

Dieses kleine Schaukeln auf der Ferse und dazu das sanfte Steuern des Knies können Sie von nun an bei jeder sitzenden Tätigkeit immer wieder üben.«

Hinweise für den Therapeuten

> **Tipp**
> Der Therapeut sollte auf Folgendes achten:
> - Diese Übung ist eine wichtige Vorbereitung für das Abrollen in der Standbeinphase. In dieser Phase müssen sich die Flexions-/Extensionsachsen des Hüftgelenks, des Kniegelenks und des Großzehengrundgelenks unbedingt parallel und rechtwinklig zur Vorwärtsrichtung einstellen. Das Kniegelenk bereitet dabei immer die größten Probleme.
> - Es soll in den Zehengrundgelenken möglichst keine Bewegung geben. Die Zehenextension bei der Dorsalextension und die Zehenflexion bei der Plantarflexion schränken das Ausmaß der Bewegungstoleranz im oberen Sprunggelenk durch die passive Insuffizienz der Antagonisten ein.
> ▼

- Zeigt das Kniegelenk bei der Fersenschaukel keinerlei rotatorisches Gleiten, kann man die Rotation erst **manipulativ einschleifen:**
  - Der Patient liegt in Rückenlage. Von unten fasst der Therapeut mit einer Hand den Tibiakopf und von oben mit der anderen Hand die Femurkondylen. Bei kleinen passiven flexorischen/extensorischen Bewegungen des Kniegelenks rotiert die obere Hand die Kondylen nach außen und innen (innen- und außenrotatorisch), während die untere Hand den Tibiakopf nur flexorisch/extensorisch nach oben/unten bewegt und keine Rotation erlaubt.
  - Diese Manipulation gibt Auskunft, wie weit und ob überhaupt die Flexions-/Extensionsachse gut eingestellt werden kann. Bei einem stark valgischen Knie oder großem Antetorsionswinkel lässt sich diese Achse nicht parallel zu den Flexions-/Extensionsachsen des Hüftgelenks und des Großzehengrundgelenks einstellen.
- Die »Fersenschaukel« eignet sich sehr gut für **arthrotische Knie- und Hüftgelenke**. Das passive Weiterlaufen der Fußbewegung auf diese Gelenke fördert die Durchblutung und reduziert oftmals den Schmerz. Diese Übung kann auch von älteren Patienten ohne Anstrengung ausgeführt werden. Sie sollte mehrmals am Tag gemacht werden.

39.3 Analyse

Ausgangsstellung

Tubersitz auf einem Hocker: Das **rechte Bein** steht nach vorn gestreckt mit der Ferse auf dem Boden. Die gleichseitige Hand umfasst von ventral die Femurkondylen.

Kontaktstellen des Körpers mit der Umwelt

Die **linke Fußsohle** und der kaudale/dorsale Teil der **rechten Ferse** stehen auf dem Boden. Der Tuberbereich des **Gesäßes** hat Kontakt mit der Sitzfläche.

Gelenkstellungen

Körperabschnitt Beine
- Das **linke Bein** steht im Knie- und Hüftgelenk in 90° Flexion.
- Das **rechte Bein** ist im oberen Sprunggelenk in Plantarflexion, im Kniegelenk in Extension und im Hüftgelenk in ca. 45° Flexion.

Körperabschnitte Becken, Brustkorb und Kopf
Die 3 Körperabschnitte sind in die leicht nach vorn geneigte Körperlängsachse eingeordnet.

Körperabschnitt Arme
- Der **linke Arm** stützt sich mit der Hand auf den linken Oberschenkel, dorsalextensorisch im Handgelenk, pronatorisch im Unterarm, etwas flexorisch im Ellbogengelenk.
- Am **rechten Arm** umfasst die Hand mit lumbrikalem Griff die Femurkondylen, ulnarabduktorisch im Handgelenk, pronatorisch im Unterarm, extensorisch im Ellbogengelenk und flexorisch/außenrotatorisch/adduktorisch im Humeroskapulargelenk, evtl. ventralduktorisch im Sternoklavikulargelenk.

Bewegungsablauf
Primärbewegung
Die kritischen Punkte, **Zehengrundgelenke**, bewegen sich alternierend im oberen Sprunggelenk nach oben/hinten (kranial/dorsal). Weiterlaufend bewegt sich das **Kniegelenk** flexorisch durch Drehpunktverschiebung und innenrotatorisch vom Oberschenkel aus, das **Hüftgelenk** flexorisch/außenrotatorisch. Hier endet die Bewegung im kritischen Drehpunkt.

Bei der Dorsalextension des **Fußes** im oberen Sprunggelenk verschiebt sich die Bodenkontaktstelle der Ferse nach kranial/dorsal.

Dann bewegt sich der **Fuß** plantarflexorisch im oberen Sprunggelenk nach unten/vorn (kaudal/ventral), weiterlaufend extensorisch im Kniegelenk und extensorisch/innenrotatorisch im Hüftgelenk.

Reaktion

In Form von Veränderung der Unterstützungsfläche
Die Unterstützungsfläche verlagert sich geringfügig nach hinten.

Bedingungen

Gleich bleibende Abstände zwischen körpereigenen Punkten, Ebenen und Achsen mit der Umwelt
- Die Flexions-/Extensionsachsen der **Zehengrundgelenke** bleiben parallel zum Boden.
  Das erfordert die dynamische Stabilisierung der Pro- und Supinatoren.
- Die **Ferse** rollt mit der Fersenmitte am Boden.
  Damit wird die Rotation des Unterschenkels verhindert und durch diese dynamische Stabilisierung das Rotieren der Femurkondylen auf dem Tibiateller ermöglicht.

Räumliche Fixpunkte
- Die **Kontaktstelle Fersenmitte/Boden** rutscht während der Bewegung des Fußes nicht weg.
- Dann muss das **Kniegelenk** flexorisch nach oben ausweichen. Die zweigelenkige Wadenmuskulatur wird distal gedehnt und verkürzt sich deshalb proximal.

Bewegungstempo
Die Bewegung kann langsam oder schnell durchgeführt werden. Ideal wäre eine Frequenz von 120 Kniebeugen/-streckungen pro Minute, entsprechend der normalen Gangfrequenz. Dann ist die Intensität der ökonomischen Aktivität gering, aber die Anforderung an die Koordination hoch.

39

Quadrizepstraining mit zunehmender Belastung für die Knie

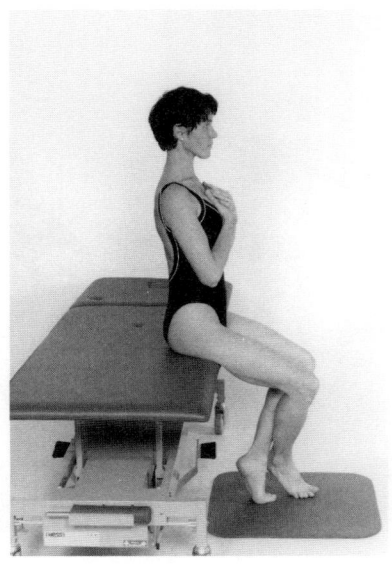 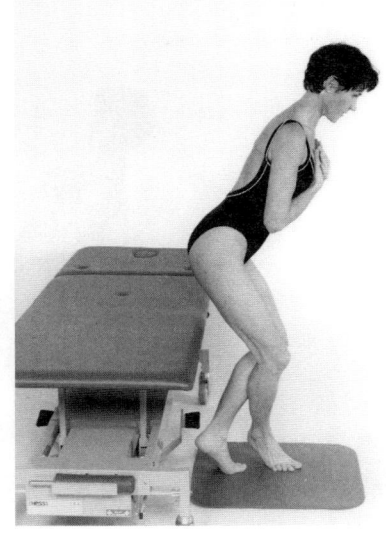

40.1   Druck mit einem Fuß – Konzept

Die Ausgangsstellung ist wie oben: aufrechter Sitz auf einem Hocker mit den Fußsohlen am Boden.

Bei vertikalem Türmchen drückt nur ein Fuß in den Boden. Dabei wird der andere Fuß entlastet. Das Bein hängt sich an das Becken und das Becken über den Tensor fasciae latae innenrotatorisch an das Druckbein. Die Teilgewichte von Bein und Becken vermehren den Druck auf das Kniegelenk und unter dem Fuß. Die Aktivität des Quadrizeps ist erhöht.

40.2   Druck mit Vorneigen der Körperlängsachse im Sitzen – Konzept

Die Füße stehen mit den Fußsohlen oder gekreuzt auf den Vorfüßen auf dem Boden. Wie im »Klötzchenspiel« neigt sich nun das Türmchen nach vorn und zurück in die Vertikale.

Das erfordert die exzentrische und konzentrische Aktivität der Ischiokruralen. Die Kniegelenke erfahren eine Kokontraktion der Flexoren und Extensoren und mehr Druck auf die Gelenkflächen.

40.3   Vorneigen der Körperlängsachse mit kurzer Standphase – Konzept

Aufrechter Sitz mit überkreuzten Vorfüßen auf dem Boden und gekreuzten Armen auf dem Brustkorb.

Beim Vor- und Rückneigen des Türmchens soll es innerhalb des Körpers keine Bewegung geben. Die Hüftgelenke bleiben in ±90° Flexion. Der Körper bleibt in seiner Ausgangsstellung und schaukelt auf der Hocker- oder Bankkante nach hinten und vorn.

Das Türmchen fängt mit der Rückneigung an. Dabei nimmt es die Beine mit und hebt sie vom Boden ab.

Dann schaukelt der in sich gut stabilisierte Körper nach vorn/unten maximal so weit, bis der Kopf über den Knien steht. Das Gesäß hebt sich dabei ab, sodass die Beine eine kurze volle Belastung bei flektierten Hüft- und Kniegelenken erfahren. Durch die ideale Beinachsenstellung wird vor allem der Vastus medialis beansprucht.

Zur letzten Steigerung kann der vordere Vorfuß in der Standphase kurz abgehoben werden. Das hintere Bein muss im Vorfußstand der ganzen Belastung standhalten (◻ Abb. 40.1).

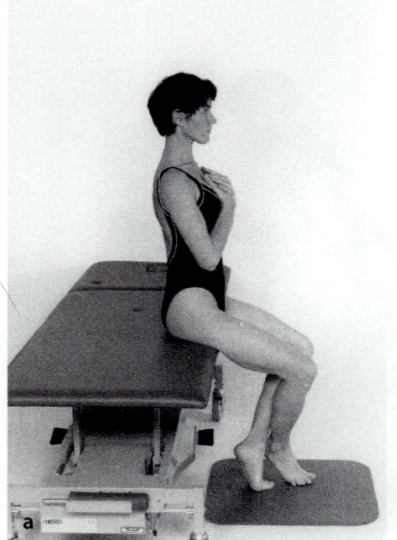 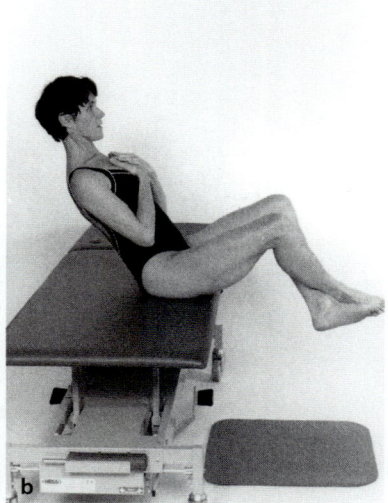 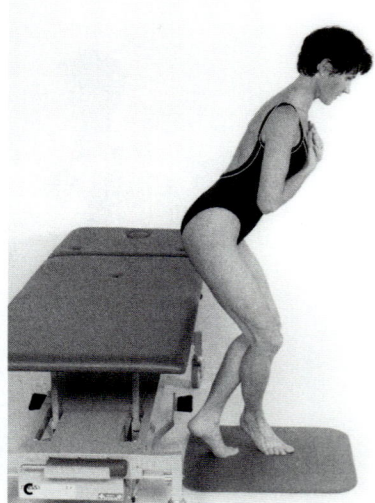

◻ **Abb. 40.1a–c.** Quadrizepstraining mit Belastung für das Knie. **a** Ausgangsstellung: Sitz an Bankkante mit gekreuzten Füßen, **b** Neigung des Türmchens nach hinten mit fixierter Hüftgelenkstellung, **c** Neigung des Türmchens nach vorn mit Stand auf den gekreuzten Vorfüßen

40.4 Im Stand – Konzept

Der Patient steht in Schrittstellung in der idealen Gang-spurbreite. Der vordere Fuß steht auf der Ferse. Das Knie-gelenk ist etwas flektiert. Die Längsachse des Beins neigt sich nach hinten bei etwas Flexion im Hüftgelenk. Das hintere Bein steht auf dem Vorfuß bei Plantarflexion im oberen Sprunggelenk, Flexion im Kniegelenk und Exten-sion im Hüftgelenk.

Es wird nun ein rascher Belastungswechsel von Fer-se und Vorfuß verlangt. Dabei soll es keine Bewegungen in den Bein- und Fußgelenken geben. Bei der Belastung des vorderen Beins trainiert man den Quadrizeps gangty-pisch, so wie er im Gangablauf im Augenblick des Aufset-zens der Ferse auf den Boden gefordert wird.

Die Belastungswechsel sollen so schnell sein, dass das eingeordnete Türmchen bei dem raschen Wechsel in der dynamischen Stabilisierung zu einem räumlichen Fix-punkt wird.

Platzieren

Lernziel

Der Patient soll lernen,
- selbst manipulierend am unbelasteten Bein seine Fußsohle parallel zum Oberschenkel einzustellen,
- mit der so erreichten guten Beinachsenstellung den Fuß am Boden zu platzieren und dann zu belasten.

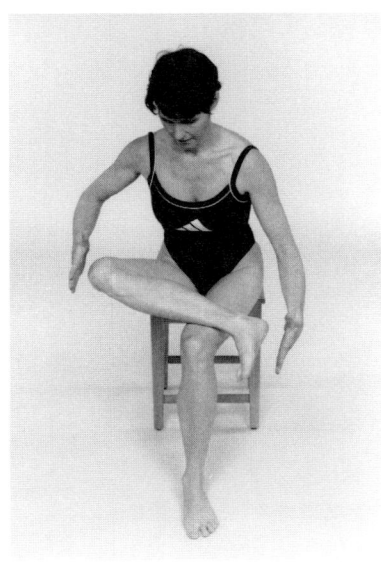
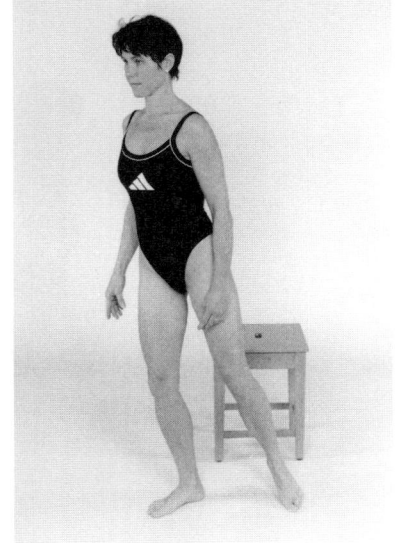

41

41.1 Konzept

Die Ausgangsstellung entspricht der des »Gewölbebauers« (s. S. 174 ff) mit Ausnahme der Handstellungen: Eine Handfläche liegt nahe am Knie auf der ventralen/kaudalen Seite des Oberschenkels, die andere an der Fußsohle.

Die Handflächen sollen parallel eingestellt werden. Dazu muss der Fuß pronatorisch gedreht werden.

Durch einen stauchenden Druck der Hände an Oberschenkel und Fuß wird dem Patienten die Lagebeziehung der beiden bewusst. In dieser Einordnung soll der Fuß auf den Boden gestellt werden. Jetzt stehen die Beinachsen gut übereinander. Zuerst wird der Fuß unbelastet an verschiedene Orte am Boden platziert. Dann steigert man die Belastung bis zum Stand und schließlich zum Einbeinstand (◘ **Abb. 41.1**).

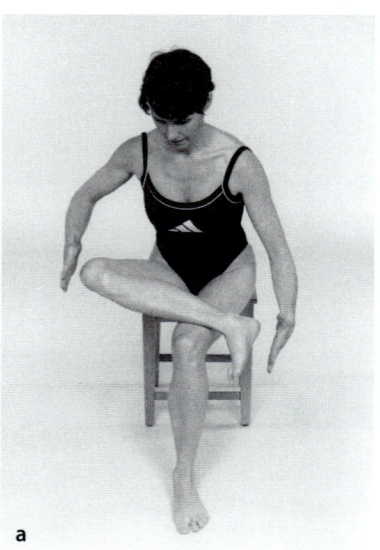 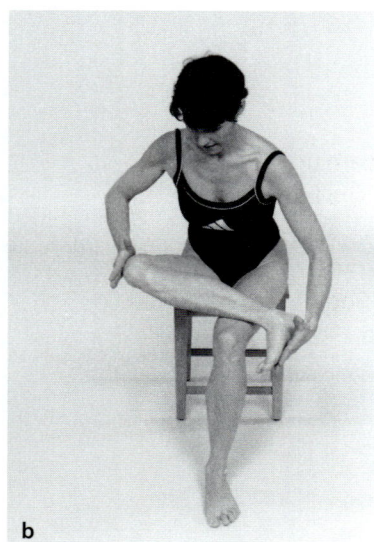

◘ **Abb. 41.1a–d.** »Platzieren«. **a** Ausgangsstellung, **b** paralleler Druck der Hände an Knie und Fußsohle, **c** Platzieren des Fußes auf dem Boden, **d** Stand mit eingeordneten Beinachsen

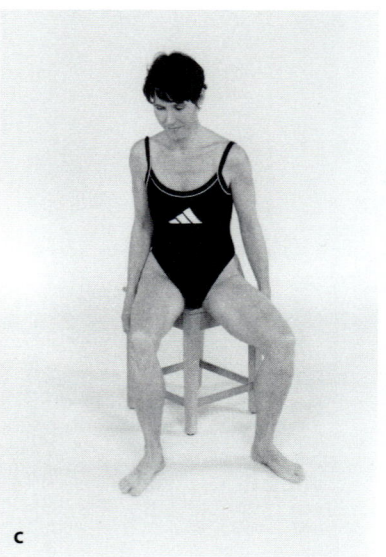 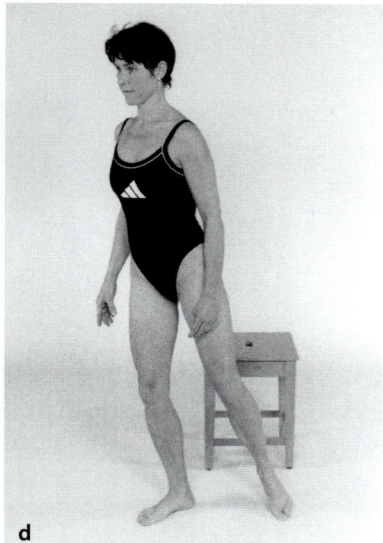

41.2 Lernweg

Übungsanleitung für den Patienten

»Setzen Sie sich auf die Kante eines Stuhls, und schlagen Sie das rechte Bein über das linke. Der rechte Fuß liegt ganz nah am linken Knie. Legen Sie die rechte Handfläche von der Seite an das rechte Knie und die linke Handfläche an die rechte Fußsohle. Alle Finger weisen nach vorn. Nun sollen die Handflächen auch noch genau gegeneinander zeigen. Dazu müssen Sie die Fußsohle etwas gegen die Mitte nach unten drehen, bis die Hand und die Sohle senkrecht stehen.

Geben Sie von beiden Seiten mit den Händen einen Druck, als ob Sie den Unterschenkel stauchen wollten. So halten das Knie und der Fuß gut zusammen. Jetzt stauchen Sie nochmals und stellen den Fuß sofort auf den Boden. Das wiederholen Sie nun einige Male und suchen für den Fuß immer eine neue Stelle auf dem Boden. Wenn der einmal vorn nahe beim andern Fuß ist, stehen Sie kurz auf. Sie merken, dass das Bein stark ist und die Belastung aushält. Vielleicht können Sie sogar das linke Bein vom Boden lösen und einen Moment auf dem stabilen rechten Bein stehen.

Natürlich können Sie diese Versuche auch mit dem linken Bein ausführen.«

Hinweise für den Therapeuten

> **Tipp**
> Der Therapeut sollte auf Folgendes achten:
> - Beim Aufstellen und Belasten des Beins darf das Knie nie medial vom Fuß stehen, damit eine gute Beinachsenstellung garantiert ist.

41.3 Analyse

Ausgangsstellung

Die Ausgangsstellung ist ausführlich in der Übung »Gewölbebauer« (s. S. 174) beschrieben. Eine Ausnahme bilden hier die Hände, die nicht an einem Fuß, sondern an einem Fuß und an einem Knie liegen.

Bewegungsablauf bis in die Endstellung

Beim Platzieren wird das **Bein** nur im Hüftgelenk extensorisch/innenrotatorisch/evtl. adduktorisch bewegt.

Bei der Belastung des platzierten Beins bewegen sich auch das **Kniegelenk** und das **Hüftgelenk**.

Auf und zu

Lernziel

Der Patient soll lernen,
— die volle Extension in den Hüftgelenken
  mit der Annäherung der glutäalen Muskulatur im aufrechten Stand zu erreichen.

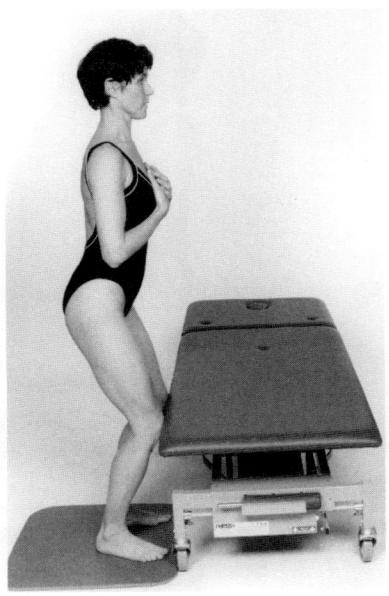
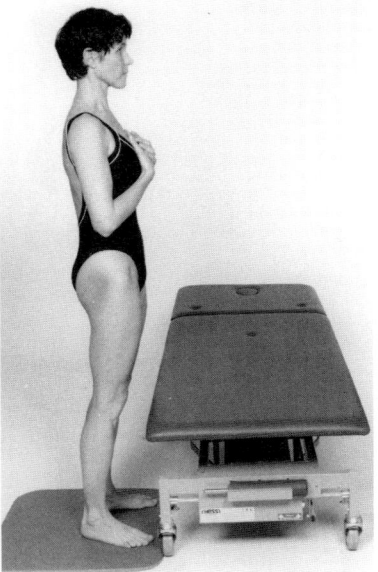

42

42.1 Konzept

Flexions- und Extensionsbewegungen des Beckens im Stand verursachen Gleichgewichtsreaktionen in Form von Gewichtsverschiebungen.

In der Übung »Auf und zu« werden diese Gleichgewichtsreaktionen gezielt genutzt.

Mit der Bedingung, dass es keine Druckveränderungen auf der Unterstützungsfläche geben darf und der Brustkorb eingeordnet bleibt, konzentriert man die Reaktionen auf den Becken- und Hüftgelenkbereich.

In der Ausgangsstellung **»Auf«** sind die Knie- und Hüftgelenke in Flexion, d. h., in Bezug auf die Nullstellung sind die Kniegelenke vorn, die Hüftgelenke hinten und die Spinae iliacae vorn. Die Knie haben vorn Kontakt mit einer Stuhl- oder Behandlungsbankkante. Der Druck unter den Füßen ist gleichmäßig auf die ganze Fußsohle verteilt. Er darf sich während der ganzen Bewegung nicht verändern.

Wenn nun der Drehpunkt der Hüftgelenke unter diesen Bedingungen nach vorn/etwas oben geschoben wird, müssen die Spinae iliacae nach hinten/oben gehen, um die Druckverhältnisse unter den Füßen zu erhalten. Die Hüftgelenke sind in Extension gekommen.

Um die maximale Extension zu erreichen, werden in dieser Stellung dazu die Kniegelenke extensorisch nach hinten/oben gebracht. Jetzt kommen die Hüftgelenke reaktiv noch etwas weiter nach vorn/oben. In den Hüftgelenken ist die Bewegungstoleranz nun ganz ausgeschöpft. Diese Stellung nennen wir **»Zu«** (◘ Abb. 42.1).

42.2 Lernweg

Übungsanleitung für den Patienten

»Stellen Sie sich vor eine niedrige Behandlungsbank oder vor einen Stuhl, der an der Wand steht.

Die Fingerspitzen suchen die Leisten und die Daumen die vorderen Beckenknochen. Bleiben Sie mit den Händen dort.

Lassen Sie die Knie nach vorn/unten sinken, bis sie die Bankkante gerade berühren. Dann schieben Sie mit den Fingerspitzen die Leisten nach hinten. Dabei sind die Beckenknochen nach vorn gekippt. Sie sind kleiner geworden, weil die Knie- und Hüftgelenke eingeknickt sind. Wir nennen diese Stellung ,Auf'.

Prüfen Sie, ob unter den Fußsohlen ein gleichmäßiger Druck ist. Das ist sehr wichtig und darf sich während der ganzen Übung nicht verändern.

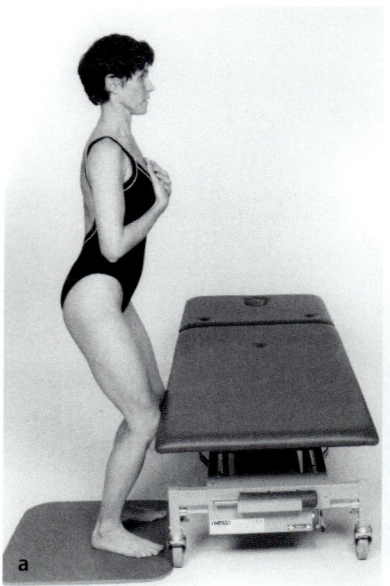 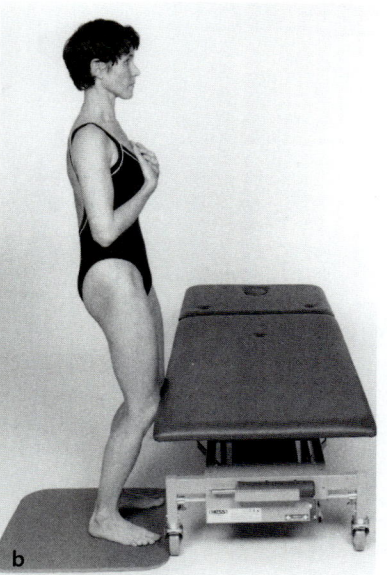 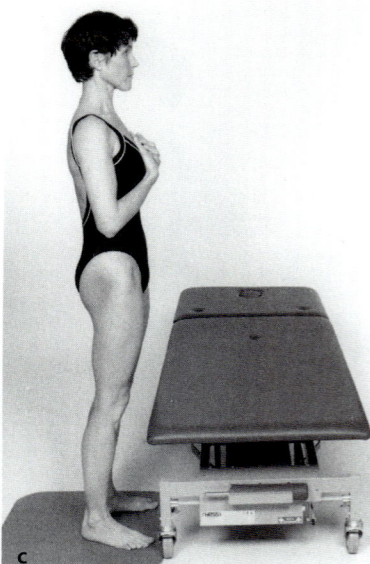

◘ **Abb. 42.1a–c.** »Auf und zu«. **a** »Auf«: Hüftgelenk in Flexion durch Drehpunktverschiebung. **b** »Zu«: Extension im Hüftgelenk vom Becken und durch Drehpunktverschiebung nach vorn. **c** »Zu«: Extension im Hüftegelenk vom Becken, Oberschenkel und durch Drehpunktverschiebung

Jetzt geht es an das ‚Zumachen'.

Kommen Sie mit den Leisten langsam nach vorn/etwas oben, so weit es geht. Das Becken richtet sich dann von selbst auf. In der Leiste ist kein Knick mehr. Es braucht etwas Kraft, diese Stellung zu halten.

Bleiben Sie so, und versuchen Sie, ob Sie die Knie von der Kante wegnehmen und nach hinten strecken können, ohne dass die Beckenknochen nach vorn kippen. Dafür müssen die Leisten noch mehr nach vorn kommen.

Die Hüftgelenke sind nun ‚Zu' und Sie sind wieder größer geworden. Der Brustkorb darf dabei nicht krumm werden. Am Gesäß und an den Oberschenkeln müssen die Muskeln enorm arbeiten, um diese Stellung zu halten.

Wenn Sie wieder aufmachen wollen, lassen Sie die Knie weich werden, nach vorn an die Kante gehen und das Gesäß nach hinten sinken.«

Hinweise für den Therapeuten

> **Tipp**
> Der Therapeut sollte auf Folgendes achten:
> - Beim »Zu« darf die flexorische Bewegung in der Lendenwirbelsäule nicht in die Brustwirbelsäule weiterlaufen, sodass der Brustkorb zusammensinkt.
> - Er muss die Füße genau beobachten und absolut keine Druckveränderungen weder nach vorn noch nach hinten erlauben.

Folgende **Variante** ist möglich:
- Der Therapeut setzt sich seitlich vom stehenden Patienten auf einen Hocker und nimmt die Unterschenkel des Patienten zwischen seine Beine. Das vermittelt dem Patienten eine große Sicherheit.
So kann der Therapeut die Stellung »Auf« und »Zu« manipulierend herstellen. Mit seinen Beinen führt er die Knie des Patienten und mit den Händen das Becken.
Sobald der Patient die Richtung der Verschiebungen wahrnimmt, kann er sie leicht selbst ausführen.
- Der Therapeut kann die Gleichgewichtsreaktion durch Führungswiderstände ersetzen. Eine Hand gibt Widerstand am lumbosakralen Übergang, die andere in der Leistengegend und die Knie in den Kniekehlen. In der Endstellung soll dem Druck an allen Punkten widerstanden werden.

Die Widerstände an einer Leiste und am lumbothorakalen Übergang kann sich der Patient auch selbst geben.
- Bei arthrotischen Hüftgelenken mit vermehrtem Extensionsdefizit genügt vorerst die Gegenbewegung von den Leisten und dem Becken. Die Knie bleiben flektiert und haben Berührungskontakt entweder mit der Bankkante oder mit den Knien des Therapeuten, gegen die sie beim »Zu« keinen Druck nach vorn ausüben dürfen.

42.3 Analyse

Ausgangsstellung
Kontaktstellen des Körpers mit der Umwelt
Im aufrechten Stand stehen die **Füße** in bequemem Abstand auf dem Boden.

Die **Knie** berühren mit ihren ventralen Seiten die Bank- oder Stuhlkante.

Gelenkstellungen

Körperabschnitt Beine
Die **oberen Sprunggelenke** sind in Dorsalextension, die **Knie- und Hüftgelenke** durch Drehpunktverschiebung in Flexion.

Körperabschnitt Becken
Das **Becken** neigt sich in den Hüftgelenken flexorisch nach vorn/unten. Die **Lendenwirbelsäule** ist in vermehrter Lordose.

Körperabschnitt Arme
Die **Fingerspitzen** liegen auf den Leisten, die **Daumen** auf den Spinae iliacae.

Bewegungsablauf bis in die Endstellung
Der Bewegungsablauf besteht aus 2 Phasen.

Bewegungsablauf: 1. Phase
Primärbewegung
Die kritischen Punkte, **rechtes/linkes Hüftgelenk**, gehen extensorisch nach vorn/etwas oben.

42

Reaktion

In Form von Gegengewichten
Die **Spinae iliacae** bewegen sich nach hinten/oben extensorisch in den Hüftgelenken.

Bewegungsablauf: 2. Phase
Primärbewegung
Die kritischen Punkte, **rechtes/linkes Kniegelenk**, bewegen sich extensorisch nach hinten/oben.

Reaktion

In Form von Gegengewichten
Die **Hüftgelenke** kommen extensorisch nach vorn/oben.

Bedingungen für die 1. und 2. Phase

Räumliche Fixpunkte
- Der **Druck unter den Fußsohlen** bleibt gleich. Er darf sich weder nach vorn noch nach hinten verlagern. Diese absolute Bedingung garantiert erst eine gezielte Reaktion von Gegengewichten auf die horizontalen Gewichtsverschiebungen der beiden Primärbewegungen.

Gleich bleibende Abstände innerhalb des Körpers
- Der Abstand Bauchnabel/Processus xiphoideus bleibt gleich. Das erfordert eine extensorische/ventraltranslatorische dynamische Stabilisierung des Brustkorbs.
- Die Längsachse von Brustkorb und Kopf bleibt vertikal. Die häufig eintretende Rückneigung der Brustkorblängsachse muss mit einer ventraltranslatorischen dynamischen Stabilisierung verhindert werden.

Bewegungstempo
- Die Übung soll langsam ausgeführt werden. Wenn die Bedingungen eingehalten werden, erfordert es große Aufmerksamkeit für die koordinierten Bewegungen.
- Die Endstellung wird einige Sekunden gehalten.
- Je 4 Sekunden für den Bewegungsablauf, für das Halten in der Endstellung und für das »Aufmachen« haben sich bewährt.

Hüftgelenk streck dich

Lernziel

Der Patient soll lernen,
- mit der extensorischen Muskulatur des Hüftgelenks das Beingewicht bis zur vollen Extension hochzuheben, ohne dass die Bewegung auf die Lendenwirbelsäule weiterläuft.

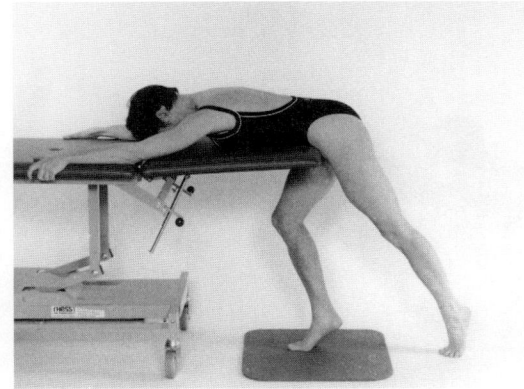 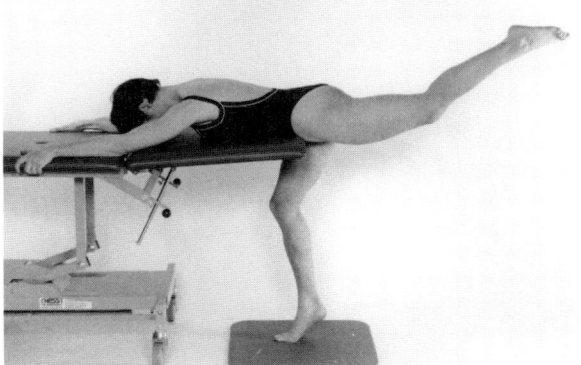

43

43.1 Konzept

Der Patient steht vor der Schmalseite der Behandlungsbank. Die Hüftgelenke befinden sich auf der Höhe der Bankkante. Er legt sich mit dem Becken und dem Brustkorb auf die Bank. Die Hände hängen sich an den Bankkanten rechts und links ein. Ein Knie wird unter die Behandlungsbank gezogen, bis der Oberschenkel Kontakt mit der Unterseite der Bank hat. Dieser drückt flexorisch im Hüftgelenk gegen die Bankunterseite. Wenn nun das andere Bein gestreckt nach hinten/oben extensorisch im Hüftgelenk abgehoben wird, verhindert die flexorische Gegenaktivität des anderen Beins ein Weiterlaufen der extensorischen Bewegung auf die Lendenwirbelsäule. Die Extensoren des abgehobenen Beins kommen unter maximale Hubbelastung (◻ Abb. 43.1).

43.2 Lernweg

Übungsanleitung für den Patienten

»Stellen Sie sich vor die Schmalseite einer Behandlungsbank. Gehen Sie etwas in die Knie, bis die Leistengegend die Bankkante berührt. Legen Sie sich mit dem Bauch und dem Brustkorb auf die Bank. Die Hände fassen rechts und links neben dem Kopf die Bankkanten.

Das rechte Knie beugt sich und geht so weit unter die Bank, bis der Oberschenkel gegen die Unterseite der Bank drücken kann. Diesen Druck behalten Sie von jetzt an bei, wenn Sie das linke Bein gestreckt nach hinten hochheben, bis es horizontal und auf der Höhe des Gesäßes steht. Das braucht ganz schön Kraft. Aber Sie dürfen sich ja mit den Händen an die Bankkanten hängen.

Ein paar Sekunden bleibt das Bein in der Luft, bevor es langsam wieder am Boden landet, ein wenig hinter dem linken Bein.«

Hinweise für den Therapeuten

Folgende **Variante** ist möglich:
— Bei einem relativ kurzen oder dünnen, also eher leichten Bein muss nicht unbedingt an der Bankkante eingehängt werden. Als Gegengewicht zum Bein genügt dann das Abheben des Kopfes. Bei einem relativ schweren Bein oder bei schwächeren Patienten kann sich der Therapeut selbst an die Patientenhände hängen und so das Gleichgewicht differenziert steuern.

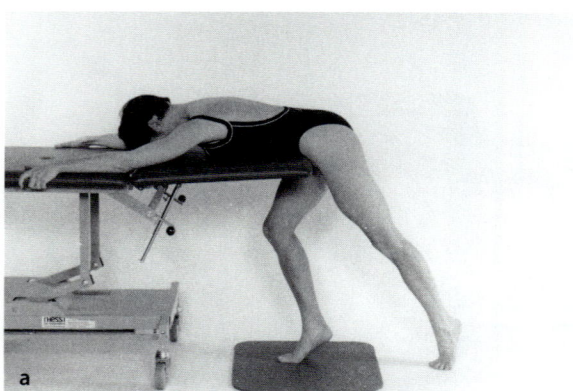
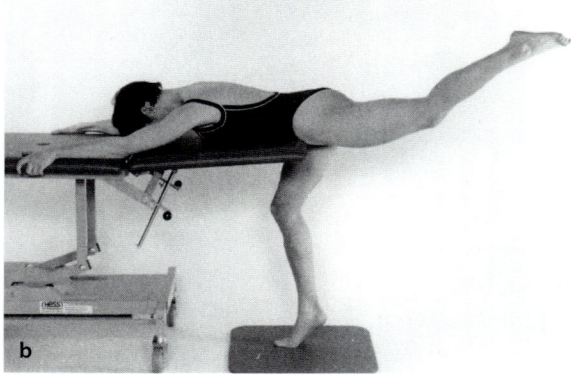

◻ **Abb. 43.1a,b.** »Hüftgelenk streck dich«. **a** Ausgangsstellung, **b** Endstellung mit Hüftgelenkextension links

43.3 Analyse

Es wird die Stellung mit dem rechten gebeugten Bein an der Bankunterseite beschrieben.

Ausgangsstellung
Kontaktstellen des Körpers mit der Umwelt
Beide **Vorfüße** stehen auf dem Boden. **Becken, Brustkorb** und **Arme** liegen auf der Behandlungsbank.

Gelenkstellungen

Körperabschnitt Beine
- Am **rechten Bein** sind die Zehengelenke in Extension, das **obere Sprunggelenk** in Plantarflexion, das **Kniegelenk** durch Drehpunktverschiebung in mehr als 90° Flexion, das **Hüftgelenk** in Flexion.
- Am **linken Bein** sind die Zehengrundgelenke in Extension, das **obere Sprunggelenk** in Plantarflexion, das **Knie- und Hüftgelenk** in etwas Flexion (abhängig von der Höhe der Behandlungsbank).

Körperabschnitte Becken, Brustkorb und Kopf
Das **Becken** und der **Brustkorb** liegen auf der Behandlungsbank. Dadurch ist die **Wirbelsäule** ein wenig flektiert.

Körperabschnitt Arme
Beim Umfassen der Bankkanten sind die **Fingergelenke** in Flexion, die **Handgelenke** in Ulnarabduktion, die **Unterarme** in Pronation, die **Ellbogengelenke** mehr oder weniger in Nullstellung und die **Humeroskapulargelenke** in Flexion/Abduktion/Außenrotation. Der Winkel im Akromioklavikulargelenk ist klein. Die **Schultern** sind in Protraktion.

Muskuläre Aktivitäten
Alle Körperteile sind abgelegt und benötigen keine besonderen Aktivitäten der Muskulatur.

Bewegungsablauf bis in die Endstellung
Primärbewegung
Der kritische Punkt, **linke Zehenspitzen**, geht nach oben (dorsal/kaudal). Die **Zehen** bewegen sich flexorisch, das **obere Sprunggelenk** noch mehr plantarflexorisch, das **Kniegelenk** extensorisch und das **Hüftgelenk** ebenfalls extensorisch. Im **Hüftgelenk** soll die Bewegung nicht weiterlaufen. Hier ist der kritische Drehpunkt.

Reaktion

In Form von Gegengewichten
Je mehr sich das **linke Bein** beim Abheben der Horizontalen nähert, desto schwerer wird sein Gewicht. Um das Gleichgewicht zu halten, hängt sich der Körper reaktiv über die Hände an die Behandlungsbank.

Oft wird noch der **Kopf** dorsaltranslatorisch abgehoben und als Gegengewicht eingesetzt.

In Form von Veränderung der Unterstützungsfläche
Die Unterstützungsfläche verkleinert sich durch das Abheben des Beins und evtl. des Kopfs.

Bedingungen

Bewegungstempo
Die Übung soll langsam und ohne Schwung ausgeführt werden. In der Endstellung wird das Beingewicht einige Sekunden gehalten.

Sprungfeder

Lernziel

Der Patient soll lernen,
- den M. triceps surae aus maximaler Verkürzung reaktiv fallverhindernd einzusetzen.

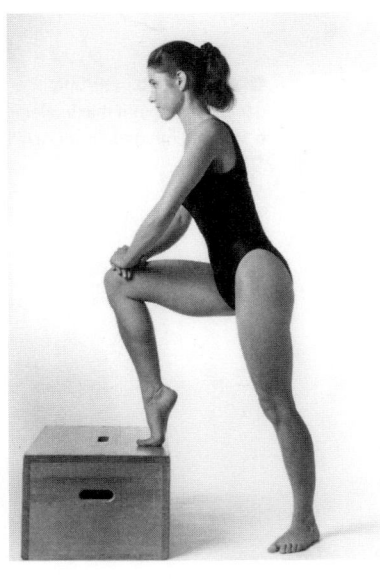 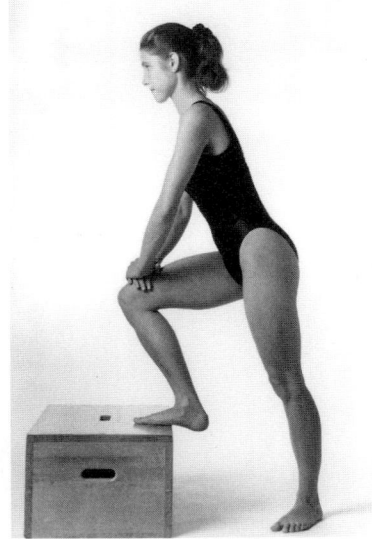

44

44.1   Konzept

Ein Bein wird mit dem Vorfuß mit maximaler Plantarflexion im oberen Sprunggelenk auf eine Kiste von ca. 45 cm Höhe gestellt. Das andere Bein ist gestreckt und steht auf dem Boden.

Durch Vorneigen des Türmchens wird das Bein auf der Kiste mehr belastet und das Kniegelenk noch etwas mehr flektiert.

Die übereinander liegenden Hände auf dem gebeugten Knie geben zusätzlichen Druck. Der Triceps surae ist an Knie- und oberem Sprunggelenk verkürzt und in aktiver Insuffizienz.

Aus dieser Stellung lässt man die Ferse dorsalextensorisch nach unten schnellen und sofort wieder hochfedern. Der Triceps surae wird am distalen Kopf durch Drehpunktverschiebung des oberen Sprunggelenks gedehnt und muss sich dann sofort wieder zusammenziehen (◘ Abb. 44.1).

44.2   Lernweg

Übungsanleitung für den Patienten

»Stehen Sie mit dem Abstand einer Fußlänge vor eine Kiste und stellen Sie z. B. den rechten Fuß darauf. Nehmen Sie die Ferse weit nach oben, bis Sie nur noch auf dem Vorfuß stehen und der Fuß ganz gestreckt ist. Mit den Händen dürfen Sie sich auf das Knie stützen. Der ganze Körper ist etwas nach vorne geneigt und bringt über die Hände Druck auf das Knie.

Jetzt lassen Sie die Ferse sehr schnell nach unten sausen, fangen sie unten auf und bringen sie sofort wieder nach oben. Das muss so schnell gehen, dass man es kaum sieht. Die Hände bleiben mit ihrem Druck immer auf dem Knie.

Versuchen Sie, ob Sie das mindestens 6-mal hintereinander zustande bringen.

Man kann es noch etwas schwieriger machen, indem man auf den Boden kniet und ein Bein vor sich auf den Vorfuß stellt. Jetzt ist das Knie noch mehr gebeugt. Dadurch wird es für die Wadenmuskeln noch schwieriger, die Ferse unten aufzufangen.«

Hinweise für den Therapeuten

Um die Anforderung an diese Übung noch mehr zu steigern, kann im Kniestand auf dem Boden der hintere Fuß auch auf den Vorfuß gestellt und wenn möglich dazu noch das Knie abgehoben werden. Diese labile Stellung erfordert beim Herunterschnellen der vorderen Ferse maximale Geschicklichkeit und Balancefähigkeit.

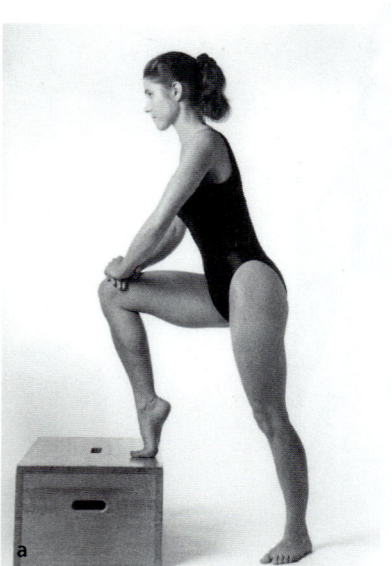 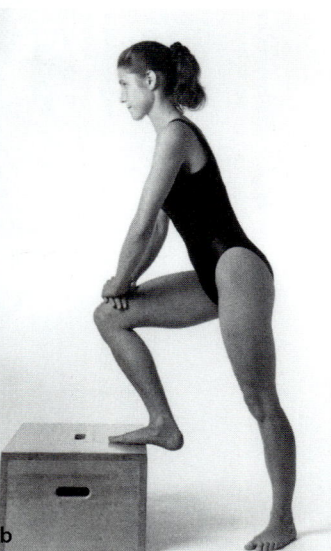

◘ **Abb. 44.1a,b.** »Sprungfeder«. **a** Ausgangsstellung mit maximaler Plantarflexion, **b** Stellung mit gedehnter Achillessehne

> **Tipp**
>
> Der Therapeut sollte auf Folgendes achten:
> – Becken, Brustkorb und Kopf müssen gut in die nach vorn geneigte Körperlängsachse eingeordnet sein und bleiben, damit das vordere Bein mehr belastet wird. Während des Bewegungsablaufs wird oft die Stabilisierung der Körperlängsachse aufgegeben und mit der Flexion der Brustwirbelsäule Gewicht nach hinten weg vom zu belastenden Bein gebracht.
> – Der Vorfuß soll pronatorisch verschraubt sein, damit genügend Druck auf das Großzehengrundgelenk kommt und dessen Flexions-/Extensionsachse parallel zum Boden steht.

44.3   Analyse

Ausgangsstellung
Stand mit dem rechten Vorfuß auf einer Kiste.

Kontaktstellen des Körpers mit der Umwelt
Der **rechte Vorfuß** steht auf der Kiste und der **linke Fuß** steht auf dem Boden.

Gelenkstellungen

Körperabschnitt Beine
– Am **rechten Bein** sind die **Zehengrundgelenke** in maximaler Extension, der **Vorfuß** in Pronation, das obere **Sprunggelenk** in maximaler Plantarflexion, das **Knie- und Hüftgelenk** in mehr als 90° Flexion.
– Am **linken Bein** ist die funktionelle **Fußlängsachse** nach vorn gerichtet, das obere **Sprunggelenk** in Dorsalextension, das **Knie- und Hüftgelenk** in Nullstellung.

Körperabschnitte Becken, Brustkorb und Kopf
Die 3 Körperabschnitte sind in die nach vorn geneigte Körperlängsachse eingeordnet.

Körperabschnitt Arme
Die **Handgelenke** liegen übereinander auf den Knien und sind in Extension/Radialabduktion, die **Unterarme** in Pronation, die **Ellbogengelenke** in etwas Flexion, die **Humeroskapulargelenke** in Flexion/Abduktion/Innenrotation, die **Sternoklavikulargelenke** von der Klavikula aus in Ventralduktion.

Muskuläre Aktivitäten
Die Intensität der ökonomischen Muskelaktivität ist in der Wadenmuskulatur erhöht.

Bewegungsablauf
Primärbewegung
Der kritische Punkt, **rechte Ferse**, geht nach unten/hinten (kaudal/dorsal) dorsal extensorisch im oberen Sprunggelenk durch Drehpunktverschiebung, dann alternierend nach oben/vorn (kranial/ventral). Distal bewegen sich die **Zehengrundgelenke** flexorisch/extensorisch und proximal das **Knie- und Hüftgelenk** extensorisch/flexorisch.

Geht die **Ferse** nach unten, so neigt sich das Türmchen nach vorn und beim Hochgehen der Ferse wieder etwas zurück.

Bedingungen

Gleich bleibender Abstand zwischen körpereigenen Punkten
– Die Flexions-/Extensionsachsen der Großzehengrundgelenke und die des Kniegelenks des zu übenden Beins müssen parallel stehen. Das bedingt eine Pronation des Vorfußes und etwas Außendrehung des Oberschenkels im Kniegelenk. Dann erst sind die Beinachsen gut eingestellt.
– Am hinteren Bein bleibt der Abstand Malleolus/Trochanterpunkt gleich.
– Die **Fußgelenke** und das **Kniegelenk** müssen dynamisch stabilisiert werden und dürfen dem schnellen Impuls am vorderen Bein nicht nachgeben.

Bewegungstempo
– Das Loslassen und wieder Hochfedern der Ferse muss möglichst schnell vor sich gehen.
– Die Pausen zwischen den einzelnen Impulsen können beliebig variiert werden, je nach Anforderung und Trainingszustand.

Federball

Lernziel

Der Patient soll lernen,
- die Zehen-, Fuß und Kniegelenke beim Springen und Hüpfen zu koordinieren,
- Kraftreserven aufzubauen für den Absprung der Beine und für das federnde Auffangen des Körpergewichts beim Zurückfallen auf die Unterlage.

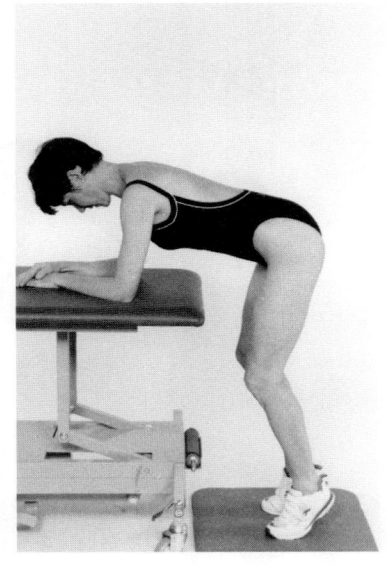
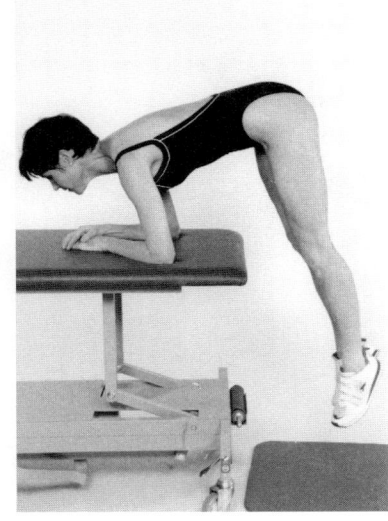

45

45.1 Konzept

Beim Laufen und Springen gibt es im Unterschied zum Gehen keine Standbein-/Doppelbeinphase, sondern eine Standbein-/Luftphase. Das Standbein drückt das Körpergewicht vom Boden ab, beide Beine sind einen Moment in der Luft. Dann muss das Körpergewicht beim Aufprall auf den Boden vom nächsten Standbein wieder aufgefangen werden. Abdruck und Aufprall des Körpers erfordern beide eine hohe Intensität der Aktivität der Beinmuskulatur.

Als Ausgangsstellung wird eine große Unterstützungsfläche mit einer gesicherten Gleichgewichtslage gewählt. So kann man die koordinierten Bewegungen der Fuß- und Beingelenke zuerst langsam und exakt einüben und ein ungefährliches Abspringen wagen.

Der Patient steht in Turnschuhen im Abstand einer Fußlänge vor der Schmalseite einer auf Tischhöhe eingestellten Behandlungsbank. Er neigt sein eingeordnetes Türmchen nach vorn, bis er mit den Unterarmen auf der Bank liegt. Eine Hand umfasst die Faust der anderen Hand. Die Kniegelenke sind leicht flektiert. Die Füße stehen auf den Vorfüßen bei etwas abgehobenen Fersen. Die Trochanterpunkte müssen über den Malleolus lateralis stehen.

Nun werden die oberen Sprunggelenke langsam nach vorn/oben gebracht bis zur maximalen Plantarflexion des Fußes und zum Zehenspitzenstand. Gleichzeitig exten-

dieren die Kniegelenke. Die Beinlängsachse vom Trochanterpunkt bis zu den Zehenspitzen steht jetzt vertikal. Durch die Drehpunktverschiebung der oberen Sprunggelenke kommen die senkrecht stehenden Beinlängsachsen nach vorn und bringen mehr Gewicht auf die Unterarme auf der Bank. Die Zehenspitzen können die verbleibende Belastung aushalten.

Dann lässt die Spannung plötzlich nach, die Kniegelenke bewegen sich flexorisch, die oberen Sprunggelenke dorsalextensorisch und die Zehengelenke extensorisch. Die Fersen dürfen den Boden nicht berühren. Das Nachlassen soll federnd in den oben genannten Gelenken aufgefangen werden.

Es kann einige Male nachgefedert werden. Damit wird die Sprungmuskulatur für den Absprung vorgedehnt.

Kennt der Patient den Bewegungsablauf bis in die maximale Streckung der Beine, so kann er aus einer Federung den Absprung wagen. Die stabile Lage der Arme auf der Behandlungsbank sichert ihm das Gleichgewicht (◘ Abb. 45.1).

45.2 Lernweg

Übungsanleitung für den Patienten

»Stellen Sie sich vor die Schmalseite dieser Bank. Die Fersen sind nahe zusammen, die Vorfüße etwas auseinan-

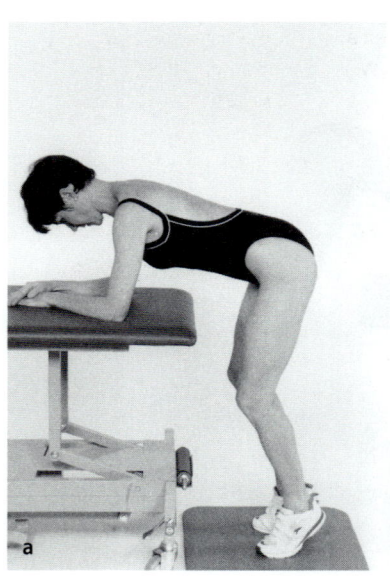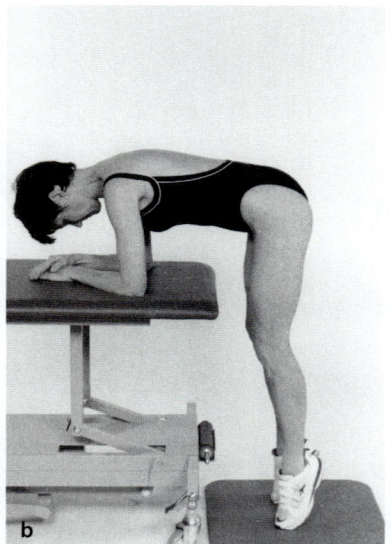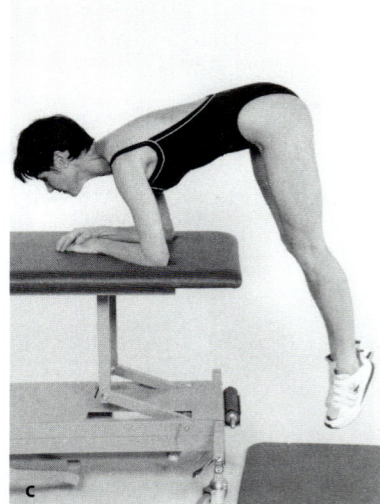

◘ **Abb. 45.1a–c.** »Federball«. **a** Ausgangsstellung, **b** 1. Endstellung mit maximal gestreckten Beinen, **c** 2. Endstellung mit Absprung

der und die Knie eingeknickt. Neigen Sie sich mit geradem Oberkörper nach vorn, bis Sie die Unterarme auf der Bank ablegen können. Nehmen Sie die Hände zusammen. Die Knie kommen ein wenig nach vorn gegen die Bank. Dann stehen Sie auf den Vorfüßen, und die Fersen berühren den Boden nicht mehr.

Jetzt bringen Sie den Rist Ihrer Füße nach vorn und oben, bis Sie auf den Zehenspitzen stehen, und strecken Sie die Knie ganz durch. Vergessen Sie die Richtung nicht: die Riste nach vorn, die Knie nach hinten. Das bringt jedes Bein von den Fußspitzen bis zu den Hüftgelenken in eine gerade, senkrechte Linie. Auf den Armen haben Sie etwas mehr Druck bekommen. Auf den Füßen ist weniger Gewicht. Darum können Sie gut in diesem Ballerinastand stehen.

Jetzt lassen Sie plötzlich die Spannung in den Beinen los. Die Knie knicken nach vorn und die Riste nach hinten ein. Aber aufgepasst: Die Fersen dürfen nicht auf den Boden plumpsen. Sie müssen knapp darüber aufgefangen werden. Federn Sie ein paar Mal mit den Fersen, bis Sie wieder ganz lange Beine machen. In dieser Stellung bleiben Sie nur kurz. Dann lassen Sie die Beine wieder einknicken.

Beim nächsten Nachfedern mit den Fersen unten stellen Sie sich noch einmal die langen, gestreckten Beine vor. Dann drücken Sie sich vom Boden ab. Die geraden Beine mit den spitzen Füßen stehen einen Moment in der Luft, bis Sie sie unten wieder federnd auffangen. Diese schwebenden Beine geben Ihnen ein ganz leichtes Gefühl. Wenn die Beine in der Luft sind, ist Ihr ganzes Gewicht auf den Unterarmen. Sie sind jetzt nicht im Handstand, sondern im Unterarmstand. Die Beine dürfen auf keinen Fall nach hinten ausschlagen wie bei einem störrischen Esel. Nur wenn die Beine absolut senkrecht in der Luft stehen, sind Sie sicher im Gleichgewicht.«

Hinweise für den Therapeuten

> **Tipp**
> Der Therapeut sollte auf Folgendes achten:
> - Die Übung kann nur in Schuhen ausgeführt werden. Barfuß ist der Zehenspitzenstand schmerzhaft.
> - In der Ausgangsstellung müssen die Trochanterpunkte genau über den lateralen Malleolen stehen. Auch während der Übung bleiben sie immer senkrecht über den Malleolen.
>
> ▼

- Beim Nachfedern darf es nur eine kleine Dorsalextension in den Zehengrundgelenken geben und keine Bewegung in den oberen Sprung-, Knie- und Hüftgelenken. Es muss vermieden werden, dass der Patient versucht, die Aufgabe durch Flektieren der Knie zu erfüllen. Die in sich stabilisierten Beine müssen als Ganzes mit ihrem Gewicht die Sprungmuskulatur, vor allem die Wadenmuskulatur, vordehnen.
- Beim Strecken der Beine bringen die Drehpunktverschiebungen in den oberen Sprunggelenken die Beine um den Abstand obere Sprunggelenke/Zehengrundgelenke nach vorn und auch nach oben.
- Die oberen Sprunggelenke sollten sich so weit plantarflexorisch nach vorn/oben bewegen, bis die Bein- und Fußlängsachsen vertikal stehen. Erst dann ist die Beinmuskulatur in maximaler Spannung.
  - Hilfreich ist ein Führungswiderstand an den oberen Sprunggelenken von vorn und an den Kniegelenken von hinten mit einem gleichzeitigen Hochheben des Beingewichts. Die Widerstände können alternierend am linken und rechten Bein gegeben werden.
- Um das Abspringen zu erleichtern, steht der Therapeut hinter dem Patienten und hilft mit seinen Händen rechts und links an den Trochanterpunkten, das Gewicht des Beckens hochzuheben.
- Die Beine sollen auch beim Hochspringen senkrecht bleiben. Wenn der Therapeut hinter dem Patienten steht, vermeidet der Patient das Ausschlagen nach hinten.
- Beim Abheben der Beine kommt das Türmchen in die Horizontale. Wird es beim noch höheren Springen sogar nach vorn/unten geneigt, gibt es bei der verlangten Senkrechtstellung der Beine eine vermehrte Hüftgelenkflexion. Die Ischiokruralbremse zieht das Becken in die Extension und die Lendenwirbelsäule in die Flexion. Das Becken ist nicht mehr in die Körperlängsachse eingeordnet. Das muss toleriert werden.
- Die Übung kann zu Hause gut an einem stabilen Tisch ausgeführt werden.

Anpassungen an statische Abweichungen, Kondition und Konstitution

- Die konstitutionellen Abweichungen von der Norm spielen insofern eine Rolle, als bei einem langen Türmchen und kurzen Beinen die Vorneigung der Körperlängsachse in der Ausgangsstellung geringer und dafür die Rückneigung der Oberschenkellängsachsen größer ist. Bei langen Beinen und kurzem Türmchen ist es umgekehrt.
- Bei schwacher Beinmuskulatur übt man zuerst nur den Zehenspitzenstand und das Nachfedern. Das sollte mehrmals täglich mindestens 10-mal geübt werden.

45.3   Analyse

Ausgangsstellung

Vorfußstand vor einer Behandlungsbank mit auf der Bank abgelegten Unterarmen und vorgeneigtem Türmchen.

Kontaktstellen des Körpers mit der Umwelt

Die **Vorfüße** stehen auf dem Boden. Die **Unterarme** und die **lateralen Handkanten** liegen auf der Behandlungsbank.

Gelenkstellungen

Körperabschnitt Beine

Die **funktionellen Fußlängsachsen** sind nach vorn gerichtet. Die **Zehengrundgelenke** stehen in etwas Extension, die **oberen Sprunggelenke** in ±Nullstellung, die **Kniegelenke** in Flexion und die **Hüftgelenke** in ±90° Flexion.

Körperabschnitte Becken, Brustkorb und Kopf

Die 3 Körperabschnitte sind in die nach vorn geneigte Körperlängsachse eingeordnet.

Körperabschnitt Arme

Die **Hände** liegen mit den Handkanten auf der Behandlungsbank. Die linke lose **Faust** wird von der rechten Hand umschlossen. Die **Fingergelenke** stehen links mehr als rechts in Flexion. Die **Handgelenke** sind in Nullstellung, die **Ellbogengelenke** in weniger als 90° Flexion, die **Humeroskapulargelenke** in mehr als 90° Flexion/etwas Abduktion/Außenrotation. In den Sternoklavikulargelenken rotieren die Klavikeln nach dorsal.

Muskuläre Aktivitäten

In den Fuß- und Beingelenken und im Schultergürtel ist die Intensität der muskulären Aktivität erhöht.

Bewegungsablauf bis in die Endstellung
Primärbewegung

- Die kritischen Punkte, **rechtes/linkes oberes Sprunggelenk**, kommen durch Abdruckaktivität der Vorfüße nach oben/vorn erst extensorisch, dann flexorisch in den Zehengrundgelenken, endgradig plantarflexorisch in den oberen Sprunggelenken bis zum Zehenspitzenstand.
- Die kritischen Punkte, **rechte/linke Patella**, gehen nach oben/etwas nach hinten durch Drehpunktverschiebung in den Kniegelenken. Die **Trochanterpunkte** bewegen sich so viel nach vorn/oben wie die oberen Sprunggelenke.
- Das eingeordnete **Türmchen** verschiebt sich nach vorn, extensorisch in den Humeroskapulargelenken.

Reaktion

In Form von Veränderung der Unterstützungsfläche

- Bei der Vorübung wird das Gewicht innerhalb der Unterstützungsfläche nach vorn mehr auf die Arme verschoben.
- Beim Abspringen wird die Unterstützungsfläche stark verkleinert und besteht nur noch aus der Auflage der Unterarme und Hände auf der Behandlungsbank.

Bedingungen

Gleich bleibende Abstände zwischen körpereigenen Punkten

- Die Abstände **Symphyse/Bauchnabel/Processus xiphoideus/Fossa jugularis/Kinnspitze** bleiben gleich. Das verlangt eine dynamische Stabilisierung der Körperabschnitte Becken, Brustkorb und Kopf zur Erhaltung der Körperlängsachse.
  Nur beim Absprung und dem Vorneigen der Körperlängsachse wird der Abstand **Symphyse/Bauchnabel** kleiner.

Gleich bleibende Abstände zwischen körpereigenen Punkten, Ebenen und Achsen mit der Umwelt

- Die **Bein- und Fußlängsachsen** bleiben während der Sprungphase vertikal. Dadurch muss das Gewicht nach vorn auf die Unterarme verschoben werden. So ist die Gleichgewichtslage gesichert und der Absprung leicht.

Würden die Beine nach hinten gehen und sich die Beinlängsachsen nach vorn neigen, wäre das Gewicht in der Luft im Verhältnis zu dem auf den Armen zu groß. Der Absprung gelingt dann nicht.

Räumliche Fixpunkte

- Die **Unterarme** und **Handkanten** bleiben auf der Bank liegen. Diese stabile Unterstützungsfläche gewährt ein sicheres Sprungtraining.

Bewegungstempo

- Der Zehenspitzenstand benötigt doppelt so viel Zeit wie ein Nachfedern. Wenn die Übung eingespielt ist, ist die Frequenz ca. 100 Absprünge pro Minute.
- Die Absprungphase braucht je nach Höhe des Absprungs mehr Zeit.

Pinguin

Lernziel

Der Patient soll lernen,
- die Verwringung der subtalaren Fußplatte bei maximaler Belastung halten zu können,
- über kleinster Unterstützungsfläche mit der Bein- und Hüftgelenkmuskulatur nahe an der aktiven Insuffizienz große Hubarbeit zu leisten.

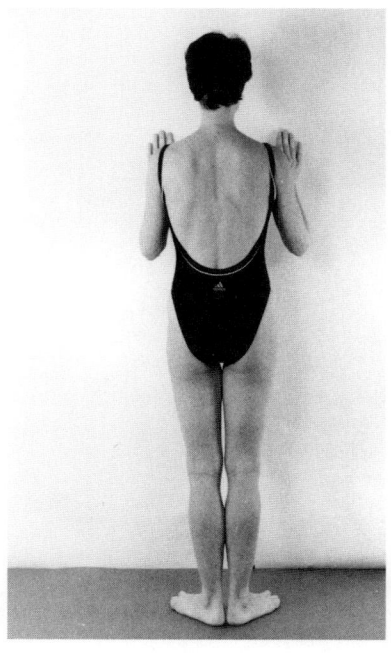
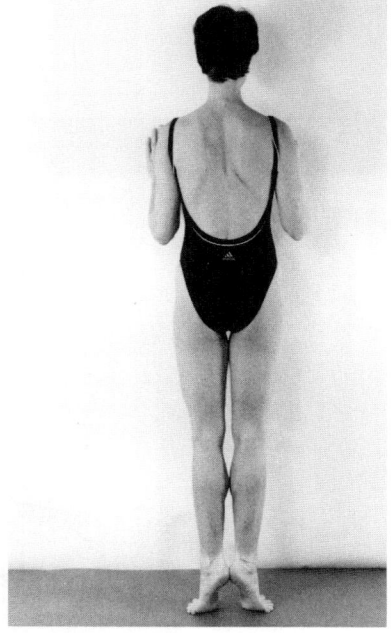

46.1 Konzept

Für die Ausgangsstellung wird der Stand auf den Vorfüßen gewählt.

Die Bewegungsachsen für die Extension/Flexion/Lateralflexion stehen horizontal und garantieren Hubbelastung für die zuständige Muskulatur.

An Füßen und Beinen sind die Gelenke in endgradiger Extension. Die Fußlängsachsen schauen nach außen, die Fersen berühren sich. Diese Fußstellung bei gestreck-ten Beinen bringt auch die Außenrotatoren der Hüftgelenke in Verkürzung.

Dann wird alternierend ein Vorfuß abgehoben, wobei die Fersen den Kontakt zueinander nicht verlieren dürfen. Diese Fußbewegung erinnert an das Watscheln der Pinguine.

Das kurzzeitige Stehen auf einem Vorfuß verlangt von der Bein- und Rumpfmuskulatur gut koordinierte dynamische Stabilisierungen, um die Balance zu halten (❏ Abb. 46.1).

❏ **Abb. 46.1a–d.** »Pinguin«. **a** Ausgangsstellung, **b** Vorfußstand, **c, d** Vorfußstand auf einem Bein

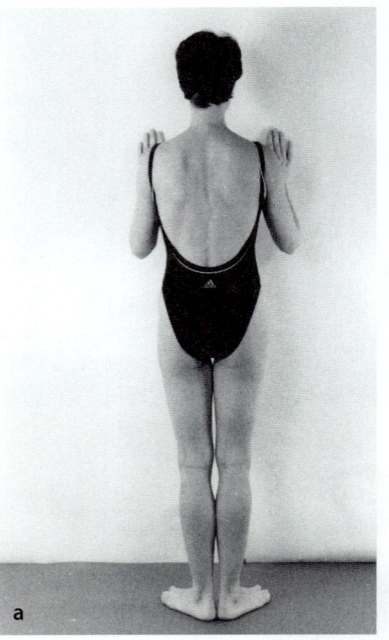
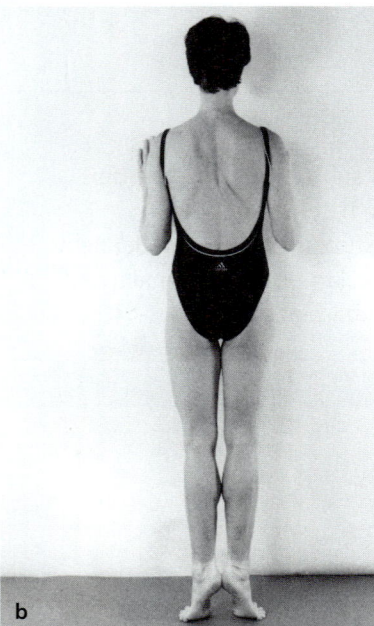
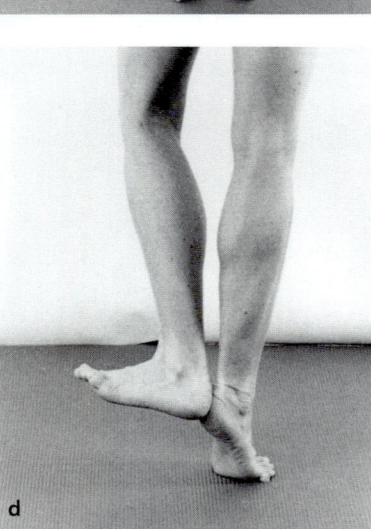

46.2 Lernweg

Übungsanleitung für den Patienten

»Sie stehen und berühren mit den Händen auf der Höhe Ihrer Schultern eine Wand. Erinnern Sie sich, wie Charlie Chaplin dastand? Stellen Sie sich so hin: die Fußspitzen möglichst weit auseinander, die Fersen zusammen und die Beine gestreckt.

Jetzt kommen Sie auf die Vorfüße und bringen die zusammengepressten Fersen ganz weit nach oben.

Wenn Sie jetzt abwechslungsweise einen Vorfuß abheben, bleiben die Fersen zusammen und in der gleichen Höhe. Das ist der Gang eines Pinguins. Es ist gar nicht einfach, den Vorfuß abzuheben und auf dem anderen das Gleichgewicht zu halten. Die Beine und der ganze Körper sind in Spannung.

Versuchen Sie auch einmal, die Hände von der Wand wegzunehmen. Dann ist es noch schwieriger.«

Hinweise für den Therapeuten

> **Tipp**
> Der Therapeut sollte auf Folgendes achten:
> - Man muss von Anfang an darauf achten, dass Becken, Brustkorb und Kopf gut eingeordnet sind, um später die Balance halten zu können.
> - Der Patient soll die Wand nur leicht berühren, sich keinesfalls dagegenlehnen. Sonst wird das Gleichgewicht beim Wegnehmen der Hände zu stark gestört.
> - Die Dorsaltranslation des Kopfs erleichtert die Stabilisierung der Brustwirbelsäule.

46.3 Analyse

Ausgangsstellung
Kontaktstellen des Körpers mit der Umwelt

Die **Vorfüße** haben Kontakt mit dem Boden, die **Handflächen** mit der Wand.

Gelenkstellungen

Körperabschnitt Beine

Die **Zehengelenke** sind in Extension, die **Vorfüße** in Pronation, die **unteren Sprunggelenke** in Inversion, die **oberen Sprunggelenke** in maximaler Plantarflexion, die **Kniege-** lenke in Extension, die **Hüftgelenke** in Extension/Adduktion/Außenrotation.

Körperabschnitte Becken, Brustkorb und Kopf

Alle 3 Körperabschnitte sind in die vertikal stehende Körperlängsachse eingeordnet.

Körperabschnitt Arme

Die **Finger** sind in Extension/Abduktion, die **Handgelenke** in Extension, die **Unterarme** in Pronation, die **Ellbogengelenke** in Flexion, die **Humeroskapulargelenke** in ca. 45° Flexion/Außenrotation. Der Winkel in den Akromioklavikulargelenken ist groß.

Muskuläre Aktivitäten

Die Ausgangsstellung verlangt von der Bein- und Hüftgelenkmuskulatur eine hohe Intensität der ökonomischen Aktivität.

Bewegungsablauf bis in die Endstellung
Primärbewegung

Die Primärbewegung besteht aus alternierenden rechts- und linksgerichteten Druckverschiebungen innerhalb der Unterstützungsfläche. Dabei hebt sich der entlastete Fuß dorsalextensorisch vom Boden ab.

Reaktion

In Form von Veränderung der Unterstützungsfläche

Die Unterstützungsfläche verkleinert sich nach rechts und links und besteht alternierend nur noch aus der Fläche eines Vorfußes.

In Form von Gegengewichten

Beim Druckwechsel nach rechts und links verschiebt sich die Trennebene über die neue Unterstützungsfläche. Geht sie nach rechts, liegen die bremsenden Gewichte links davon und umgekehrt.

Bedingungen

Gleich bleibende Abstände zwischen körpereigenen Punkten

- Der Kontakt der **Fersen** bleibt erhalten. Das fordert die Aktivität der Außenrotatoren und der Adduktoren der Hüftgelenke.

Gleich bleibende Abstände zwischen körpereigenen Punkten, Ebenen und Achsen mit der Umwelt

— Der Abstand der **Fersen** vom Boden bleibt gleich. Dadurch entsteht eine vertikale Belastung des Mittelfußes, die die Verwringung erleichtert. Zudem ist es ein optimales Krafttraining für den Triceps surae, der in maximaler Verkürzung das ganze Körpergewicht halten muss.

Bewegungstempo

Bei 60-mal Trippeln pro Minute kann man die endgradige Plantarflexion der oberen Sprunggelenke beim Balancieren auf einem Vorfuß unter Kontrolle halten.

Der Start

Lernziel

Der Patient soll lernen,
- auf den Vorfüßen die Belastung des ganzen Körpergewichts auszuhalten,
- mit alternierendem Druck der Vorfüße die ideale Schrittfrequenz des Gangs von 108–120 Schritten pro Minute einzuüben,
- die Belastung auf einem Vorfuß kurz auszuhalten und durch etwas Vorlastigkeit einen reaktiven Schritt auszulösen.

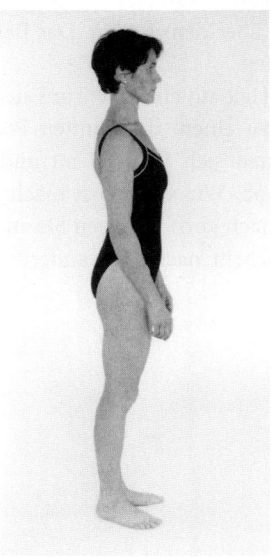
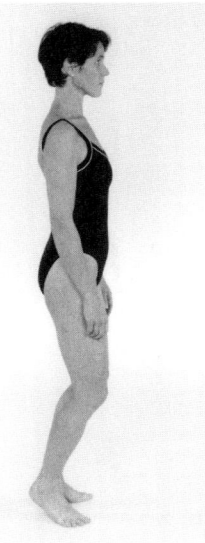

47.1   Konzept

Die Übung »Der Start« setzt sich aus 2 Phasen zusammen.

1. Phase: Vorfußtrippeln

Der Patient soll sich zuerst die ideale Schrittfrequenz mit Trippeln am Ort einprägen. Er steht mit Vorfußkontakt auf dem Boden. Die Fersen sind knapp vom Boden abgehoben und die Knie deblockiert. Becken, Brustkorb und Kopf sind in die senkrecht stehende Körperlängsachse eingeordnet, sodass keine Gewichte nach hinten gebracht werden können. So erreicht man eine labile Gleichgewichtslage und die Aktivierung der ganzen Beinmuskulatur.

2. Phase: Schrittauslösung

In dieser Phase soll der Patient während des Trippelns auf einem Vorfuß kurz verharren und so erfahren, dass das zukünftige Standbein in der Lage ist, die Belastung auszuhalten.

Dann stellt er sich vor, wohin er gehen möchte. Sein Blick löst sich vom Boden und visiert das Ziel an.

Die Zehen des Standvorfußes werden extensorisch vom Boden abgehoben. Mit dem Abheben der Zehen wird ein Teil der schon kleinen Unterstützungsfläche von vorn weggenommen. Der Schritt erfolgt reaktiv auf die Vor-

lastigkeit. Behält der Patient sein Streben nach vorn bei, erfolgt ein Schritt nach dem andern, und der Patient geht (◘ Abb. 47.1).

47.2   Lernweg

Übungsanleitung für den Patienten

»Stellen Sie sich gerade hin. Vor sich benötigen Sie viel Platz.

Die Fersen berühren sich. Die Vorfüße schauen etwas nach außen. Die Arme liegen gekreuzt auf dem Brustkorb. Jetzt deblockieren Sie die Knie, gehen mit ihnen nach vorn über die Vorfüße. Die Fersen lösen sich ein wenig vom Boden ab. Sie stehen nur noch auf den Vorfüßen. Mit den Knien soll auch der ganze Körper en bloc nach vorn kommen. Sie können mit den Händen auf dem Brustkorb spüren, wie auch er nach vorn kommt.

Jetzt gebe ich Ihnen den Takt an, in dem Sie mit den Vorfüßen abwechslungsweise etwas mehr Druck auf den Boden ausüben. Das ergibt eine Art Trippeln am Ort, ohne dass der jeweilig entlastete Fuß vom Boden abgehoben wird. Es darf keine Bewegung in den Kniegelenken geben. Die Beine bleiben in ihrer eingeknickten Stellung. Unter den Händen spüren Sie, dass der Körper eine ganz kleine Bewegung nach rechts und links macht, aber sonst schön gerade bleibt.

Wenn das gut funktioniert, versuchen Sie, auf einem Vorfuß etwas länger stehen zu bleiben. Der entlastete Fuß schwebt nur knapp über dem Boden. Das Bein kann das Gewicht gut aushalten.

Beim nächsten Halt auf einem Vorfuß stellen Sie sich vor, dass Sie z. B. zu einem bestimmten Fenster gehen möchten. Sie schauen sich Ihr Ziel an und heben die Zehen vom Boden ab. Wie von selbst macht das andere Bein einen Schritt nach vorn. Schauen Sie zu Ihrem Ziel, dann kommt ein Schritt nach dem andern. Sie können gehen!«

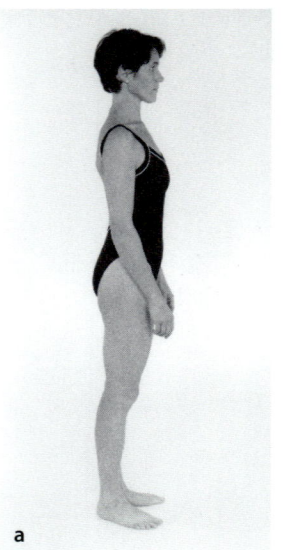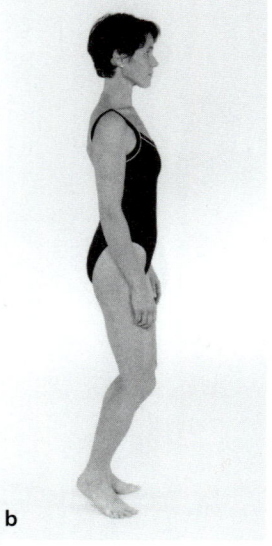

a   b

◘ **Abb. 47.1a,b.** »Der Start«. **a** Ausgangsstellung, **b** das Körpergewicht ist auf die Vorfüße verlagert

Hinweise für den Therapeuten

> **Tipp**
> Der Therapeut sollte auf Folgendes achten:
> — Mit der Flexion der Kniegelenke sollen die Fersen gleichzeitig vom Boden gelöst werden. Das muss meist einige Male eingeübt werden. Die Fersen sollen nur wenig über dem Boden stehen, damit die oberen Sprunggelenke in Nullstellung bleiben.
> — Mit der Bewegung der Knie nach vorn über die Vorfüße muss der ganze Körper gleichzeitig en bloc mitkommen. Der Brustkorb darf auf keinen Fall nach hinten translatieren und so einen unerwünschten Gewichtsausgleich herstellen.
> — Bei der Einbeinbelastung darf zwischen Becken und Brustkorb keine Bewegung stattfinden. Oft bleibt das Becken auf der entlasteten Seite, um nicht zu viel Gewicht auf einen Vorfuß zu bringen.
> — Das Spielbein muss beim ersten Schritt auf der Ferse landen. Landet es auf dem Vorfuß, war die Vorlastigkeit bei der Schrittauslösung zu groß.
> — Wenn der Patient im Vorfußstand die Zehen einkrallt, sind die Gewichte darüber nicht gut eingeordnet.

Folgende **Variante** ist möglich:

Unsichere Patienten können beim Trippeln ihre Hände auf eine Stuhllehne oder an die Wand legen. Mit zunehmender Sicherheit wird der Druck unter den Händen vermindert, bis sie schweben und der Patient sicher frei steht. Dasselbe gilt natürlich auch beim Anhalten auf einem Vorfuß.

Damit der Patient das automatische Funktionieren der Gehbewegung erleben kann, übernimmt der Therapeut den **Transport des Brustkorbs** des Patienten. Er stellt sich seitwärts zum Patienten, nimmt den Brustkorb des Patienten von vorn und hinten zwischen seine Hände, hebt ihn etwas nach oben und bringt ihn nach vorn, indem er selbst daneben hergeht. Der Patient wird einfach mitgenommen und macht mit den Beinen die Gehbewegungen. Er fühlt sich bei dieser Art zu gehen ganz leicht.

47.3 Analyse

Ausgangsstellung
Kontaktstellen des Körpers mit der Umwelt
Die beiden Vorfüße haben Kontakt mit dem Boden.

Gelenkstellungen

Körperabschnitt Beine
Die **Zehen** sind in leichter Extension, die **Vorfüße** in Pronation, die **oberen Sprunggelenke** in ±Nullstellung, die **Kniegelenke** durch Drehpunktverschiebung in etwas Flexion, die **Hüftgelenke** von den Oberschenkeln aus in etwas Flexion.

Körperabschnitte Becken, Brustkorb und Kopf
Die 3 Körperabschnitte sind in die senkrecht stehende Körperlängsachse eingeordnet.

Körperabschnitt Arme
Die Arme liegen gekreuzt auf dem Brustkorb.

Muskuläre Aktivitäten
In den Beinen ist die Intensität der ökonomischen Muskelaktivität erhöht.

Bewegungsablauf bis in die Endstellung

> **Übersicht**
> Der Bewegungsablauf gliedert sich in 2 Phasen:
> — 1. Phase: Vorfußtrippeln
> — 2. Phase: Schrittauslösung

Bewegungsablauf: 1. Phase – Vorfußtrippeln
Primärbewegung
Der kritische Punkt **rechter/linker Vorfuß** übt alternierend vermehrten Druck nach unten aus. Dabei verstärkt sich die Intensität der Druckaktivität des Beins.

Reaktion
Die Unterstützungsfläche verändert sich nicht. Aber der Körperschwerpunkt verlagert sich von der Mitte in Richtung des belasteten Vorfußes.

Bewegungsablauf: 2. Phase – Schrittauslösung
Primärbewegung
— Der kritische Punkt, **rechter/linker Vorfuß**, verstärkt den Druck und übernimmt das ganze Körpergewicht.

Durch das Anvisieren des Ziels translatiert der **Brustkorb** minimal nach vorn.

— Der kritische Punkt, **Zehen**, bewegt sich nach oben (kranial/dorsal) extensorisch in den Zehengrundgelenken.

Reaktion

In Form von Veränderung der Unterstützungsfläche

Durch das Zehenablösen verkleinert sich die Unterstützungsfläche. Mit dem Wegnehmen des vorderen Teils der an sich schon kleinen Unterstützungsfläche entsteht eine Vorlastigkeit. Nur ein Schritt des entlasteten Beins verhindert einen Sturz. Nach dem Schritt hat sich die Unterstützungsfläche nach vorn vergrößert.

Bedingungen für die 1. und 2. Phase

Gleich bleibende Abstände zwischen körpereigenen Punkten

— In der Trippelphase verändern sich die Abstände Großzehengrundgelenke/Tibiakopf und Tibiakopf/Trochanterpunkt nicht.

Für das **Standbein** bedeutet das eine hohe Anforderung an die dynamische Stabilisierung der Fußgelenke und der Extensoren des Kniegelenks.

Beim **entlasteten Bein** leisten die Flexoren und Extensoren am oberen Sprunggelenk und Knie dynamische Stabilisierungsarbeit.

Gleich bleibende Abstände zwischen körpereigenen Punkten, Ebenen und Achsen mit der Umwelt

— Die Verbindungslinie der Spinae iliaca anterior und der frontotransversale Brustkorbdurchmesser bleiben beim Vorfußtrippeln horizontal eingestellt. Das erfordert die dynamische Stabilisierung des ganzen Rumpfs.

— Der **Abstand rechte/linke Ferse** vom Boden darf sich in der Trippelphase und bei dem kurzen Anhalten auf einem Vorfuß nicht verändern. Das verlangt Stabilisierungsarbeit des Triceps surae.

Räumliche Fixpunkte

In der Trippelphase sind beide Vorfüße räumliche Fixpunkte.

Bewegungstempo

Die ideale Schrittfrequenz von 108–120 Schritten pro Minute sollte in der Trippelphase eingehalten werden.

Manipulierte Schrittauslösung

Lernziel

Der Patient soll lernen,
- mit Hilfe des Therapeuten über die funktionelle Fußlängsachse abzurollen,
- mit der stabilisierenden Manipulation durch den Therapeuten einen reaktiven Schritt zu machen.

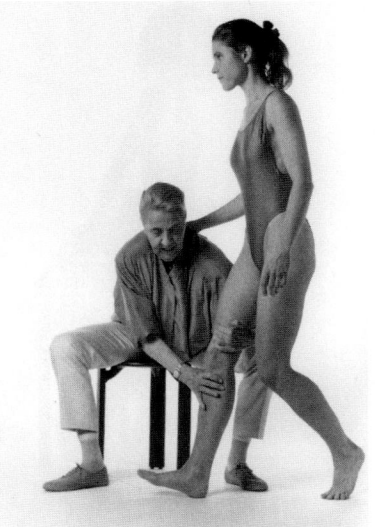
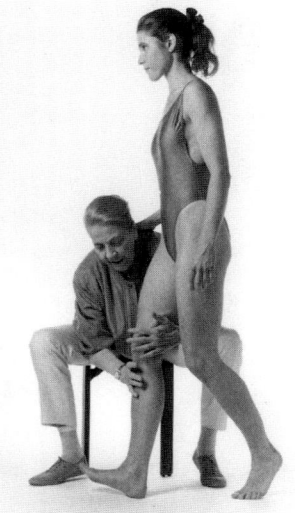

48

48.1   Konzept

Oft ist es schwierig, ängstliche Patienten zu überzeugen, dass sie ihr wiederhergestelltes Bein belasten können. Mithilfe einer sicheren Ausgangsstellung und stabilisierender Griffe des Therapeuten am Standbein erlebt der Patient das Abrollen des Fußes und das Auslösen eines reaktiven Schritts (☐ Abb. 48.1).

48.2   Lernweg

Der Therapeut sitzt auf der rechten Seite des stehenden Patienten. Der Patient legt seine rechte Hand auf die Schulter des Therapeuten. Darauf kann er sich, wenn nötig, abstützen. Er steht in Schrittstellung mit dem rechten Bein vorn auf der Ferse und dem linken Bein hinten auf dem Vorfuß.

Der Therapeut umfasst am rechten Patientenbein von vorn mit der rechten Hand den Tibiakopf und mit der linken Hand den Oberschenkel nahe am Knie von hinten/medial. Die linke Schulter des Therapeuten hat Kontakt mit der dorsalen Seite des Trochanterpunkts am Oberschenkel. So fühlt sich der Patient sehr gut gehalten.

Nun schiebt der Therapeut mit seiner Schulter das rechte Hüftgelenk des Patienten nach vorn. Gleichzeitig schieben auch die Hände das Knie mit nach vorn über den Vorfuß. Sie halten das Kniegelenk in leichter Flexion, sodass die Ferse abhebt und die Belastung auf den Vorfuß kommt. Der Fuß ist über die funktionelle Fußlängsachse abgerollt. Die rechte Hand hält dazu den Unterschenkel rotatorisch in seiner Stellung, während die linke Hand die Querachse der Femurkondylen innenrotatorisch im Kniegelenk etwas nach vorn dreht, bis sie rechtwinklig zur Vorwärtsrichtung steht. Diese Verschraubung im Kniegelenk stabilisiert das Standbein, das dann das darüber transportierte Körpergewicht mühelos aushält.

Um das Abrollen des Fußes einzuüben, benötigt man nur wenig Gewichtsverschiebung nach vorn. Fühlt sich der Patient dabei sicher, schiebt der Therapeut das Gewicht sanft weiter nach vorn bis über den Vorfuß hinaus und löst damit einen reaktiven Schritt des linken Beins nach vorn aus.

Ganz wichtig ist dabei das subtile Zusammenspiel von Therapeut und Patient. Mit der Abstützung am Therapeuten und dessen sicherem Halten kann sich der Patient der Führung überlassen. Andererseits spürt der Therapeut durch die enge Verbindung mit dem Patienten, ob sich evtl. Widerstände aufbauen oder nicht.

Da es sich um eine Manipulation des Therapeuten am Patienten handelt, wird auf eine Bewegungsanalyse verzichtet.

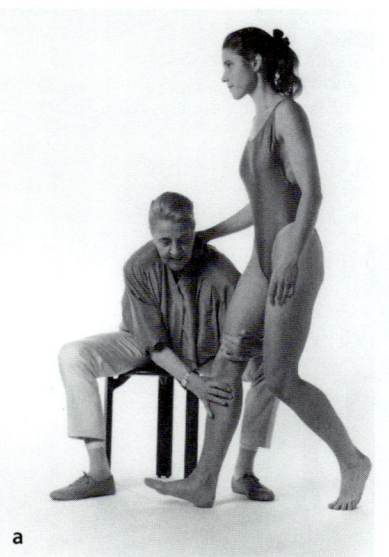 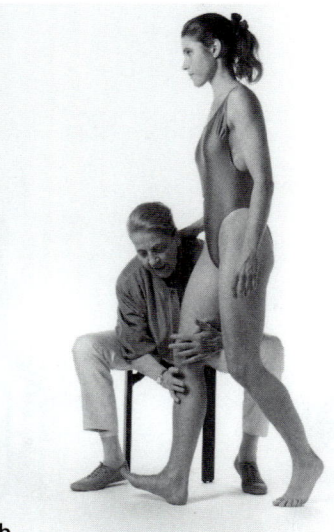 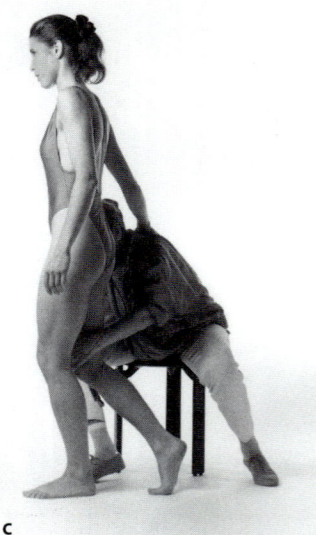

a   b   c

☐ **Abb. 48.1a–c.** »Manipulierte Schrittauslösung«. **a** Ausgangsstellung mit nach hinten gerichteter Beinlängsachse. **b** Der Therapeut schiebt den Trochanter nach vorn und verschraubt das Kniegelenk. **c** Das linke Bein hat einen reaktiven Schritt gemacht

Eckensteher

Lernziel

Der Patient soll lernen,
— auf eine veränderte Gleichgewichtssituation mit einem Schritt zu reagieren.

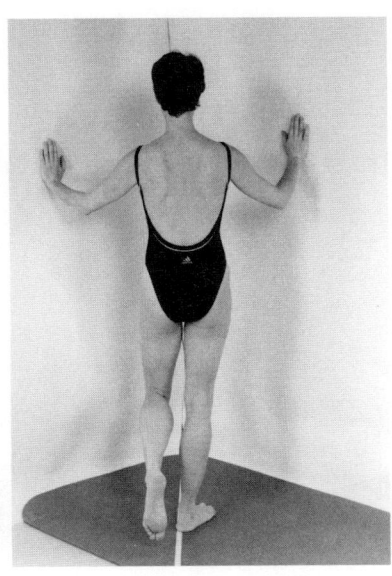
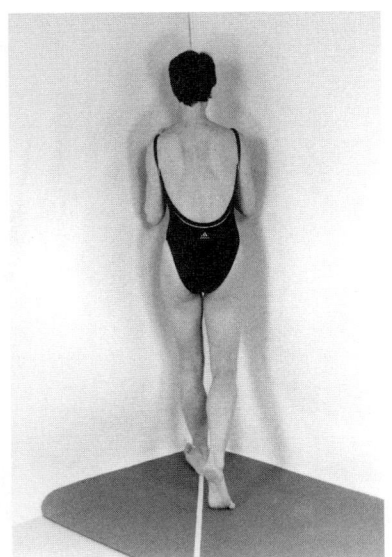

49.1 Konzept

Voraussetzung für diese Übung ist die volle Belastbarkeit des Beins.

Damit der Patient die Gewichtsverschiebung über den Vorfuß hinaus ungefährdet üben kann, steht er mit dem Gesicht gegen die Ecke eines Raums. Er ist so weit von der Ecke entfernt, dass seine Hände auf der Höhe des frontotransversalen Brustkorbdurchmessers die Wand rechts und links bequem mit den Fingerspitzen berühren können und Platz genug ist, um einen Schritt nach vorn in die Ecke zu machen.

Wir wählen das rechte Bein als Standbein. Der rechte Fuß steht mit der Ferse an einer gedachten Linie, die die Ecke teilt. Die funktionelle Fußlängsachse zeigt nach vorn.

Das linke Bein ist so weit flexorisch im Kniegelenk verkürzt, dass es frei im Hüftgelenk hängt und pendeln kann, ohne den Boden zu berühren.

Dann bringt der Patient sein Gewicht etwas nach vorn auf den Vorfuß des Standbeins. Die Ferse hat sich ein wenig vom Boden abgehoben. Diese Gewichtsverschiebung spürt der Patient am zunehmenden Druck seiner Finger gegen die Wände, gegen die er sich nun etwas lehnt.

Mit der Aufforderung, die Hände von den Wänden wegzunehmen und vorn zu klatschen, wird dem Körper die Abstützung weggenommen. Damit ist der Körperschwerpunkt vor dem Standvorfuß, und das linke Bein muss einen reaktiven Schritt nach vorn in die Ecke machen (☐ **Abb. 49.1**).

49.2 Lernweg

Im Folgenden wird die Stellung mit dem rechten Bein als Standbein beschrieben.

Übungsanleitung für den Patienten

»Stellen Sie sich vor eine Ecke in diesem Raum. Sie stehen gerade so weit von der Ecke entfernt, dass Sie mit den Fingerspitzen auf Brusthöhe bequem die rechte und linke Wand berühren können. Die stabilen Wände geben Ihnen Sicherheit, wenn Sie jetzt nur noch auf dem rechten Bein stehen sollen. Die Ferse steht an der gedachten Mittellinie durch die Ecke, und der Vorfuß zeigt etwas nach außen.

Nehmen Sie den linken Fuß vom Boden weg. Das Bein soll jetzt frei im Hüftgelenk hängen. Wenn Sie die rechte Gesäßhälfte von Zeit zu Zeit kurz nach vorn schieben, bringen Sie das linke Bein zum Pendeln.

Jetzt bringen Sie Ihr Gewicht über den rechten Vorfuß. Die Ferse berührt den Boden nicht mehr. Sie sind mit dem ganzen Körper ein wenig in die Ecke gekommen und

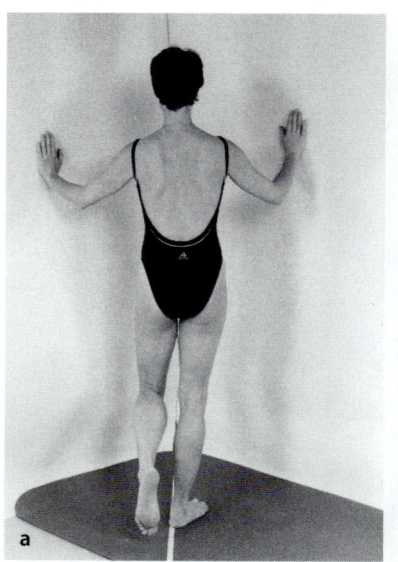 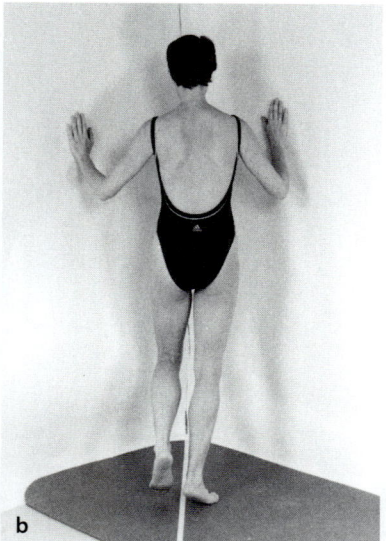 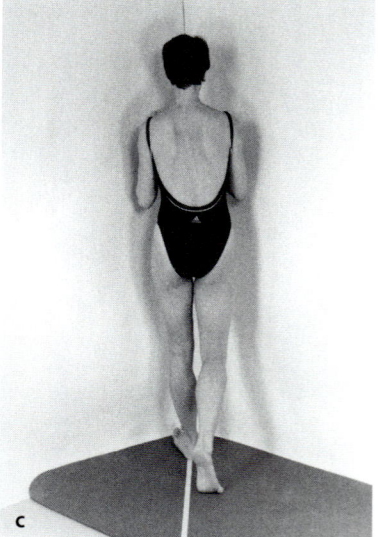

☐ **Abb. 49.1a–c.** »Eckensteher«. **a** Ausgangsstellung, das linke Bein hängt im Hüftgelenk, **b** Vorfußstand rechts mit Anlehnen gegen die Wände, **c** Die Hände sind weggenommen, das linke Bein hat einen reaktiven Schritt in die Ecke gemacht

spüren, dass die Fingerspitzen mit mehr Druck gegen die Wände drücken. Das linke Bein pendelt immer weiter.

Aus diesem gemütlichen Anlehnen heraus sollen Sie sich jetzt entschließen, die Hände von den Wänden wegzunehmen und vorn in die Ecke zu klatschen. Haben Sie gemerkt, dass das linke Bein einen Schritt nach vorn gemacht und Sie vor dem Sturz in die Ecke gerettet hat? Ihr erster Schritt ist geglückt.«

Hinweise für den Therapeuten

Tipp
Der Therapeut sollte auf Folgendes achten:
- Das Standknie soll in der Ausgangsstellung und während der Übung deblockiert sein. Es darf auf keinen Fall, um das Abrollen zu verhindern, extensorisch nach hinten gehen.
- Der Therapeut muss immer wieder prüfen, ob das Spielbein wirklich im Hüftgelenk frei hängt und leicht pendeln kann. Erst damit ist es reaktionsbereit für den Schritt.
- Wenn das Gewicht nach vorn auf den Vorfuß gebracht wird, muss der ganze Körper en bloc gleich weit nach vorn kommen. Das Türmchen darf sich nicht als Gegengewicht nach hinten neigen.

Folgende **Variante** ist möglich:
- Bei ängstlichen Patienten und solchen mit noch relativ schwacher Beinmuskulatur kann der Therapeut dem Patienten zusätzlich Sicherheit und Halt geben mit den Griffen am Bein, wie sie in der »Manipulierten Schrittauslösung« beschrieben werden.
- Wenn sich der Patient nicht entschließen kann, seine Hände zum Klatschen von den Wänden wegzunehmen, wählt man eine **andere Ausgangsstellung**:
Der Patient steht frei im Raum in Schrittstellung. Der Therapeut steht seitlich zu ihm und legt eine Handfläche auf das Sternum des Patienten. Der Patient wird aufgefordert, etwas nach vorn zu kommen und sich an die Therapeutenhand anzulehnen. Dadurch kommt der vordere Fuß auf den Vorfuß, und der hintere Fuß wird entlastet. Nun nimmt der Therapeut die Hand weg. Der Patient muss einen Schritt machen.
Zwei Dinge müssen unbedingt beachtet werden:
1. Der Patient darf sich nur wenig anlehnen. Bei zu viel Vorlage würde er hart in den Schritt fallen.

2. Man nimmt die Hand am Sternum nur ca. 2 cm weg, damit man den Patienten jederzeit wieder auffangen kann.

49.3   Analyse der Übung

Das **rechte Bein** ist Standbein.

Ausgangsstellung
Kontaktstellen des Körpers mit der Umwelt
Der **rechte Fuß** steht mit nach vorn gerichteter funktioneller Fußlängsachse an der gedachten Linie, die die Ecke teilt, am Boden.

Die **Fingerspitzen** berühren auf Brusthöhe die rechte und linke Wand.

Gelenkstellungen

Körperabschnitt Beine
- Das **rechte Bein** ist im Kniegelenk deblockiert.
- Das **linke Bein** ist im Kniegelenk ca. 70° und im Hüftgelenk ca. 20° flektiert.

Körperabschnitte Becken, Brustkorb und Kopf
Diese Körperabschnitte sind in die vertikal stehende Körperlängsachse eingeordnet.

Körperabschnitt Arme
Die **Fingergelenke** sind leicht flektiert, die **Handgelenke** in ca. 40° Extension, die **Unterarme** in Pronation, die **Ellbogengelenke** in ±90° Flexion, die Oberarme in den **Humeroskapulargelenken** in ±45° Abduktion/Außenrotation.

Muskuläre Aktivitäten
Im Standbein ist die Intensität der ökonomischen Aktivität erhöht.

Bewegungsablauf
Der Bewegungsablauf besteht aus 2 Phasen.

Primärbewegung

1. Phase
Der kritische Punkt, **rechte Patella**, geht etwa 4 cm nach vorn. Dabei bewegt sich der Unterschenkel zusammen mit dem Fuß extensorisch in den Zehengrundgelenken. **Becken, Brustkorb** und **Kopf** kommen en bloc nach vorn.

2. Phase

Die kritischen Punkte, **Fingerspitzen der rechten/linken Hand**, geben den Kontakt mit den Wänden auf und gehen nach vorn/ventral/medial. Dabei bewegen sich die **Oberarme** adduktorisch/außenrotatorisch in den Humeroskapulargelenken, die **Ellbogengelenke** durch Drehpunktverschiebung extensorisch, die **Unterarme** supinatorisch, die **Handgelenke** flexorisch und die **Fingergelenke** extensorisch.

Reaktion

In Form von Veränderung der Unterstützungsfläche

- **1. Phase**

  Die Unterstützungsfläche verkleinert sich um 2/3 der Fußlänge nach vorn. Der Druck unter den Fingerspitzen hat sich verstärkt.

- **2. Phase**

  Die Unterstützungsfläche verkleinert sich durch das Ablösen der Hände von den Wänden und besteht einen Moment nur noch aus der Vorfußfläche. Mit dem reaktiven Schritt des linken Beins besteht sie dann aus der Fläche, die die Füße einschließt.

Bedingungen

Gleich bleibende Abstände zwischen körpereigenen Punkten

- Die Abstände zwischen Symphyse, Bauchnabel, Processus xiphoideus und Fossa jugularis bleiben gleich, und die Körperabschnitte Becken, Brustkorb und Kopf bleiben in der vertikal stehenden Körperlängsachse eingeordnet. Das erfordert eine dynamische Stabilisierung in und zwischen den Körperabschnitten.

Eckengeher

Lernziel

Der Patient soll lernen,
- bei Vor- und Rückwärtsschritten eines Beins über die funktionelle Fußlängsachse des anderen Beins abzurollen,
- die Arme gangtypisch einzusetzen.

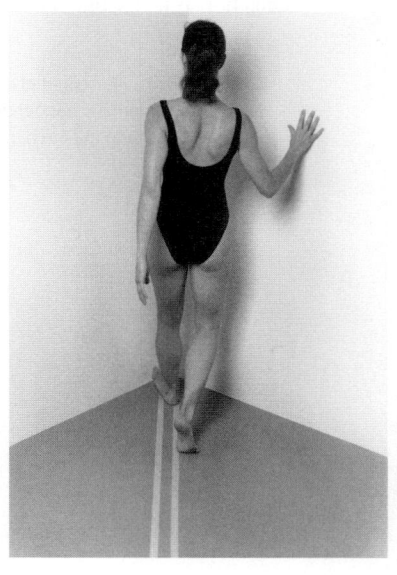
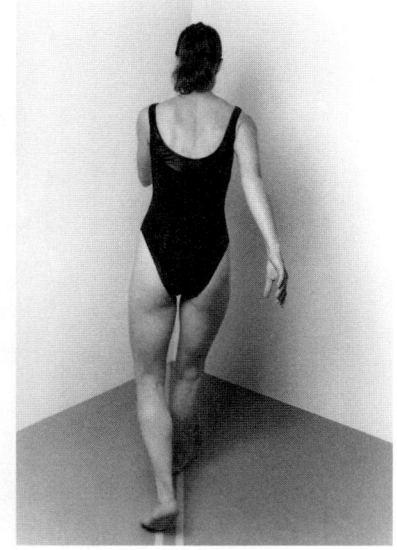

50.1 Konzept

Um dem Patienten beim Erlernen des Abrollens über die funktionelle Fußlängsachse die nötige Sicherheit zu garantieren, steht er mit dem Gesicht einer Ecke zugewandt und berührt mit seinen Händen auf Brusthöhe die beiden Wände, die die Ecke bilden. Er steht in Schrittstellung in der Normalspur. Das rechte Bein steht vorn auf der Ferse, das linke Bein hinten auf dem Vorfuß.

Bei kleinen Vor- und Rückwärtsschritten des linken Beins gleiten die Hände an den Wänden entlang in die Ecke und wieder weg von ihr. So hat der Patient beim Abrollen über den rechten Standfuß keine Gleichgewichtsprobleme.

Das Türmchen kann sich bei dieser Übung auf 2 Arten verhalten:

— Es kann sich als Gegengewicht beim Vorwärtsschritt nach hinten und beim Rückwärtsschritt nach vorn neigen.

— Es kann auch seine vertikale Stellung beibehalten. Wenn diese 2. Variante funktioniert, kann ein Arm die Wand verlassen und sich gangtypisch mit dem Gegenbein in die Bewegung einschalten. Am Schluss sollen sich beide Arme von der Wand lösen. Dann rollt der Patient ohne Stützen über den Standfuß ab und benötigt keine Wände mehr (◘ Abb. 50.1).

50.2 Lernweg

Im Folgenden wird die Stellung mit dem rechten Bein als Standbein beschrieben.

Übungsanleitung für den Patienten

»Suchen Sie sich im Raum eine freie Ecke aus, und stellen Sie sich so davor, dass Sie mit dem Gesicht in die Ecke schauen und mit den Händen rechts und links bequem die Wand etwa auf Brusthöhe berühren. Sie sollen so weit von der Ecke entfernt stehen, dass ein Schritt in die Ecke möglich ist, ohne anzustoßen.

Die Beine stehen in Schrittstellung hintereinander, beide nahe an der gedachten Linie, die die Ecke teilt. Das rechte Bein ist vorn und steht auf der Ferse, das linke Bein steht hinten auf seinem Vorfuß. Für die Füße ist das etwas wackelig. Aber Sie haben ja die stabilen Wände zu Ihrer Sicherheit.

Wenn Sie jetzt mit dem linken Bein einen Schritt in die Ecke machen, rutschen die Hände an den Wänden entlang gegen die Ecke, und das Türmchen neigt sich nach hinten. Beim Schritt zurück ist es genau umgekehrt. So bewegen Sie sich auf der Stelle hin und her. Achten Sie darauf, dass das Knie am rechten Standbein nicht einknickt. Sie spüren, wie der Fuß am Boden mal auf den Vorfuß, dann wieder zurück auf die Ferse abrollt.

Macht das linke Bein einen Schritt, kann das Türmchen auch gerade aufgerichtet bleiben. Dann müssen Sie sich nicht immer so verneigen. Das ist weniger anstrengend.

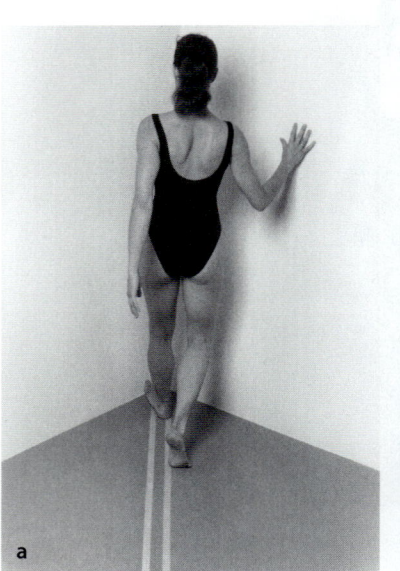 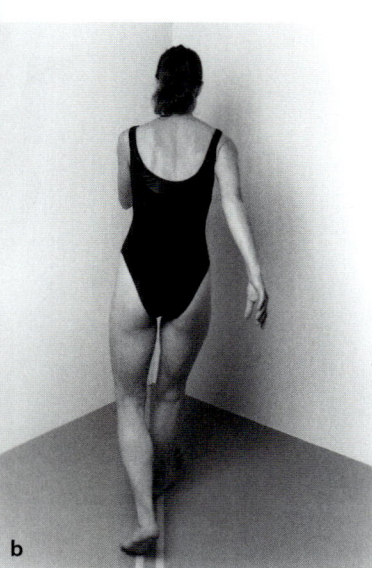

◘ **Abb. 50.1a,b.** »Eckengeher«. **a** Schritt in die Ecke mit einem frei hängenden Arm, **b** Ausgangsstellung mit frei hängenden Armen

Funktioniert das auch problemlos, so nehmen Sie den rechten Arm von der Wand weg und lassen ihn hängen. Er pendelt jetzt mit dem linken Bein gleich stark nach vorn und hinten.

Vielleicht können Sie sogar beide Arme von der Wand wegnehmen und hängen lassen. Der rechte Arm bewegt sich mit dem linken Bein, und der linke Arm bleibt mit dem rechten Bein am Ort stehen. Nun brauchen Sie die Wände nicht mehr. Sie fühlen sich sicher genug, ohne Hilfe einen Schritt zu machen.«

Hinweise für den Therapeuten

> **Tipp**
> Der Therapeut sollte auf Folgendes achten:
> - Die Ausgangsstellung muss sehr genau eingestellt werden. An beiden Füßen muss die funktionelle Fußlängsachse nach vorn gerichtet sein, besonders aber beim rechten Standfuß, sonst kann nicht darüber abgerollt werden. Beide Kniegelenke sind deblockiert, und die Patellae weisen nach vorn.
> - Die Normalspur muss beim Schrittmachen eingehalten werden.
> - Das linke Bein soll beim Schritt nach vorn auf der Ferse aufsetzen.
> - Bei der Neigung des Türmchens darf die Schrittlänge groß sein. Beim vertikal stehenden Türmchen wird sie wesentlich kleiner.

Folgende **Variante** ist möglich:
- Wenn der Patient keine Abstützung an den Wänden mehr benötigt, kann er **frei im Raum stehen** und »an Ort und Stelle gehen«.
  - Die Armbewegungen sind dann sehr wichtig, um das Gleichgewicht zu halten. Das rhythmische Kommando lautet dann: »vor-vor-rück-rück/vor-vor-rück-rück«.
  - Aus dieser Einschrittbewegung fordert man den Patienten auf, 2, 3 oder sogar bis zu 5 Schritte hintereinander vor und wieder zurück zu versuchen. Dann werden es wieder 4 Schritte, 3, 2 und 1. Das erfordert große Reaktionsbereitschaft und Koordination.
  - Das **rhythmische Kommando** lautet:
    - vor-vor-vor-vor-vor/rück-rück-rück-rück-rück
    - vor-vor-vor-vor/rück-rück-rück-rück

- vor-vor-vor/rück-rück-rück
- vor-vor/rück-rück
- vor/rück
- vor-vor/rück-rück usw.

- Als **Partnerübung** stellt sich der Therapeut vor den Patienten und macht mit den entgegengesetzten Beinen die Schritte in die gleiche Richtung mit.
- Als **Übung zu Hause** empfiehlt sich eine weitere modifizierte Ausgangsstellung:
  - Das rechte Bein ist Standbein.
  - Der Patient steht frei im Raum mit der Hauptbelastung auf dem rechten Bein mit deblockiertem Kniegelenk.
  - Das gestreckte linke Bein ist abduziert und berührt mit der Fußspitze in der mittleren Frontalebene den Boden.
  - Der linke Arm wird horizontal in der Sagittalebene des Humeroskapulargelenks nach vorn gestreckt. Die Handfläche zeigt nach medial.
  - Der rechte Arm steht horizontal abduziert in der mittleren Frontalebene. Die Handfläche zeigt nach vorn.
  - Jetzt fordert man den Patienten auf, mit der rechten Hand nach vorn zu kommen, damit die Hände klatschen können. Gleichzeitig soll der linke Fuß nach vorn in die Mitte am Boden unter die Hände kommen. Wenn sich das Türmchen senkrecht nach vorn bewegt, rollt der rechte Fuß über die funktionelle Fußlängsachse ab. Die Abrollung kann so weit gehen, bis der vordere Fuß voll belastet ist.
  - Dann gehen die rechte Hand und der linke Fuß wieder in ihre Ausgangsposition zurück.

50.3 Analyse

Ausgangsstellung
Kontaktstellen des Körpers mit der Umwelt
Die **rechte Ferse** und der **linke Vorfuß** stehen auf dem Boden.

Die **Fingerspitzen** der Hände berühren die rechte und linke Wand.

Gelenkstellungen

Körperabschnitt Beine
- Am rechten Bein ist das obere Sprunggelenk in Nullstellung, das Knie- und Hüftgelenk in etwas Flexion.

– Am linken Bein sind die Zehengrundgelenke in Extension, das obere Sprunggelenk in Nullstellung, das Kniegelenk in Flexion und das Hüftgelenk in Extension vom Oberschenkel aus.

Körperabschnitte Becken, Brustkorb und Kopf

Diese 3 Körperabschnitte sind in die vertikal stehende Körperlängsachse eingeordnet.

Körperabschnitt Arme

Die **Fingergelenke** sind in etwas Flexion, die **Handgelenke** in etwas Extension, die **Unterarme** in Pronation, die **Ellbogengelenke** in ±90° Flexion, die **Humeroskapulargelenke** in ±45° Abduktion/Außenrotation.

Muskuläre Aktivitäten

Die Intensität der ökonomischen Aktivität ist in den Beinen etwas erhöht.

Bewegungsablauf

Beim »Eckengeher« gibt es eine Hin- und Herbewegung.

Primärbewegung

1. Variante mit Vorneigen des Türmchens

– Der kritische Punkt, **rechter Trochanterpunkt**, bewegt sich als distaler Gelenkpartner abwechselnd extensorisch/flexorisch im rechten Hüftgelenk nach vorn und nach hinten. Das stabilisierte **Knie- und obere Sprunggelenk** wird mit nach vorn gebracht. Die **Zehengrundgelenke** bewegen sich extensorisch von proximal aus.
– Die **rechte Ferse** verliert den Bodenkontakt, und der **Fuß** rollt über die funktionelle Fußlängsachse ab.
– Geht der Trochanterpunkt nach hinten, dann rollt der **Fuß** wieder über die funktionelle Fußlängsachse nach hinten ab, bis er wieder auf der Ferse steht.

2. Variante mit vertikalem Türmchen

– Der kritische Punkt, **rechter Trochanterpunkt**, geht zusammen mit Bauchnabel, Sternum und Augen alternierend nach vorn und hinten, extensorisch und flexorisch im rechten Hüftgelenk.
– Beim Nach-vorn-Kommen werden das **Kniegelenk** und das **obere Sprunggelenk** mit nach vorn genommen, bis die **Ferse** den Bodenkontakt verliert und sich die **Zehengrundgelenke** von proximal extensorisch bewegen. Der **Fuß** rollt ab. Durch den Schritt des linken Beins nach vorn bewegt sich das **Becken** nega-

tiv rotatorisch im lumbothorakalen Übergang. Kranial bewegt sich der **Brustkorb** durch die Vorwärtsbewegung des Türmchens dorsalduktorisch in den **Sternoklavikulargelenken**, die **Humeroskapulargelenke** bewegen sich von proximal extensorisch/außenrotatorisch. Durch das Gleiten der Hände an den Wänden bewegen sich die **Ellbogengelenke** flexorisch, die **Unterarme** supinatorisch und die **Handgelenke** ulnarabduktorisch.

– Geht der rechte Trochanterpunkt zusammen mit dem Türmchen nach hinten, bewegt sich das **Hüftgelenk** extensorisch. Das stabilisierte **Bein** bewegt sich flexorisch in den **Zehengrundgelenken** und rollt über die funktionelle Fußlängsachse nach hinten ab bis auf die Ferse. Der **Brustkorb** bewegt sich in den Sternoklavikulargelenken ventralduktorisch. In den **Humeroskapulargelenken** gibt es von proximal eine Flexion/Innenrotation, in den **Ellbogengelenken** eine Extension, in den **Unterarmen** eine Pronation und in den **Handgelenken** eine Radialabduktion.

Reaktion

In Form von Gegengewichten

Bei der 1. Variante gehen die in die Körperlängsachse eingeordneten **Körperabschnitte Becken, Brustkorb und Kopf** jeweils in die entgegengesetzte Richtung der Primärbewegung.

In Form von Veränderung der Unterstützungsfläche

Die Unterstützungsfläche wird in beiden Varianten alternierend nach vorn und hinten verlagert.

Bedingungen

Gleich bleibende Abstände zwischen körpereigenen Punkten

– Die Abstände Symphyse/Bauchnabel, Bauchnabel/Processus xiphoideus bleiben gleich. Das erfordert eine dynamische Stabilisierung des Türmchens, besonders intensiv auch in der 1. Variante beim Vor- und Rückneigen.
– Der Abstand Zehengrundgelenke/Tuberositas tibiae am Standbein bleibt gleich. Das bedingt an den Fußgelenken eine in-/eversorische und dorsalextensorische/plantarflexorische, dynamische Stabilisierungsaktivität. Damit löst sich die **Ferse** rechtzeitig vom Boden ab.

- Der Abstand Malleolus externus/Trochanterpunkt am Standbein bleibt in etwa gleich. Das erfordert die dynamische Stabilisierung des Kniegelenks und damit eine schnellere Übertragung des Körpergewichts auf den Vor- oder Rückfuß.

Räumliche Fixpunkte
- Der **Standbeinfuß** gibt den Kontakt mit dem Boden nie ganz auf. Das ermöglicht das kontrollierte Abrollen über die funktionelle Fußlängsachse.

Bewegungstempo
Es soll die ideale Schrittfrequenz des normalen Gangs von ca. 120 Schritten pro Minute angestrebt werden.

Geisha-Gang

51.1   Konzept   – 232

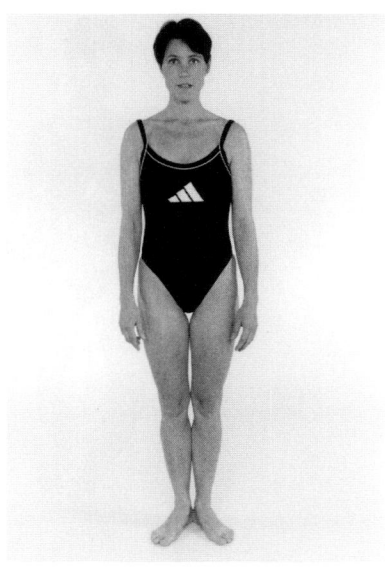
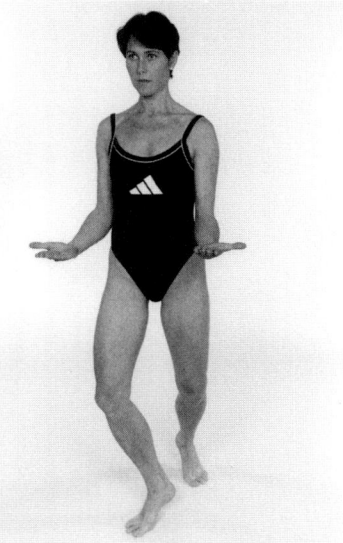

51.1   Konzept

Am Ende der Abrollphase muss der Vorfuß des Standbeins das Körpergewicht für einen kurzen Moment aushalten. An dieser Aufgabe beteiligen sich der Quadrizeps am Kniegelenk, der Triceps surae am oberen Sprunggelenk und die Pronatoren am Lisfranc- und Chopart-Gelenk mit fallverhindernder dynamischer Stabilisierungsaktivität.

Wenn diese koordinative Zusammenarbeit nicht funktioniert, beobachtet man in dieser Phase einen Hinkmechanismus, dessen Ursache in einer unvollständigen Pronation und schwacher Wadenmuskulatur liegt.

Als Training für diese Muskelgruppen wird das Gehen auf den Vorfüßen geübt.

Die Ausgangsstellung entspricht dem »Vorfußtrippeln« aus der Übung »Der Start«: Vorfußstand, die oberen Sprunggelenke in ±Nullstellung, die Kniegelenke deblockiert.

Nach einigen Belastungswechseln der Füße fordert man den Patienten auf, in kleinen, schnellen Schritten nach vorn zu gehen. Die Spurbreite ist so schmal, dass die Vorfüße auf einer Linie gehen, um eine ideale Beinachsenstellung zu erreichen.

Nach ca. 10–20 Schrittchen soll der Patient wieder normal weitergehen. Die Abrollung über die funktionelle Fußlängsachse funktioniert dann eine kurze Zeit. Der Patient erlebt ein müheloses Gehen. Immer wieder wird gewechselt zwischen Geisha- und normalem Gang.

Diese Art des Gehens erinnerte Susanne Klein-Vogelbach an die Geishas mit ihren Zehenriemenschuhen, die sie während ihres langen Aufenthalts in Japan beobachtete (◘ Abb. 51.1).

Hinweise für den Therapeuten

Der Patient kennt die Ausgangsstellung vom Vorfußtrippeln. Dazu soll er sich vorstellen, er hätte ein Tablett mit gefüllten Teetassen auf seinen Händen und müsste dieses, ohne Tee zu verschütten, an einen bestimmten Ort bringen.

Seine ganze Aufmerksamkeit gilt dann den Teetassen, und er geht sehr behutsam und ohne zu schwanken tastend auf den Vorfüßen.

> **Tipp**
> Der Therapeut sollte auf Folgendes achten:
> — Die Fersen sind nur knapp vom Boden abgehoben, so dass die oberen Sprunggelenke in Nullstellung sind.
> — Die funktionelle Fußlängsachse muss nach vorn, evtl. sogar etwas nach außen gerichtet sein. Dann kreuzen sich die Fersen beim Gehen, und die Spurbreite ist null. Für den Patienten ist es oft hilfreich, wenn man ihn auf das Kreuzen der Fersen aufmerksam macht.

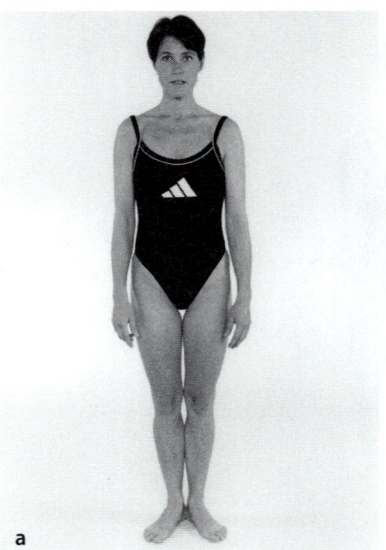 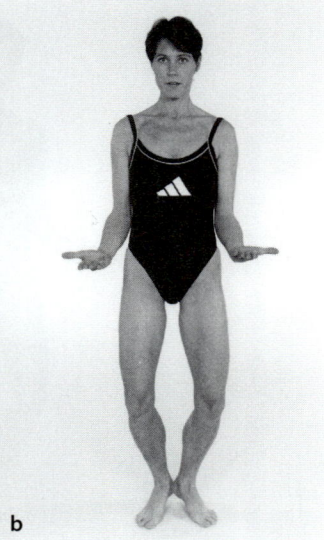 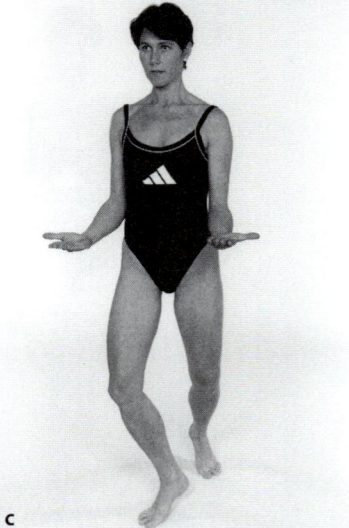

◘ **Abb. 51.1a–c.** »Geisha-Gang«. **a** Ausgangsstellung mit divergierenden funktionellen Fußlängsachsen und Kontakt der beiden Fersen, **b** Vorfußstand, Hände tragen ein Tablett, **c** kleine Schritte auf den Vorfüßen, bei denen sich die Fersen überkreuzen

Armpendel

Lernziel

Der Patient soll lernen,
- durch eine horizontale Gewichtsverschiebung mit symmetrischen Pendelbewegungen beider Arme nach vorn/hinten zu reagieren,
- durch die Bewegung des Spielbeins reaktive Pendelbewegungen des gegenseitigen oder des gleichseitigen Arms zuzulassen,
- mit reaktiven alternierenden Pendelbewegungen nach vorn/hinten auf die Spielbeinbewegung des Spielbeins zu antworten.

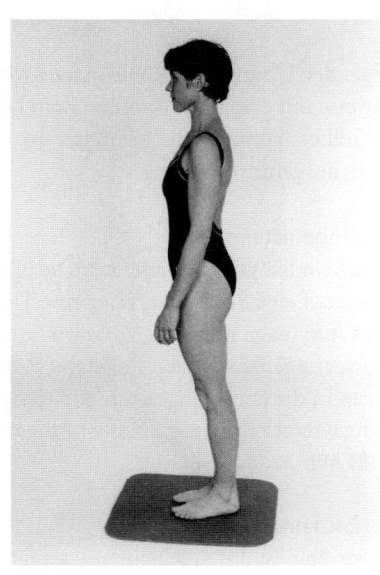
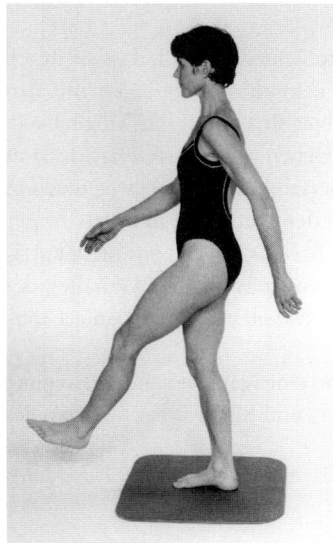

Der optimale Einsatz der Arme beim Wechsel von Stand- und Spielbein sichert die Balance des Körpers beim Gehen.

Wenn der Schultergürtel gut auf dem Brustkorb abgelegt ist und die Arme frei hängen, sind die Arme reaktionsbereite Gewichte, die sich koordinativ am Gehen beteiligen.

Gangtypisch bewegt sich ein Arm zusammen mit dem Gegenbein. So wie von **Stand- und Spielbein** die Rede ist, so hat es sich bewährt, von **Stand- und Spielarm** zu reden.

Spielbein und Spielarm sowie Standbein und Standarm bewegen sich in die gleiche Richtung, und ihre Längsachsen zeigen die gleiche Neigung.

> **Wichtig**
>
> Am **Spielbein und Spielarm** legen beim Nach-vorn-Kommen der Fuß und die Hand den größten Weg zurück.
>
> **Standbein und Standarm** bleiben mit dem Fuß und der Hand im Raum am Ort stehen. Sie werden vom Türmchen überholt, während dieses nach vorn transportiert wird. Am Standbein und Standarm legen die proximalen Distanzpunkte, Trochanter und Akromion, den größten Weg zurück.
>
> Der Spielarm kommt beim Gehen nach vorn, während der Standarm am Ort stehen bleibt. Zur Beobachtung und zur Manipulation in der Therapie ist dieses Wissen für den Therapeuten sehr hilfreich.

Bei Patienten mit Gangproblemen fällt auf, dass sie durch das angestrengte Gehen keinerlei Bewegungen mit den Armen zeigen. Sie berauben sich damit der Möglichkeit, das Gleichgewicht beim Gehen zu sichern. Darum ist es äußerst wichtig, das Einbeziehen der Armbewegungen in den Bewegungsablauf mit dem Patienten zu üben.

Da man während des Ablaufs des Gehens nicht korrigierend eingreifen kann, muss das reaktive Verhalten der Arme bei einer standortkonstanten Übung trainiert werden.

Die Arme werden dann eine reaktive Pendelbewegung ausführen analog zum Vor- und Rückwärtsschwingen des Spielbeins.

52.1 Konzept

Bei einem standortkonstanten Bewegungsablauf mit horizontalen Gewichtsverschiebungen ist eine Reaktion in Form von Einsetzen von Gegengewichten sicher.

Die Ausgangsstellung ist der Stand mit guter Einordnung der Körperabschnitte in die vertikale Körperlängsachse. Der Schultergürtel soll ohne Haltearbeit der Muskulatur auf dem Brustkorb liegen, und die Arme sollen frei hängen. Dann werden die Arme automatisch als Gegengewichte eingesetzt, wenn die Gewichte der Beine oder der Hüftgelenke nach vorn/hinten gebracht werden. Weil die Gewichte nicht nur nach vorn wie beim Gehen, sondern nach vorn und wieder nach hinten gebracht werden, entsteht eine reaktive Pendelbewegung der Arme.

Es sind verschiedene Varianten zur Auslösung der Pendelbewegungen der Arme möglich:

1. Variante: Zweibeinstand
— Als Verursachergewicht wird der Hüftgelenkbereich nach vorn/hinten verschoben. Bewegen sich die Hüftgelenke nach hinten, verlieren die Vorfüße den Bodenkontakt. Die Beinlängsachsen neigen sich nach hinten und das Türmchen nach vorn. Die Arme kommen gemeinsam nach vorn und ergänzen das noch fehlende vordere Gegengewicht. Kommen die Hüftgelenke nach hinten, ist es gerade umgekehrt.
— Es entsteht eine symmetrische reaktive Pendelbewegung der Arme (◨ Abb. 52.1a–c).

Bei den folgenden Übungen im **Einbeinstand** wird die Situation wahlweise mit einem bestimmten Bein beschrieben. Selbstverständlich können die Übungen auch mit dem anderen Bein ausgeführt werden.

2. Variante: Einbeinstand rechts
— Das **linke Bein** hängt im Hüftgelenk. Die **rechte Hand** stützt sich auf eine Stuhllehne oder eine Tischkante.
— Der **linke Arm** reagiert auf die Vorwärts- und Rückwärtsbewegungen des linken Beins mit Pendelbewegungen in die entgegengesetzte Richtung. Er hält damit die Balance in Bezug auf die mittlere Frontalebene (◨ Abb. 52.1d, e).

3. Variante: Einbeinstand links
— Das **rechte Bein** ist das Spielbein und hängt im Hüftgelenk. Die **rechte Hand** stützt sich ab.

– Der **linke Arm** reagiert gangtypisch und pendelt zusammen mit dem rechten Spielbein nach vorn/hinten. Er hält damit das Gleichgewicht in Bezug auf die Sagittalebene (◼ Abb. 52.1f, g).

4. Variante: Einbeinstand rechts ohne Abstützung
– Beide **Arme** hängen und reagieren auf die Vorwärts- und Rückwärtsbewegungen des linken Spielbeins. Der **rechte Spielarm** pendelt gangtypisch in die gleiche Richtung wie das linke Spielbein, der rech-

te **Arm** schwingt in die entgegengesetzte Richtung (◼ Abb. 52.1h, i).

52.2 Lernweg

Übungsanleitung für den Patienten
»Stellen Sie sich gerade hin mit ein wenig deblockierten Knien. Die Arme hängen neben dem Brustkorb. Ziehen Sie ein paar Mal die Schultern hoch, und lassen Sie sie zurück auf den schön geraden Brustkorb fallen. So spüren

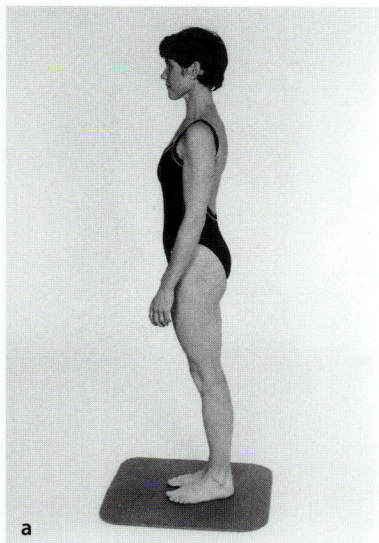

a

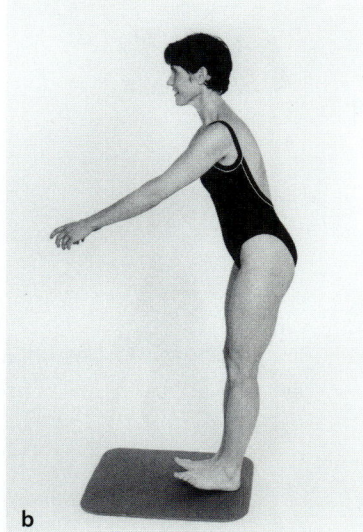

b

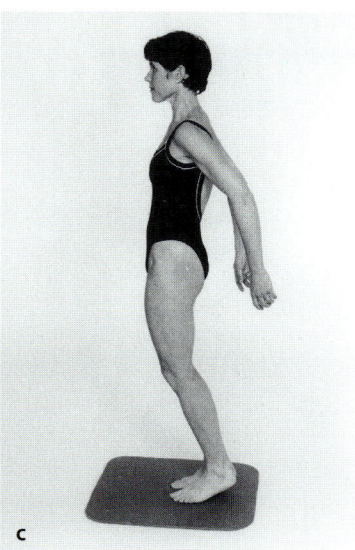

c

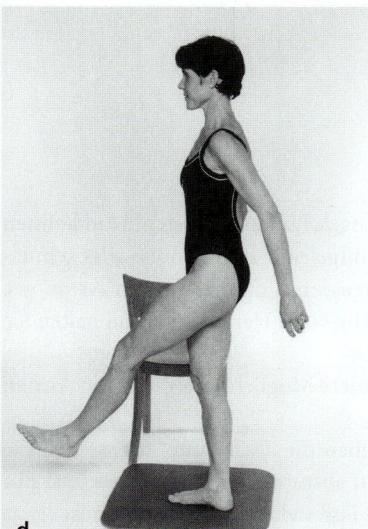

d

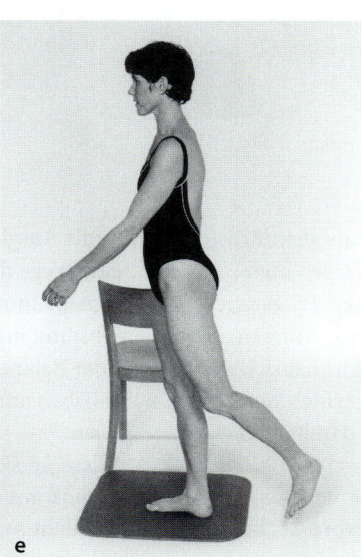

e

◼ **Abb. 52.1a–i.** »Armpendel«. **a** 1. Variante: Ausgangsstellung. **b** Die Trochanter gehen nach hinten und die Arme reaktiv nach vorn. **c** Die Trochanter gehen nach vorn und die Arme reaktiv nach hinten. **d, e** Einbeinstand rechts: Der linke Arm bewegt sich reaktiv gegensinnig zum linken Spielbein

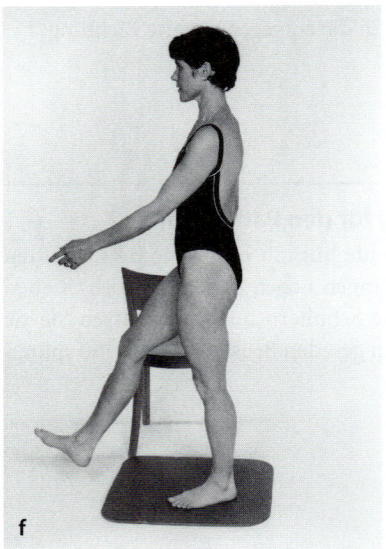

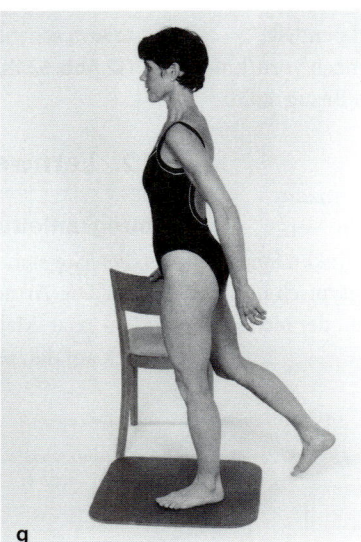

■ **Abb. 52.1f–i.** »Armpendel«. **f, g** Einbeinstand links: Der linke Arm bewegt sich reaktiv gegensinnig zum rechten Spielbein.
h, i Freier Einbeinstand rechts: Beide Arme bewegen sich reaktiv auf die Bewegung des Spielbeins

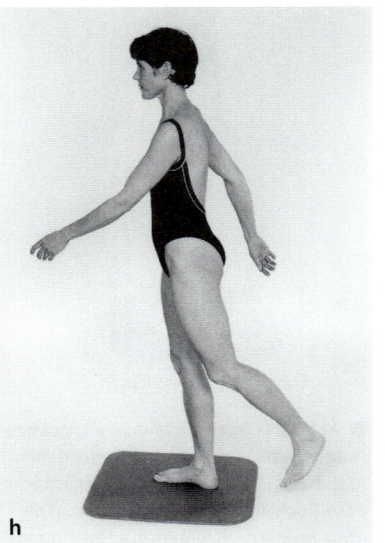

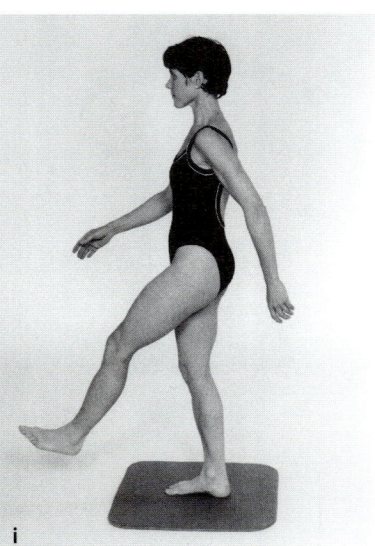

52

Sie, dass der Schultergürtel von selbst gut auf dem Brustkorb liegt und nicht noch extra gehalten werden muss.

Versuchen Sie, die beiden Hüftgelenke etwas nach hinten zu bringen. Dabei rollen die Füße nach hinten ab, bis sie nur noch auf den Fersen stehen. Sofort hat sich das Türmchen nach vorn geneigt. Auch die Arme kommen als Gegengewicht zum Gesäß nach vorn, damit sie nicht umfallen.

Wenn die Hüftgelenke zurückkommen und sich jetzt nach vorn schieben, rollen die Füße nach vorn ab, bis Sie auf den Vorfüßen stehen. Das Türmchen ist schon mit den

Armen als Ausgleich nach hinten gegangen. Nun kennen Sie beide Wege der Hüftgelenke und können alles schneller machen. Immer reagieren die hängenden Arme wie von selbst mit ihrem Hin- und Herpendeln und halten Sie gut in der Balance.

Sie haben noch andere Möglichkeiten, mit den Armen zu spielen:

Stellen Sie sich neben die Tischkante, sodass sich die rechte Hand gut darauf abstützen kann, wenn Sie jetzt nur noch auf dem rechten Fuß stehen. Das linke Bein ist etwas in der Luft und hängt am Becken. Auch der linke Arm hängt. Lassen Sie nun das linke Bein nach vorn und hinten schwingen. Der Arm soll in die Gegenrichtung schwingen.

Sie können auch mal auf dem linken Bein stehen. Dann geht der linke Arm zusammen mit dem schwingenden Bein nach vorn und hinten.

Vielleicht können Sie sogar ohne Abstützung der Hand auf einem Bein stehen. Kommt das Spielbein nach vorn, dann macht es ihm der Gegenarm nach, während der andere Arm nach hinten geht, immer abwechselnd.«

Hinweise für den Therapeuten

Tipp
Der Therapeut sollte auf Folgendes achten:
— Man muss sich vor dem Bewegungsbeginn immer wieder versichern, dass der Schultergürtel auf dem Brustkorb abgelegt ist und sich frei bewegen kann.
— Die belasteten Kniegelenke müssen deblockiert sein, damit sie von der Muskulatur aktiv dynamisch stabilisiert und geschützt werden.
— Die Bewegungen der Hüftgelenke nach vorn/hinten dürfen nicht zu groß ausgeführt werden. Der Patient muss sich absolut sicher fühlen. Wichtig ist, dass sich die Arme reaktiv einschalten und richtig pendeln.
— Beim symmetrischen Armpendel sollen Becken, Brustkorb und Kopf auch bei der Vor- und Rückneigung in der Körperlängsachse eingeordnet bleiben.
— Bei den Bewegungen im Einbeinstand soll das Türmchen die vertikale Ausrichtung beibehalten.
— Der Therapeut kann am Anfang manipulierend entweder die Bein- oder Armbewegung in Gang bringen.
— Oberarme und Unterarme sollen sich in die gleiche Richtung bewegen. Wenn die Unterarme und Hände nach lateral und medial pendeln, wird der Arm zu einem uneinheitlichen, unwuchtigen Gewicht, das beim Gehen nichts mehr zur Balance beiträgt.
— In diesem Fall muss der Arm zuerst etwas stabilisiert werden. Der Patient wird angewiesen, darauf zu achten, dass der Processus styloideus am Handgelenk während des Pendelns nur nach vorn/hinten geht. ▼

— Beim Betrachten des Gangs sieht man häufig nur eine Unterarmbewegung. Die Oberarme beteiligen sich nicht am Geschehen. Das deutet auf alle Fälle auf Schultergürtelprobleme hin, z. B. retrahierter Schultergürtel, nicht frei hängende Arme in den Humeroskapulargelenken, schlecht sitzender und daher muskulär fixierter Schultergürtel.

52.3 Analyse

Ausgangsstellung
Die Ausgangsstellung beim Einbeinstand wird beispielhaft für ein bestimmtes Standbein beschrieben.

Kontaktstellen des Körpers mit der Umwelt
— In der **1. Variante** haben beide Fußsohlen Kontakt mit dem Boden.
— In der **2. und 3. Variante** hat ein Fuß mit dem Boden und eine Hand mit einer Abstützung Kontakt mit der Umwelt.
— In der **4. Variante** hat nur noch ein Fuß Bodenkontakt.

Gelenkstellungen
— In der **1. Variante** sind alle Gelenke in der Nullstellung.
— In **Variante 2–4** sind außer dem etwas vom Boden abgehobenen Bein alle Gelenke in Nullstellung.

Muskuläre Aktivitäten
Im Einbeinstand ist die Intensität der ökonomischen Aktivität vor allem im Standbein erhöht.

Bewegungsablauf
Primärbewegung

1. Variante
Die kritischen Punkte, **rechter/linker Trochanterpunkt**, bewegen sich durch Drehpunktverschiebung in den Hüftgelenken nach hinten/vorn alternierend flexorisch/extensorisch.

2.–4. Variante
— Der kritische Punkt am Spielbein, der Malleolus externus, bewegt sich nach hinten/oben, unten, vorn/

oben, flexorisch/extensorisch vom distalen Gelenkpartner aus im Kniegelenk.

- **Nach hinten/oben** bewegt sich der **Oberschenkel** weiterlaufend extensorisch/innenrotatorisch im Hüftgelenk. Das **Becken** dreht sich als proximaler Gelenkpartner außenrotatorisch im **Standhüftgelenk**. Hier ist der 1. kritische Drehpunkt. Als kaudaler Gelenkpartner dreht sich das **Becken** im lumbothorakalen Übergang links/rechts rotatorisch. Hier endet die Bewegung im 2. kritischen Drehpunkt.
- Nach **vorn/oben** bewegt sich der **Oberschenkel** flexorisch/außenrotatorisch weiterlaufend im Hüftgelenk. Die Bewegung läuft vom Becken aus weiter innenrotatorisch auf das Standhüftgelenk in den 1. kritischen Drehpunkt. Zugleich dreht das **Becken** rechts/linksrotatorisch im lumbothorakalen Übergang, dem 2. kritischen Drehpunkt.

Reaktion

In Form von Veränderung der Unterstützungsfläche

- In der **1. Variante** verkleinert sich die Unterstützungsfläche alternierend nach hinten/vorn beim Abrollen des Fußes.

In Form von Gegengewichten

- **Reaktiver Armpendel nach vorn (1.–4. Variante)**
  Der kritische Punkt am Arm, **Processus styloideus**, geht nach vorn flexorisch im Ellbogengelenk. Weiterlaufend bewegt sich der **Oberarm** als distaler Gelenkpartner im Humeroskapulargelenk flexorisch/außenrotatorisch und die **Klavikula** im Sternoklavikulargelenk dorsalrotatorisch. Der Winkel im Akromioklavikulargelenk wird größer.
- **Reaktiver Armpendel nach hinten (1.-4. Variante)**
  Der kritische Punkt am Arm, **Processus styloideus**, geht nach hinten extensorisch im Ellbogengelenk. Weiterlaufend bewegt sich der **Oberarm** im Humeroskapulargelenk extensorisch/innenrotatorisch und die **Klavikula** im Sternoklavikulargelenk ventralrotatorisch. Der Winkel im Akromioklavikulargelenk wird kleiner.

Bedingungen

Räumliche Fixpunkte

- In **allen Varianten** dürfen der Fuß oder die Füße den Kontakt mit dem Boden nie ganz aufgeben. Das

garantiert die Standortkonstanz und das Einsetzen von Gegengewichten.

Bewegungstempo

- Die ideale gangtypische Frequenz der Bein- und Armbewegungen von 120 Bein- und Armbewegungen pro Minute sollte angestrebt werden, damit die ideale Frequenz des Gangablaufs eingeübt wird.

52

Twist und Zirkuspferdchen

Lernziel

Der Patient soll lernen,
- durch Richtungswechsel der Beinbewegung die Richtung der Armbewegungen entsprechend anzupassen,
- bei stabilisiertem Brustkorb das Becken selektiv rotatorisch zu bewegen.

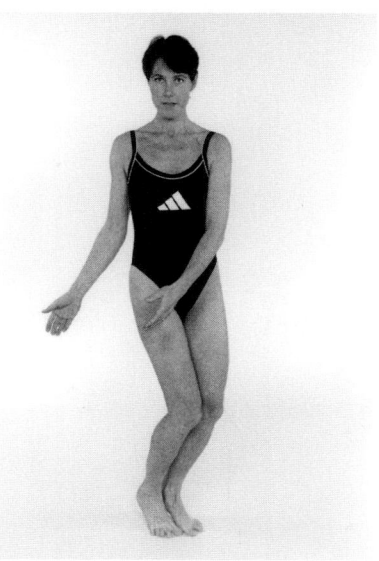
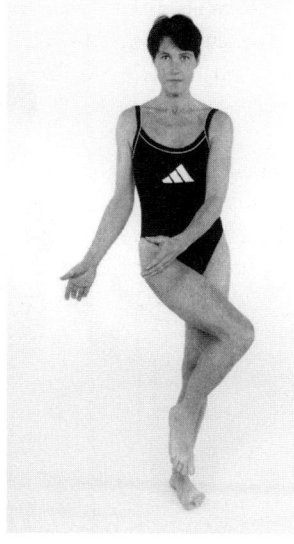

53.1   Konzept

Damit die voraussichtlichen Armbewegungen gut unter Kontrolle sind, wird ein standortkonstanter Bewegungsablauf geplant.

Der Patient steht aufrecht auf den Vorfüßen mit etwas abgehobenen Fersen und nah zusammenstehenden leicht flektierten Knien. Die Vorfüße sollen auf dem Boden rutschen, darum stehen sie bei Teppichboden auf einem stabilen Papier und bei Parkettboden auf einem Tuch.

Dann beginnen die Knie sich zusammen nach rechts und links hinten zu drehen. Die Füße drehen auf dem Boden mit. Auch das Becken wird mit gedreht. Es rotiert im lumbothorakalen Übergang.

Reaktiv schwingen die Arme zusammen in die Gegenrichtung der Knie. Der Patient **twistet** (Abb. 53.1a, b).

Beim »Zirkuspferdchen« steht der Patient auf den ganzen Fußsohlen. Die Knie kommen alternierend flexorisch nach vorn/oben und nehmen die Fersen mit, bis nur noch die Fußspitzen Kontakt mit dem Boden haben. Das

 Abb. 53.1a–d. »Twist« und »Zirkuspferdchen«. **a, b** »Twist«: Die Arme bewegen sich reaktiv entgegengesetzt zur Richtung der Beine. **c, d** »Zirkuspferdchen«: Die Arme bewegen sich reaktiv entgegengesetzt zur Richtung des abgehobenen Beins, das zu hoch abgehoben ist auf dieser Abbildung

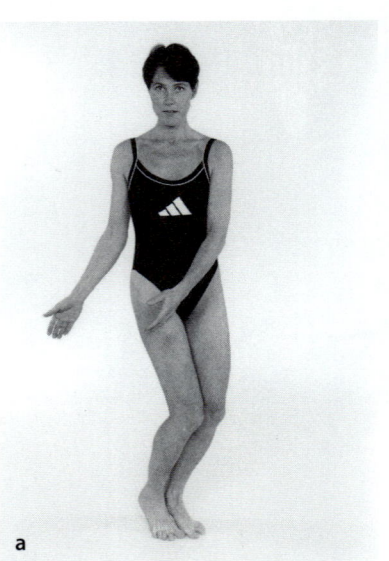

a

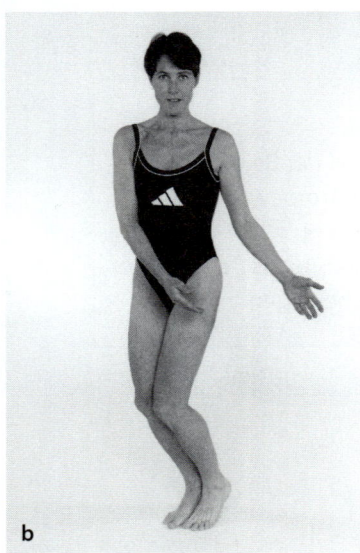

b

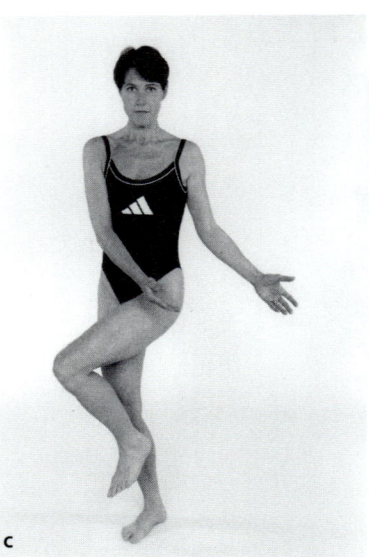

c

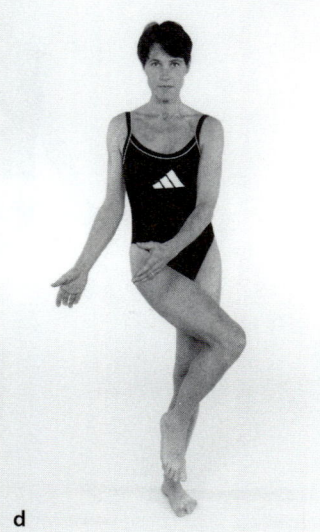

d

Becken dreht sich in den Hüftgelenken und im lumbothorakalen Übergang.

Die Arme reagieren mit alternierenden Pendelbewegungen nach vorn/hinten. Diese Bewegungen an Ort erinnern an die Vorführungen eines dressierten Zirkuspferdchens.

53.2 Lernweg

Übungsanleitung für den Patienten

»Stellen Sie sich auf das kleine Tuch. Die Füße und Knie sind nah zusammen. Lassen Sie die Knie ein wenig einknicken und nach vorn über die Zehen gehen. So stehen Sie nur noch auf den Vorfüßen. Die Fersen berühren das Tuch nicht mehr. Prüfen Sie nochmals, ob die Arme frei neben dem Körper hängen.

Jetzt geht es los. Die Knie drehen zusammen nach rechts und links, sodass die Füße auch am Boden drehen. Das Becken oben dreht auch mit. Sofort müssen beide Arme in die andere Richtung gehen, immer hin und her wie beim Twisten.

Stehen Sie dann wieder einmal ruhig auf den ganzen Füßen. Das Tuch brauchen Sie nicht mehr.

Abwechselnd nehmen Sie nun ein Knie nach vorn/oben. Das Knie nimmt dabei die Ferse nach oben/vorn mit, bis der Fuß den Boden nur noch mit den Zehenspitzen berührt. Ist ein Knie vorn, ist das andere schon zurückgegangen, und der dazugehörige Fuß steht mit der ganzen Fußsohle kurz auf dem Boden. Ihre Beine bewegen sich jetzt wie ein dressiertes Pferdchen im Zirkus. Ganz von selbst pendeln auch die Arme abwechselnd nach vorn/hinten, um die Balance zu halten.«

Hinweise für den Therapeuten

> **Tipp**
> Der Therapeut sollte auf Folgendes achten:
> — Der Brustkorb und der Kopf sollen möglichst ruhig stehen bleiben. Sie dürfen nicht mit den Armen mit pendeln. Das verlangt von der Brustkorbmuskulatur eine rasch wechselnde dynamische Stabilisierungsaktivität in allen Ebenen.
> ▼

- Beim »Zirkuspferdchen« dürfen die Füße nie abgehoben werden. Die Füße sollen nach vorn und hinten abrollen. Dann entsteht eine weiche, harmonische Beinbewegung und kein Stampfen.
- Beim »Twisten« darf es zusätzlich zum Drehen kein Federn in den Kniegelenken geben. Damit ginge die eindeutige Richtung der Knie verloren.
- Beim »Twisten« sollen die Bewegungen nicht zu groß und nicht zu schnell ausgeführt werden. Sonst artet es in ein Toben aus.
- Die Richtung der Arme richtet sich nach der Richtung der Knie, nicht nach der Beckenbewegungsrichtung.
- Das »Zirkuspferdchen« kann auch mit alternierend diagonalen Kniebewegungen versucht werden. Die Arme werden sich sofort danach richten (🔾 Abb. 53.1c, d).

53.3 Analyse

Ausgangsstellung
Kontaktstellen des Körpers mit der Umwelt
Beim Twist haben die **Vorfüße** und beim Zirkuspferdchen die ganzen **Fußsohlen** Bodenkontakt.

Gelenkstellungen

Twist

Die **Kniegelenke** sind in ca. 30° Flexion, die **oberen Sprunggelenke** in ±Nullstellung, die **Zehengrundgelenke** in Extension.

Zirkuspferdchen
Alle Gelenke sind in Nullstellung.

Muskuläre Aktivitäten

Beim Twist ist die Intensität der ökonomischen Aktivität durch den Vorfußstand in den Beinen erhöht.

Bewegungsablauf
Primärbewegung

Twist
- Die kritischen Punkte, **rechte/linke Patella**, gehen alternierend nach rechts/hinten-vorn-links/hinten.

Weiterlaufend bewegt sich das **Becken** rechts/linksrotatorisch im lumbothorakalen Übergang. Hier im kritischen Drehpunkt soll die Bewegung enden. Kaudal drehen die **Vorfüße** auf dem Boden.

Zirkuspferdchen

— Die kritischen Punkte, **rechte/linke Patella**, bewegen sich alternierend nach vorn/oben flexorisch in den Kniegelenken und nach hinten/unten extensorisch in den Kniegelenken durch Drehpunktverschiebung. Weiterlaufend bewegen sich die **Oberschenkel** flexorisch/extensorisch in den Hüftgelenken.
— Bewegt sich ein **Kniegelenk** flexorisch nach vorn/oben, so wird das **obere Sprunggelenk** weiterlaufend maximal durch Drehpunktverschiebung plantarflektiert.

Reaktion

In Form von Veränderung der Unterstützungsfläche: Zirkuspferdchen

— Durch das alternierende Abrollen der **Fußsohlen** bis auf die Zehenspitzen wird die Unterstützungsfläche abwechselnd verkleinert.

In Form von Gegengewichten: Twist

— Bei der Kniedrehung nach rechts gehen beide **Arme** reaktiv als Gegengewicht nach links.
— Der **rechte Arm** bringt die rechte Hand nach vorn/oben/medial/links flexorisch im Ellbogengelenk. Weiterlaufend bewegt sich der **Oberarm** flexorisch/adduktorisch/außenrotatorisch im Humeroskapulargelenk und die **Klavikula** dorsalrotatorisch im Sternoklavikulargelenk.
— Am **linken Arm** geht die Hand nach hinten/oben/lateral/links extensorisch im Ellbogengelenk. Weiterlaufend kommt das **Humeroskapulargelenk** in Extension/Abduktion/Innenrotation und das **Sternoklavikulargelenk** in Ventralrotation.
— Bei der Drehung der Knie nach links ist es umgekehrt.

Bedingungen
Räumliche Fixpunkte

Twist und Zirkuspferdchen

— Der **Brustkorb** und der **Kopf** bleiben am Ort. Das erfordert von der Brustkorb- und Kopfmuskulatur

schnell wechselndes, reaktives dynamisches Stabilisieren in allen Ebenen.

Zirkuspferdchen

— Die **Zehenspitzen** bleiben am Ort in Berührung mit dem Boden. Daraus ergibt sich ein Abrollen der **Fußsohlen** und ein harmonisches Weiterlaufen der Kniebewegungen.

Bewegungstempo

Bei beiden Übungen benötigt man mindestens eine Frequenz der Kniebewegungen von 80 pro Minute, um ein reaktives Armpendel auszulösen.

Die Kniebewegungen können bis zu einer Frequenz von 120 pro Minute gesteigert werden, sollten aber nicht noch schneller werden, sonst artet die Übung in Toben aus.

53

Stockgeher

Lernziel

Der Patient soll lernen,
- das zu entlastende Bein im normalen Gangrhythmus gleichzeitig mit den Unterarmkrücken zu bewegen,
- auch ohne Belastung des Beins über die funktionelle Fußlängsachse abzurollen.

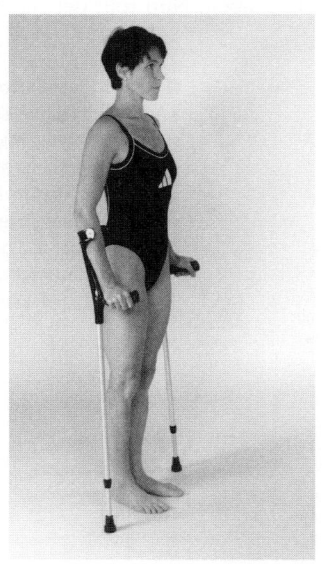
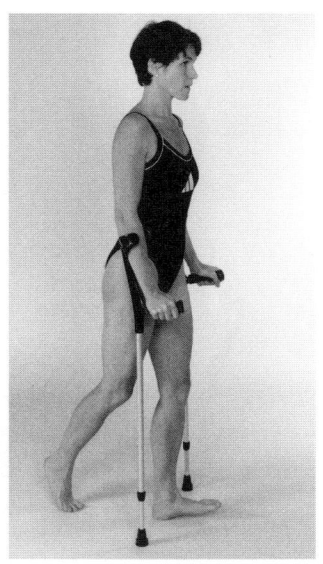

54.1   Konzept

Schon im nicht belastbaren Zustand muss ein verletztes Bein in den Bewegungsablauf mit einbezogen werden. Mithilfe der Gewichtsminderung durch die Unterarmkrücken soll der Patient mit dem kranken Bein über die funktionelle Fußlängsachse abrollen. Gerade das versuchen die meisten Patienten zu vermeiden, indem sie mit dem gesunden Bein das kranke nie überholen, damit es nicht auf den Vorfuß abrollen muss. Ein Hinkmechanismus übt sich ein, der nur mühsam wieder ausgemerzt werden kann.

Um mit Unterarmkrücken, die wir im weiteren Verlauf der Beschreibung »Stöcke« nennen, gehen zu können, muss der Patient in der Lage sein,

1. auf dem gesunden Bein ohne Hilfe zu stehen und
2. mit den Unterarmkrücken das ganze Körpergewicht abzunehmen.

Beim Abrollen des Fußes am Boden ist die Beinlängsachse beim Fersenkontakt nach hinten und am Ende beim Vorfußkontakt nach vorn geneigt. Die gleichen Neigungen zeigen die Stöcke, wenn sie über ihre Kontaktstelle am Boden abrollen.

Nehmen wir an, das rechte Bein sei intakt: Der Patient steht aufrecht auf dem rechten Bein. Die Stöcke und der linke Fuß sind in der mittleren Frontalebene und haben keinen Bodenkontakt.

Aus dem Fußsohlenstand rechts wird das Körpergewicht nach vorn auf den Vorfuß gebracht. In dem Moment, in dem der reaktive Schritt des linken Beins fällig wäre, machen die Arme mit den Stöcken den Schritt nach vorn. Das linke Bein kommt mit und berührt mit der Ferse zwischen den Stöcken den Boden. Stöcke und linke Beinlängsachse sind nach hinten geneigt. Durch den Weitertransport des Körpergewichts kommen die Stöcke und das linke Bein in die Vertikale, und der linke Fuß rollt über die funktionelle Fußlängsachse ab. Sobald sich die Stöcke etwas nach vorn neigen, erfolgt der reaktive Schritt des rechten Beins (◨ Abb. 54.1).

54.2   Lernweg

Übungsanleitung für den Patienten

»Stellen Sie Ihre Stöcke rechts und links nahe neben ihre Fußknöchel. Das linke kranke Bein darf den Boden leicht berühren.

Von jetzt an bleiben die Stöcke und das linke Bein immer zusammen. Nehmen Sie sie kurz vom Boden weg in die Luft. Damit prüfen Sie, ob das rechte Bein stabil ist und hält. Stellen Sie den Fuß und die Stöcke wieder auf den Boden. Jetzt verstärken Sie den Druck auf Ihre Stöcke, bis der rechte Fuß vom Boden abheben kann. Wenn beides funktioniert, kann es losgehen.

Sie stehen auf dem rechten Bein, Stöcke und linker Fuß sind etwas abgehoben. Nun rollt der rechte Fuß am

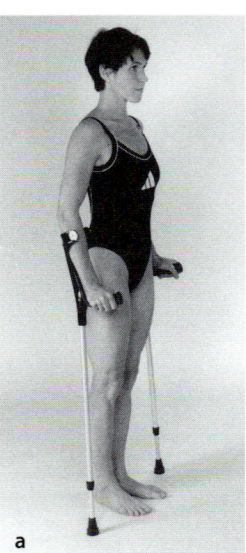
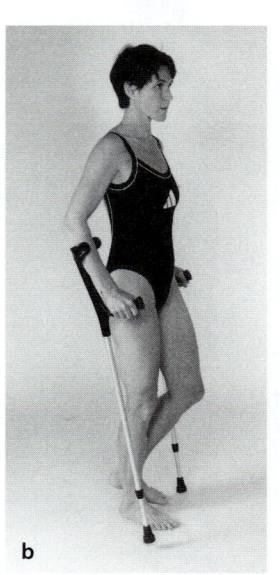
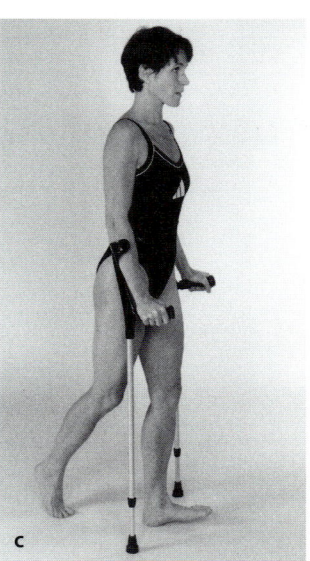

a   b   c

◨ **Abb. 54.1a–c.** »Stockgeher«. **a** Ausgangsstellung: Die Stöcke stehen neben den Malleoli lateralis, **b** Einbeinstand auf dem gesunden Bein, die Stöcke und das kranke Bein sind abgehoben, **c** Abrollen über den gesunden Fuß und Schritt nach vorn mit den Stöcken und dem kranken Bein

Boden ab, bis der Vorfuß mehr Druck hat und die Ferse den Boden nicht mehr berührt. Das erfordert etwas Mut, ist aber ganz ungefährlich, wenn Sie das Gewicht langsam und nicht abrupt nach vorn auf den Vorfuß bringen. Die Stöcke können jederzeit nach vorn gestellt werden. Das linke Bein geht mit und steht mit leichter Berührung der Ferse zwischen den Stöcken am Boden. Linkes Bein und die Stöcke haben nun eine Neigung nach hinten.

Ohne anzuhalten, bewegt sich der Körper immer weiter nach vorn. Stöcke und linkes Bein kommen in die Senkrechte, neigen sich sogar etwas nach vorn. Dann ist der Schritt des rechten Beins fällig. Das geht alles ohne Eile vor sich. Haben Sie bemerkt, dass der linke Fuß knapp über dem Boden abrollte und sich ganz selbstverständlich am Gehen beteiligte, ohne zu hinken?«

Hinweise für den Therapeuten

– Der Patient muss sicher auf dem gesunden Bein stehen können und genügend Kraft in Schultergürtel und Armen haben, um das Körpergewicht zu halten. Das übt man am besten im Gehbarren, bis sich der Patient sicher fühlt.
– Der »Stockgeher« ist eine unabdingbare Vorübung für das hinkfreie Gehen an Stöcken. Der Patient soll dabei lernen, über den Standfuß bei voller Belastung abzurollen und dann erst die Stöcke und das zu entlastende Bein einzusetzen. Das erfordert anfangs sehr viel Mut und soll deshalb nur unter der Aufsicht des Therapeuten geübt werden.

Wichtig	

Für den Umgang mit Stöcken instruiert man den Patienten von Anfang an dahingehend, stets mit dem gesunden Bein den ersten Schritt zu machen. Auf diese Weise wird das kranke Bein überholt und das Abrollen über dessen Fußlängsachse sichergestellt. Damit erreicht man regelmäßige Schritte, ohne zu hinken. Einfache Regel: Beim Gehen mit Stöcken beginnt man mit dem gesunden Bein.

Tipp
Der Therapeut sollte auf Folgendes achten:

– Die Stöcke sollen nahe an den lateralen Malleoli am Boden stehen. Stehen sie weiter außen, haben sie eine Neigung nach medial. Die Schrägstellung des Stocks auf der gesunden Seite hat eine Medialneigung des kranken Beins zur Folge. Dadurch ist auch die Längsachse des zu entlastenden Beins nach medial geneigt. So kann nicht über die funktionelle Fußlängsachse abgerollt werden.
– Beim Stockeinsatz achtet man darauf, dass die Ferse des entlasteten Beins zwischen den Stöcken und nicht dahinter steht. Ist sie zwischen den Stöcken, so kann das Abrollen über die funktionelle Fußlängsachse in einem sehr langsamen Tempo geübt werden.
– Man benötigt nur wenig Gewichtsverschiebung nach vorn auf dem Standfuß, um den Einsatz der Stöcke auszulösen. Die Ferse soll dabei nur wenig vom Boden abgehoben werden. Das obere Sprunggelenk bleibt in ±Nullstellung. Bei zu viel Gewichtsverschiebung nach vorn setzen die Stöcke zu weit vorn auf den Boden, und das Türmchen muss sich nach vorn neigen. Die Stöcke sollen im Abstand einer normalen Schrittlänge aufsetzen.

54.3 Analyse

Ausgangsstellung
Das **linke Bein** ist nicht belastbar.

Kontaktstellen des Körpers mit der Umwelt
Aufrechter Stand mit 2 Stöcken.
Die **rechte Fußsohle** hat Kontakt mit dem Boden.

Gelenkstellungen

Körperabschnitt Beine
Am **linken Bein** sind das Knie- und Hüftgelenk leicht flektiert.

Körperabschnitt Arme
Die **Arme** sind in den Ellbogengelenken leicht flektiert, die **Unterarme** in Pronation, die **Handgelenke** in Dorsalexten-

sion und die **Fingergelenke** flektiert. Die **Palmarseiten der Hände und Finger** umschließen die Stockgriffe.

Muskuläre Aktivitäten

Durch den Einbeinstand rechts ist die Intensität der ökonomischen Aktivität an diesem Bein erhöht.

Bewegungsablauf
Primärbewegung

Der kritische Punkt, **rechtes Hüftgelenk**, bewegt sich wenig extensorisch im Hüftgelenk nach vorn. Weiterlaufend geht das **Knie** etwas nach vorn. Der **Fuß** bewegt sich extensorisch in den Zehengrundgelenken, und die **Ferse** verliert den Bodenkontakt.

Reaktion

In Form von Veränderung der Unterstützungsfläche

Die Unterstützungsfläche wird um die Schrittlänge durch die Stöcke nach vorn vergrößert. Es kommt zu einer abwechselnden Verlagerung der Unterstützungsfläche nach vorn durch das rechte Bein und durch die Stöcke.

Bedingungen

Gleich bleibende Abstände zwischen körpereigenen Punkten

- Die **Körperabschnitte Becken, Brustkorb** und **Kopf** bleiben in der vertikal eingestellten Körperlängsachse eingeordnet. Dann kommt mit der Drehpunktverschiebung des Hüftgelenks das ganze Körpergewicht nach vorn.

Bewegungstempo

- Das Abrollen der Stockspitzen und des entlasteten Fußes dazwischen kann sehr langsam eingeübt werden. Gelingen der Gewichtstransport nach vorn und der reaktive Schritteinsatz ohne zu große Beschleunigung, ist eine Gangfrequenz von bis zu 100 Schritten pro Minute möglich.

Treppengeher

Lernziel _____

Der Patient soll lernen,
- die positive und negative Hubarbeit beim Treppengehen ökonomisch auf die Fuß-, Knie- und Hüftgelenksmuskulatur zu verteilen.

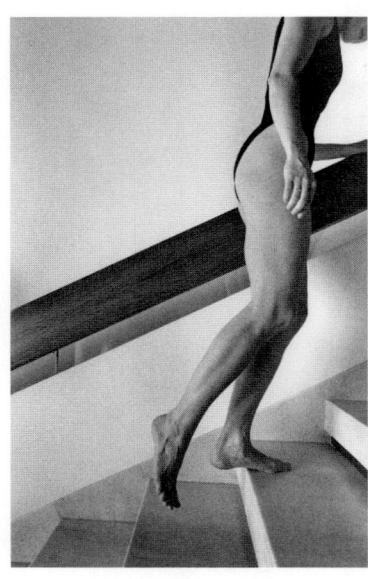 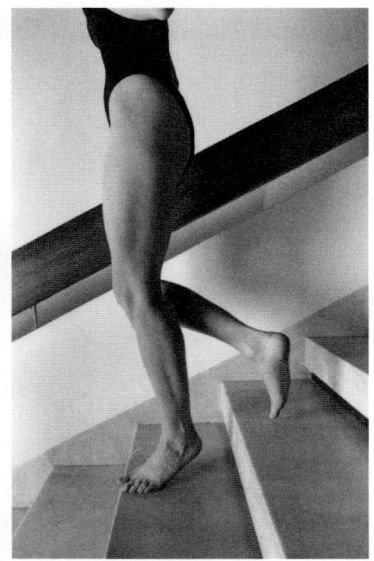

55.1   Konzept

Wenn man beim Treppensteigen die ganze Fußsohle auf die nächst höhere Stufe setzt, benötigt man eine relativ große Knieflexion. Bezogen auf die Flexions-/Extensionsachse des Kniegelenks ist dann das Körpergewicht weit hinten. Das fordert vom Quadrizeps eine hohe Intensität der Aktivität, um das Gewicht extensorisch/konzentrisch im Kniegelenk hochzuheben. Zudem entsteht im Femuropatellargelenk ein hoher, ungünstiger Druck.

Auch beim Hinuntergehen muss das obere Kniegelenk stark flektiert werden, bis die andere Fußsohle die untere Stufe erreicht hat. Wieder bedeutet das eine hohe Belastung für das Femuropatellargelenk und für die exzentrische Aktivität des Quadrizeps.

Um die Hubbelastung besser zu verteilen, setzt man nur noch den Vorfuß des vorangehenden Beins auf die Stufe. So ist die Wadenmuskulatur auch an der Arbeit beteiligt.

Bei **Hochgehen** wird das untere Bein durch den Vorfußstand um die halbe Fußlänge länger, sodass das obe-

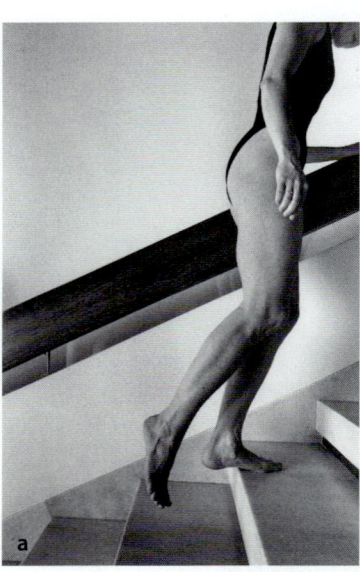
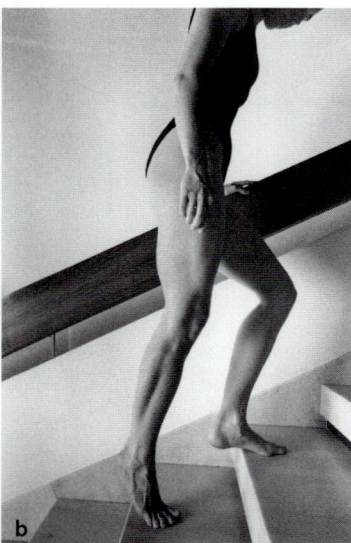
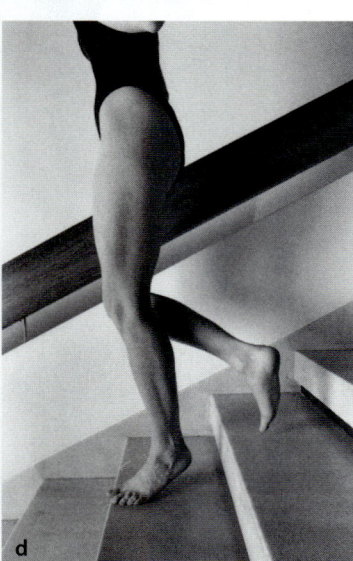

☐ **Abb. 55.1a–d.** »Treppengeher«. **a, b** Auf den Vorfüßen treppauf gehen, **c, d** auf den Vorfüßen treppab gehen

55

re Bein beim Aufsetzen des Vorfußes weniger Knieflexion benötigt. Beim Vorfußkontakt auf der oberen Stufe steht die Ferse hinten in der Luft. Das aktiviert den Triceps surae, der sich nun an der Hubarbeit beteiligt.

Zudem wird der beim Sohlenkontakt häufige Hinkmechanismus vermieden: Das Kniegelenk kann nicht mehr extensorisch und das Hüftgelenk nicht mehr flexorisch nach hinten bewegt werden.

Auch beim **Hinuntergehen** benötigt man durch den Vorfußstand auf der unteren Stufe weniger Knieflexion im oberen Bein, und der Triceps surae wird mit einbezogen (◘ **Abb. 55.1**).

55.2 Lernweg

Übungsanleitung für den Patienten

»Zum **Aufwärtsgehen** stellen Sie sich nahe an die unterste Treppenstufe. Eine Hand geht zur Sicherheit an den Handlauf. Setzen Sie die vordere Hälfte eines Fußes auf die erste Stufe. Die Ferse ist in der Luft. Der Fuß steht nicht rechts oder links, sondern vor der Mitte des Körpers. Dabei zeigen die Zehen nach außen.

So muss auch der nächste Fuß auf die obere Stufe kommen, wenn er an der Reihe ist.

Die Fersen werden sich immer ein wenig überkreuzen, und die Knie stehen auseinander.

Es kann losgehen. Sie spüren, dass die Knie so viel stärker und stabiler sind. Das Hochsteigen ist viel leichter geworden.

Beim **Abwärtsgehen** ist es ganz ähnlich. Wieder wird nur der Vorfuß in die Mitte auf die nächstunter Stufe gestellt und darauf geachtet, dass die Ferse die Stufe nie berührt. Je schmaler die Spur der Füße ist, desto weniger muss der Körper nach rechts und links schwanken.

Sie stehen mit beiden Füßen auf einer Stufe: die Fersen nah zusammen, die Vorfüße nach außen und etwas gebeugte Knie, deren Kniescheiben nach außen zeigen. Ein Fuß drückt etwas weniger auf die Stufe.

Jetzt brauchen Sie sich nur vorzustellen, dass abwechselnd ein Knie etwas einknickt. Der Fuß kommt dabei auf den Vorfuß. Diesen stellen Sie dann auf die untere Stufe vor sich in die Mitte. Die Knie bleiben immer weit auseinander.

Kaum hat ein Vorfuß die untere Stufe erreicht, knickt das obere Knie nach außen, und es geht weiter, je flüssiger, desto leichter. Jetzt gehen Sie wie Charlie Chaplin.«

Hinweise für den Therapeuten

− Man überzeugt den Patienten von dieser Art zu gehen am besten mit einer Demonstration, indem man vor ihm in der sonst üblichen Weise eine Treppe hinauf- und hinuntergeht.
  Er sieht dann die negativen Seiten beim Sohlenkontakt: die große Knieflexion, das Schwanken des Körpers bei der breiten Spur, die ungünstige Belastung des Standbeins, wenn es medial vom Fuß steht.
− Zum Treppengehen braucht ein gehbehinderter Patient viel Mut. Zu seiner Sicherheit muss eine Hand immer auf dem Handlauf liegen. Auf der anderen Seite geht der Therapeut, oder der Patient nimmt einen Stock.
− Verfügt der Patient noch nicht über eine ausreichende Knieflexion, kann man ihn anfangs seitwärts hinauf- und hinuntergehen lassen.

> **Tipp**
> Der Therapeut sollte auf Folgendes achten:
> − Die Fersen dürfen beim Aufwärts- und Abwärtsgehen nie die Stufen berühren. Nur ohne Fersenkontakt beteiligt sich der Triceps surae an der Hubarbeit.
> − Beim Aufwärtsgehen steht der Fuß horizontal mit Vorfußkontakt auf der nächsthöheren Stufe.
> − Das Türmchen soll immer möglichst vertikal stehen und sich beim Aufwärtsgehen nicht nach vorn und beim Abwärtsgehen nicht nach hinten neigen. Das Rückneigen des Türmchens als Bremse beim Abwärtsgehen ist besonders gefährlich, weil dann die Beinlängsachsen nicht mehr vertikal stehen und eine Rutschgefahr für den unteren Fuß entsteht.
> − Die Vorfüße müssen in einer Linie, die der Symmetrieebene des Brustkorbs entspricht, auf die obere oder untere Stufe gestellt werden. Dann ist bei der Gewichtsübernahme auf das Standbein keine laterale Gewichtsverschiebung notwendig.

Anpassungen an statische Abweichungen, Kondition und Konstitution

Bei großem Trochanterpunktabstand muss man eine etwas breitere Spur akzeptieren.

55.3 Analyse

Ausgangsstellung
Kontaktstellen des Körpers mit der Umwelt

Aufwärtsgehen
Stand vor der Treppe mit in die Vertikale eingeordneten Körperabschnitten Becken, Brustkorb und Kopf, einem Vorfuß auf der nächsthöheren Stufe und einer Hand auf dem Handlauf.

Abwärtsgehen
Die **Beine** stehen symmetrisch auf den Vorfüßen mit deblockierten Kniegelenken auf einer Stufe. Ein Bein ist entlastet.

Bewegungsablauf bis in die Endstellung
Primärbewegung

Aufwärtsgehen
- Der kritische Punkt am unteren Bein, **rechter/linker Vorfuß**, drückt sich alternierend plantarflexorisch im oberen Sprunggelenk durch Drehpunktverschiebung nach vorn/oben von der Unterlage ab. Das **Kniegelenk** bewegt sich extensorisch.
- Das Körpergewicht wird nach vorn/oben auf den Vorfuß des auf der nächsthöheren Stufe stehenden Beins gebracht. **Becken, Brustkorb und Kopf** kommen über den Vorfuß des neuen Standbeins auf die obere Stufe.
  Diese positive Hubarbeit leisten der M. triceps surae plantarflexorisch im **oberen Sprunggelenk**, der M. quadriceps extensorisch im **Kniegelenk** und die Mm. glutaei maximi und ischiocrurales extensorisch im **Hüftgelenk**.

Abwärtsgehen
- Der kritische Punkt des Standbeins auf der oberen Stufe, **rechte/linke Tuberositas tibiae, bewegt sich alternierend nach vorn/unten flexorisch im Kniegelenk** durch Drehpunktverschiebung, weiterlaufend extensorisch in den **Zehengrundgelenken** vom proximalen Gelenkpartner aus.
- Das vertikale Türmchen wird auch nach vorn und so weit nach unten gebracht, bis der Vorfuß des Spielbeins die untere Stufe erreicht.
  Die gleichen Muskeln wie beim Aufwärtsgehen leisten jetzt **am oberen Bein** negative Hubarbeit.

Reaktion

In Form von Veränderung der Unterstützungsfläche
Die Unterstützungsfläche unterliegt einem ständigen Wechsel:
- Beim **Aufwärtsgehen** entsteht durch die alternierende Abdruckaktivität des unteren Beins auf der nächsthöheren Stufe eine neue Unterstützungsfläche unter dem Vorfuß des neuen Standbeins.
- Beim **Abwärtsgehen** bringt die exzentrische Aktivität der Standbeinmuskulatur das Spielbein mit dem Vorfuß auf die neue Unterstützungsfläche auf der unteren Stufe.

Bedingungen

Gleich bleibende Abstände zwischen körpereigenen Punkten
- Beim Treppengehen muss das Kniegelenk des vorausgehenden Beins lateral vom Vorfuß auf der Treppenstufe stehen. Damit ist eine gute Beinachsenstellung bei der Gewichtsübernahme garantiert. Der Quadrizeps und der Triceps surae werden optimal beansprucht.

Bewegungstempo
Das Treppengehen wird erst langsam Stufe für Stufe eingeübt, bis sich der Patient sicher fühlt. Mit der Zeit soll der Stufenwechsel flüssig werden bis zur normalen Gangfrequenz.

55

H

Atemtraining

Über die Funktion des Atmens

Von allen lebenswichtigen Funktionen des Körpers ist die Atmung die Einzige, die wir willentlich beeinflussen können.

Das **funktionelle Atemtraining** strebt möglichst ideale Voraussetzungen für einen gut koordinierten Atemvorgang an.

Die **Statik der Brustwirbelsäule** spielt eine entscheidende Rolle. Bei guter Einordnung der Längsachse des Brustkorbs in die Körperlängsachse kann sich der Brustkorb in allen Richtungen entfalten und sein Volumen vergrößern und verkleinern, damit die Luft ein- und ausströmt. Die Bewegungen der Rippen in den Rippenwirbelgelenken sind nur an einer dynamisch stabilisierten Brustwirbelsäule möglich. Wird diese Stabilisierung generell aufgegeben wie bei der sog. schlechten Haltung, sitzt der Rippenkorb auf dem Bauchinhalt. Die Bewegungen der Rippen sind blockiert. Dann bleibt nur noch die Aktivität des Zwerchfells, um das Brustkorbvolumen zu vergrößern. Sie ist ersichtlich an der Bewegung des Bauchs.

Da die **Lunge** über die Pleurablätter mit der Thoraxwand und dem Zwerchfell fest verbunden ist, wird ihr Volumen ausschließlich durch die Bewegungen der Rippen und des Zwerchfells verändert. Mit der Weitstellung des Brustkorbs entsteht eine Sogwirkung durch den Unterdruck in der Lunge. Dadurch wird die Luft eingesogen.

Mit dem Zusammensinken der Rippen, dem Entspannen des Zwerchfells und dank der Zugkraft des elastischen Lungengewebes wird die Luft wieder hinausgedrückt.

Bei jeder Atembewegung muss die autochthone Muskulatur der Brustwirbelsäule adäquat mit einer dynamischen Stabilisierung reagieren. Damit die Weitstellung des Rippenkorbs durch die unteren Rippen erfolgen kann, ist auch ein guter Tonus der Bauchmuskulatur unbedingt erforderlich.

An der **Ruheatmung** sind folgende Muskeln beteiligt: das Zwerchfell, die Mm. intercostales internii und externii und Mm. scaleni.

Bei Belastungen benötigt man eine **vertiefte Atmung**. Dann setzt die Atemhilfsmuskulatur ein: die Mm. sternocleidomastoidei bei der Inspiration, die Bauchmuskeln bei der Exspiration.

Wichtig

Das **Ziel der funktionellen Atemtherapie** ist
- das Vergrößern des Atemvolumens,
- das Trainieren der Atemmuskulatur und
- das Koordinieren der komplexen Atembewegungen. Der Patient sollte dann in der Lage sein, bei Belastungen die Atmung willentlich zu steuern, um eine Atemnot möglichst zu vermeiden.

Ruheatmung

Lernziel

Der Patient soll lernen,
- die Vorgänge der Atmung wahrzunehmen.

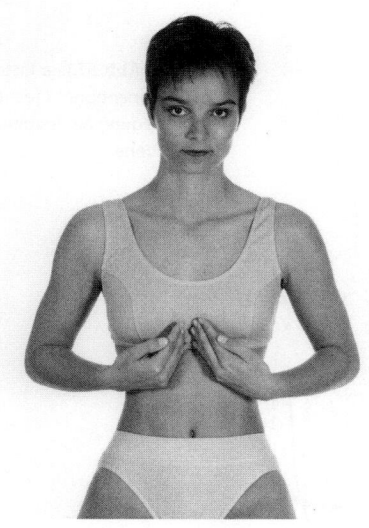

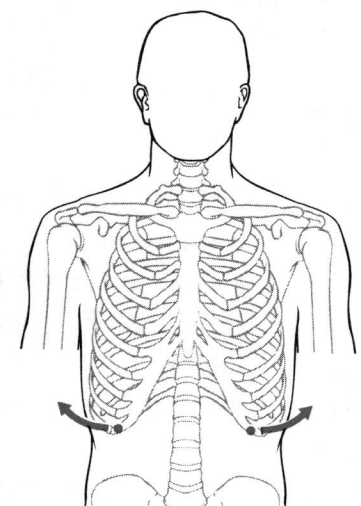

57.1 Konzept

Atemübungen verlangen vom Patienten viel Konzentration. Darum muss für eine ruhige, ungestörte Atmosphäre gesorgt werden.

Die Übung kann im Liegen oder im Sitzen an einer Lehne durchgeführt werden. Die Körperabschnitte Becken, Brustkorb und Kopf sind in die Körperlängsachse eingeordnet und die Arme mit ihrem Gewicht auf den Oberschenkeln oder auf Armlehnen abgelegt.

Das Atmen gilt allgemein als das Luftholen. Die Ausatmung ist viel weniger bewusst. Fordert man den Patienten auf, sich auf die Atmung zu konzentrieren, so beginnen die allermeisten mit einer forcierten Einatmung. Genau das möchten wir vermeiden. Darum beginnen wir prinzipiell mit einer ruhigen Ausatmung.

Der Patient soll lernen, die Vorgänge, die der Therapeut während der verschiedenen Phasen der Atmung beschreibt, nachzuvollziehen und zu spüren (◘ Abb. 57.1).

57.2 Lernweg

Beobachtbare Vorgänge bei der Atmung

Bei der Exspiration
- Verkleinern des epigastrischen Winkels
- Verschmälerung der Interkostalräume
- Abnahme des sagitto- und des frontotransversalen Brustkorbdurchmessers
- Keine Hyperaktivität der Bauchmuskeln

Bei der Inspiration
- Vergrößern des epigastrischen Winkels
- Erweitern der Interkostalräume
- Zunahme des sagitto- und des frontotransversalen Brustkorbdurchmessers
- Vorwölben des Bauchs, besonders des Oberbauchs

Hinweise für den Therapeuten

Mit den folgenden Anweisungen lernt der Patient wichtige Voraussetzungen für eine entspannte Ruheatmung kennen. Dazu erfährt er bewusst den Atemvorgang und wird angeleitet, die Atmung aktiv zu steuern.

Jede der Anweisungen für den Patienten wird zudem für den Therapeuten interpretiert.

Exspiration
- »Die Zunge liegt locker im Unterkiefer und spürt die Innenseite der unteren Zahnreihe.«
  Der Kehlkopf entspannt sich.
- »Die Oberlippe ist weich und lang.«
  Verlängerung der Nasendüse.
- »Die Luft fließt ganz langsam und von alleine weg.«
  Durch die langsame Ausatmung erreicht man das langsame Senken der Rippen mit der exzentrischen Aktivität der Mm. intercostales.

Ruhepause vor der Inspiration
- »Sie haben viel Zeit. Warten Sie, bis der Körper nach Luft verlangt.«

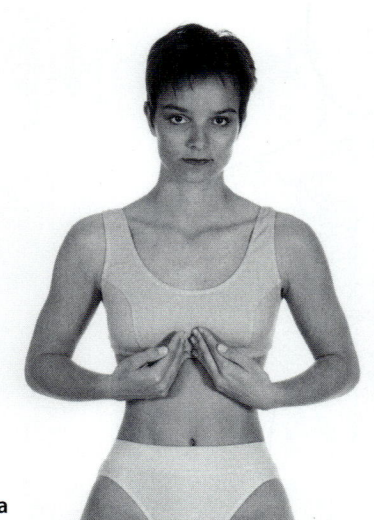
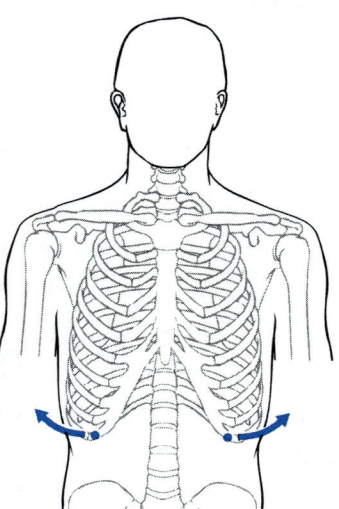

a   b

◘ Abb. 57.1. **a** Tasten des unteren Rippenbogens rechts/links, **b** Bewegung der Rippen in der Frontalebene

57

Keine Hyperventilation. Darum warten, bis der Kohlensäurespiegel im Blut den Inspirationsreflex auslöst.

Inspiration

– »Stellen Sie sich einen guten Duft vor und riechen Sie die Luft. Die einströmende Luft ist kühl in der Nase.« Durch das Riechen werden die Nüstern gebläht, die Nase wird als Einströmdüse verengt und die Luft vorgewärmt.
Das konzentrische Senken des Zwerchfells und die konzentrische Aktivität der Mm. intercostales stellen den Brustkorb weit und erhöhen den Sog in der Lunge. Die Luft strömt ein.

Ruhepause nach der Inspiration

– »Wieder haben Sie etwas Zeit. Sie fühlen sich leicht und wohl.«
Die Atempause ist für die Sauerstoffaufnahme günstig.
Das Gefühl der Weite verhindert einen Glottisverschluss.
Dann lässt man die Luft wieder langsam ausfließen.

> **Tipp**
> Der Therapeut sollte auf Folgendes achten:
> – Die Ruheatmung soll sich in der Mittellage abspielen. Es darf keine forcierte Ausatmung bis zum Einsatz der Bauchmuskeln verlangt werden.
> – Die Einordnung der Körperabschnitte Becken, Brustkorb und Kopf muss erhalten bleiben. Wenn das dem Patienten im Sitzen schwer fällt, kann er den Hinterkopf an eine Wand lehnen. Durch diesen leichten Druck des Kopfs gegen die Wand werden die Extensoren der Brustwirbelsäule aktiviert.

Rhythmische Atmung

Lernziel

Der Patient soll lernen,
- die Atemmuskulatur durch rhythmische Unterbrechungen des Luftstroms bei der Ein- und Ausatmung zu trainieren,
- die funktionelle Vitalkapazität zu vergrößern.

AUS   EIN   AUS   EIN

58.1   Konzept

Die aus- und einströmende Luft bei der Atmung soll in verschieden große Mengen durch kurze Luftstöße unterteilt werden. Dabei darf es trotz der scharfen Abtrennung der einzelnen Luftstöße nicht zu einem Stimmritzenverschluss kommen.

Die Luft wird durch den Mund ausgestoßen und durch die Nase eingeatmet.

Erst unterteilt man die ausströmende Luft in viele kleine Stöße. Dann soll die Menge des einzelnen Luftstoßes immer größer werden, bis das ganze Luftvolumen in einem gleichmäßigen Strom abgegeben werden kann.

Nur die Ausatmungsstöße werden moderiert. Bei der Einatmung werden immer 3 gleich große, aber gut abgetrennte Luftzüge eingezogen.

Das bedeutet eine steigende Anforderung an die konzentrische Aktivität der Mm. intercostales und des Zwerchfells während der Ausatmung.

Die kräftigen Luftstöße und das stufenweise Senken und Heben der Rippen sind nur durch die dynamische Stabilisierungsarbeit der Muskulatur von der Brustwirbelsäule möglich. Mit dem Bewegen der Rippen an der stabilisierten Wirbelsäule werden die Rippen-/Wirbelgelenke mobilisiert.

58.2   Lernweg

Übungsanleitung für den Patienten

»Setzen Sie sich auf einen Stuhl. Der gerade Rücken lehnt gemütlich an der Lehne, entweder gerade oder etwas nach hinten geneigt. Die Arme sind entweder auf den Oberschenkeln oder auf den Seitenlehnen des Stuhls abgelegt. Sie sind ganz ruhig.

Wenn Sie jetzt ausatmen wollen, hauchen Sie die Luft durch den Mund aus. Sie spüren den gleichmäßigen Luftstrom.

Diesen Luftstrom sollen Sie mit kleinen, energischen Stößen in gleich große Abschnitte unterteilen. Bis zum Ende der Ausatmung müssen alle Luftabschnitte gleich groß sein. Dann atmen Sie in 3 gemütlichen Zügen durch die Nase wieder ein.

Beim stufenweisen Ausatmen darf die Luft auf keinen Fall herausgepresst, sondern nur kräftig herausgehaucht werden.

Jetzt machen wir ein Spiel daraus:

Zuerst teilen Sie den Luftstrom in 4-mal 3 Stöße, dann in 4-mal 2, dann 4-mal 1, bis Sie die ganze Luft gleichmäßig herausblasen können (◘ Abb. 58.1).

Nach diesem Programm lassen Sie die Atmung wieder in Ruhe und von selbst weitergehen.«

Hinweise für den Therapeuten

> **Tipp**
> Der Therapeut sollte auf Folgendes achten:
> — Die gute Einordnung von Becken, Brustkorb und Kopf in die Körperlängsachse muss unbedingt während der ganzen Übung garantiert sein, sonst kann sich der Brustkorb nicht frei entfalten.
> ▼

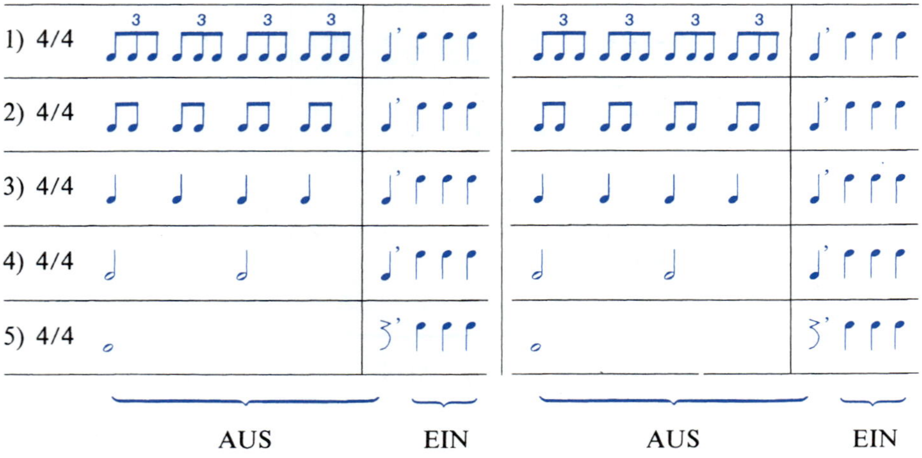

58

◘ **Abb. 58.1.** Schema für das Ein- und Ausatmen

- Macht die **Einordnung des Kopfs** Mühe, lässt man das Türmchen noch schräger nach hinten an die Stuhllehne lehnen. So steht dann die Halswirbelsäule senkrecht und das Kopfgewicht ist neutral eingestellt. Diese Stellung ist bei Zervikalproblemen eine große Entlastung.
- Wenn die **extensorische Einordnung des Brustkorbs** Schwierigkeiten macht, kann der Patient an der Vorderkante des Stuhls sitzen, sein Türmchen etwas nach vorn neigen, die Ellbogen auf einen Tisch stützen und den Kopf auf die Hände legen.
- Nach höchstens 3–4 Ein- und Ausatmungen muss eine Pause eingelegt werden, damit der Patient nicht hyperventiliert. Am besten hält er sich dann kurze Zeit die Nase zu, bis er das Bedürfnis verspürt, wieder einzuatmen. Dieses Warten auf den Einatmungsreflex ist für den Patienten anfangs sehr schwierig.
- Am Anfang ist es ratsam, nur die Stufen 1–3 des Schemas zu üben, dann auch mal Stufe 4 dazuzunehmen. Erst wenn diese Stufen beherrscht werden, kann man die letzte Stufe angehen.

Folgende **Variante** ist möglich:

Doppelhecheln

Wenn die »Rhythmische Atmung« für den Patienten zu anstrengend ist, versucht man es mit der Übung »Doppelhecheln«.

Ein- und Ausatmung bestehen nun aus je 2 gleichmäßigen, sanften, aber gut voneinander getrennten Stößen durch die Nase. Wieder beginnt man mit der Ausatmung. Jedes Mal nach den 2 Ausatmungsstößen und nach den 2 Einatmungsstößen erfolgt eine kleine Pause, während der keine weitere Luft aus- oder einströmen darf. Mit einer relativ hohen Frequenz pro Minute verhindert man den Verschluss der Stimmritze.

Auch das Doppelhecheln übt die Geschicklichkeit und die Koordination der Atemmuskeln und die Beweglichkeit der Rippen in ihren Gelenken.

Dieses Hecheln geschieht um die Atemmittellage und kann deshalb mühelos öfters am Tag während Beschäftigungen geübt werden.

58.3 Analyse

Ausgangsstellung

Der Patient sitzt mit in die Körperlängsachse eingeordneten **Körperabschnitten Becken, Brustkorb und Kopf** auf einem Stuhl. Entweder lehnt der Patient an der Stuhllehne mit einer senkrechten Körperlängsachse, oder die **Körperlängsachse** neigt etwas nach vorn, und die **Ellbogen** sind auf einer Tischplatte aufgestützt. Auf den aufgestellten Unterarmen mit den Händen ist der Kopf abgelegt.

Bewegungsablauf
Primärbewegung

Stufenweise Ausatmung

Die **Rippen** senken sich. Der epigastrische Winkel verkleinert sich. Der **Oberbauch** flacht ab. Die **Taille** wird schmaler. Der sagitto- und der frontotransversale **Brustkorbdurchmesser** wird kleiner.

Stufenweise Einatmung

Alle bei der Ausatmung erwähnten Parameter sind umgekehrt.

Bedingungen

Folgende Bedingung soll vom Patienten eingehalten werden:

Gleich bleibende Abstände zwischen körpereigenen Punkten

- Der **Abstand Th1–Th12** bleibt gleich.
- Die autochtone Muskulatur der Brustwirbelsäule muss extensorische/flexorische dynamische Stabilisierungsaktivität leisten.

Bewegungstempo

- Für die rhythmische Atmung gilt ein 4/4-Takt.
- Für das Doppelhecheln gilt ein 2/4-Takt.

Blasebalg

Lernziel

Der Patient soll lernen,
- willentlich seine Rippen zu bewegen,
- den Brustkorb in fronto- und sagittotransversalen Richtungen zu vergrößern und zu verkleinern,
- diese beiden Bewegungen mit der Bewegung des Zwerchfells zu koordinieren.

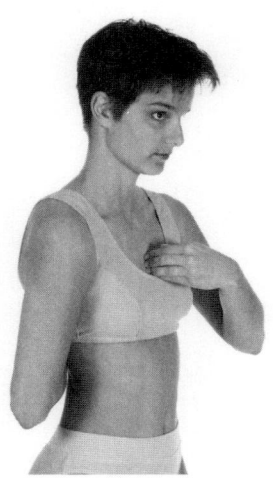

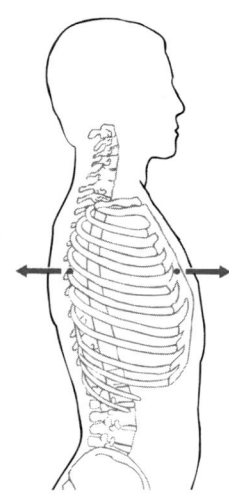

59.1   Konzept

Im Sitzen mit in die senkrecht stehende Körperlängsachse eingeordneten Körperabschnitten Becken, Brustkorb und Kopf tastet der Patient vorn seinen unteren Brustkorbrand und den Processus xiphoideus und hinten den Dornfortsatz von Th6.

Wenn er diese Punkte kennt, kann er ihren Abstand zueinander mit aktiven Rippen- und Brustwirbelsäulenbewegungen verändern. Das Volumen des Brustkorbs und unmittelbar das der Lunge vergrößert und verkleinert sich. Die Luft wird eingesogen und wieder herausgedrückt genau wie bei einem Blasebalg.

Erst übt der Patient nur die Erweiterung des Brustkorbs in eine Richtung. Dann koordiniert er die fronto- und sagittotransversalen Erweiterungen. Schließlich lernt

er zu spüren, wie sich sein Bauch bei der Einatmung vorwölbt und bei der Ausatmung wieder abflacht.

Beherrscht er die Koordination der 3 Lernziele, ist er in der Lage, seine Atmung zu steuern und die Vitalkapazität zu vergrößern. Zudem verbessert er die Beweglichkeit der Rippen (◨ **Abb. 59.1**).

59.2   Lernweg

Die Übung erfordert 3 Arbeitsgänge.

Übungsanleitung für den Patienten

»Sie sitzen aufrecht auf einem Stuhl und sollen ohne Hast mit Ihren Händen einige Punkte an Ihrem Brustkorb tas-

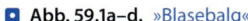

◨ **Abb. 59.1a–d.** »Blasebalg«

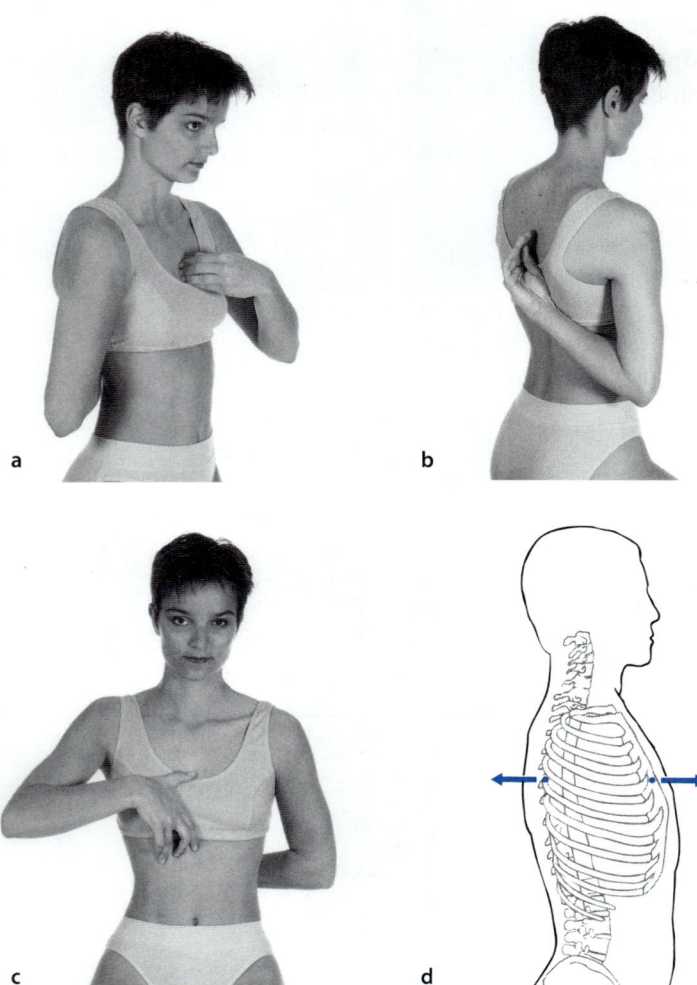

a   b

c   d

59

ten und dabei spüren lernen, wie sich diese Punkte beim Atmen bewegen.«

1. Arbeitsgang

»Fahren Sie tastend rechts und links am unteren Rippenbogen entlang zur Mitte. Sie spüren, dass die rechte und linke Rippe da einen Winkel bilden. Dieser wird schmaler beim Ausatmen und öffnet sich wieder beim Einatmen. Legen Sie Ihre Daumen rechts und links an die untere Seite des Brustkorbs und Ihre Fingerspitzen auf den Rippenwinkel in der Mitte.

Wir beginnen mitten in Ihrer Atmung. Lassen Sie die Luft, die gerade noch im Brustkorb ist, herausströmen. Sie erfahren, dass sich der Brustkorb seitlich verschmälert und dass der Winkel in der Mitte kleiner wird. Erst geht es von selbst, dann helfen Sie etwas mit und ziehen den Brustkorb noch mehr zusammen. Der Oberbauch wird sehr schmal. Verharren Sie einen Moment, ohne etwas zu tun, bis Sie spüren, dass Sie wieder Luft brauchen. Wenn Sie den Bauch langsam loslassen, strömt die Luft von selbst ein. Der Brustkorb verbreitert sich wieder seitwärts. Helfen Sie am Ende auch dabei mit, um diese Bewegung zu verstärken. Bevor Sie die Luft wieder herauslassen, verharren Sie wieder einen Moment in dieser schönen, weiten Stellung.

Diese seitlichen Brustkorbbewegungen machen Sie ganz langsam immer mit offener Stimmritze. Sie können sie 4- bis 5mal hintereinander machen. Dann brauchen Sie eine Pause, damit es Ihnen nicht schwindlig wird.«

2. Arbeitsgang

»Die Fingerspitzen einer Hand tasten die untere Brustbeinspitze, und die der anderen Hand tasten hinten am Rücken gegenüber der Brustbeinspitze auf gleicher Höhe einen Wirbel. Merken Sie sich den Abstand, den diese Punkte voneinander haben.

Wenn Sie ausatmen, nähern sich diese Punkte so weit wie möglich an. Von der Seite gesehen, werden Sie dann ganz schmal. Nach einer kurzen Pause lassen Sie die Luft wieder einströmen und bringen die Punkte so weit wie möglich auseinander. Die Brustbeinspitze geht dabei etwas nach oben/vorn. Jetzt können Sie die Weite des Brustkorbs genießen, bevor die Luft wieder ausströmt.«

3. Arbeitsgang

»Die beiden eben gelernten Bewegungen des Brustkorbs sollen Sie nun koordinieren. Seitlich weit und dazu tief soll der Brustkorb beim Einatmen werden und schmal von der

Seite und der Tiefe beim Ausatmen. Dazu konzentrieren Sie sich jetzt auf die Bewegungen des Oberbauchs.

Eine Hand kann vorn mit den Fingern 3 Punkte spüren: mit dem Daumen das Brustbein, mit dem Mittelfinger den untersten Rippenbogen und mit dem kleinen Finger den Oberbauch. Die andere Hand kann mit den Fingerspitzen hinten am Rücken an den Wirbel gehen, der der Brustbeinspitze gegenübersteht.

Beim Ausatmen wird sich nun der Daumenpunkt nach unten bewegen, die Fingerspitzen auf dem Rippenbogen kommen gegen die Mitte, und der kleine Finger spürt, wie der Bauch flach und am Ende hart wird. Denn Sie verstärken ja am Ende wieder alle Bewegungen.

Dann warten Sie kurz und lassen den Bauch los. Er wölbt sich etwas nach vorn. Die Fingerspitzen gehen mit dem Rippenbogen nach außen. Der Wirbel mit Ihrem Daumen darauf geht nach hinten. Alles ist weit, und die Luft strömt ein.

Anfangs muss man sich sehr auf alle diese Punkte konzentrieren. Dann aber wird das Tasten überflüssig. Es geht von selbst. Sie sind nun in der Lage, selbst zu bestimmen, in welche Richtung sich Ihr Brustkorb verkleinern und erweitern soll. Wenn Sie bei verstärkter Belastung viel Luft benötigen, können Sie Ihre Atmung mit diesem maximalen Brustkorberweitern dann sehr schnell regulieren.«

Hinweise für den Therapeuten

Tipp
Der Therapeut sollte auf Folgendes achten:
– Die Einordnung der Körperabschnitte Becken, Brustkorb und Kopf in die Körperlängsachse soll immer garantiert sein. Dem Becken muss besondere Beachtung geschenkt werden, damit eine Flexion oder Extension in den Hüftgelenken vermieden wird.
– Die Luft soll ohne Pressen und Stimmritzenverschluss ungehemmt aus- und einströmen. Das ist besonders jeweils am Ende der Aus- und Einatmung zu beachten. Schließt der Patient die Glottis z. B. am Ende der Einatmung, dann setzt die Stabilisierungsaktivität der Interkostalmuskulatur und der Extensoren der Brustwirbelsäule aus. Die Weitstellung des Brustkorbs wird jetzt von der eingeschlossenen Luftsäule gehalten.

▼

- Beim Ausatmen wird die Glottis mit einem hörbaren kleinen Räuspern gesprengt. Man kann den Patienten sehr gut darauf aufmerksam machen, dass er am Ende der Ein- und der Ausatmung offen bleiben soll und **keinen Druck mit dem Kehlkopf** ausüben darf. Immer wenn er sich räuspern muss, soll es ihm bewusst werden, dass er wieder zugemacht hat. Als Übung und Demonstration dieses Mechanismus lässt man den Patienten bewusst am Ende der Einatmung die Glottis verschließen. Dann tritt beim Ausatmen danach unweigerlich dieses Räuspern auf. Dieses Räuspern kann vermieden werden, wenn vor dem Ausatmen noch ein klein wenig eingeatmet wird. Durch dieses Einatmen übernimmt die Atemmuskulatur wieder ihre Haltearbeit, damit die Luft geregelt ausströmen kann.
- Der Patient muss während der vertieften Atmung sorgfältig beobachtet werden. Beim leisesten Anzeichen von Schwindel muss sofort zur normalen Atmung übergegangen werden.
- Nach 4–5 vertieften Atemzügen muss eine Pause eingeschaltet werden. Da der Patient in dieser Ruhestellung nicht so viel Sauerstoff benötigt, kommt es leicht zu einer **Hyperventilation**. Der Patient soll sich die Nase und den Mund zuhalten, bis er wirklich wieder Luft braucht.
- Kann der Patient die Einordnung des Türmchens nicht halten, so wird die Übung in Seitenlage gemacht.
- Oft beobachtet man bei der Einatmung ein rasch einsetzendes Vorwölben des Oberbauchs, aber keine Erweiterung des Brustkorbs nach lateral. Das ist ein Zeichen, dass das Zwerchfell beim kontrahierenden Senken auf einen zu geringen Widerstand der Bauchdecke bei **schlechtem Bauchmuskeltonus** stößt. In diesem Fall ist es günstig, den Bauch während der Atemübungen zu bandagieren. Selbstverständlich ist dann auch ein Bauchmuskeltraining vonnöten.

59.3 Analyse

Ausgangsstellung

Im Sitzen und im Liegen müssen die **Körperabschnitte Becken, Brustkorb und Kopf** in die Körperlängsachse eingeordnet sein.

Bewegungsablauf

❯ **Übersicht**

Der Bewegungsablauf gliedert sich in **3 Arbeitsgänge**:
- Laterale Bewegungen des Brustkorbs
- Sagittotransversale Bewegungen des Brustkorbs
- Koordination der Rippenbewegungen mit der Zwerchfellbewegung

Bewegungsablauf: 1. Arbeitsgang – Laterale Bewegungen des Brustkorbs
Primärbewegung

Die kritischen Punkte **am rechten/linken Brustkorbrand** bewegen sich nach lateral/etwas kranial oder nach medial/etwas kaudal. Der epigastrische Winkel verkleinert und vergrößert sich. Das **Zwerchfell** entspannt sich und wölbt sich nach kranial beim Ausatmen. Beim Einatmen wird es durch die laterale Erweiterung des Rippenkorbs gespannt, sodass es sich beim Druck nach kaudal kräftig kontrahieren kann.

Bedingung

Gleich bleibende Abstände zwischen körpereigenen Punkten
- Der **Abstand Th1–12** bleibt gleich.
  Das erfordert das dynamische Stabilisieren der Brustwirbelsäulenmuskulatur in Flexion/Extension.

Bewegungsablauf: 2. Arbeitsgang – Sagittotransversale Bewegungen des Brustkorbs
Primärbewegung

Die kritischen Punkte **Processus xiphoideus und Dornfortsatz von Th6** verkleinern und vergrößern ihren Abstand zueinander.

Exspiration

Die **Rippen** bewegen sich nach kaudal/dorsal. Die **Wirbel** um Th6 bewegen sich extensorisch nach ventral. Der sagittotransversale Brustkorbdurchmesser verkleinert sich.

Inspiration

Die **Rippen** bewegen sich in den Kostovertebralgelenken und heben den Rippenkorb nach kranial/ventral an. Die **Wirbel** um Th6 bewegen sich flexorisch nach dorsal. Der sagittotransversale Brustkorbdurchmesser vergrößert sich.

Bedingungen

Gleich bleibende Abstände zwischen körpereigenen Punkten

- Der **Abstand S1–L1** bleibt gleich.
  Das verlangt eine dynamische Stabilisierung der Flexoren und Extensoren in den Hüftgelenken und der Lendenwirbelsäule.
- Der Abstand Fossa jugularis/Kinnspitze bleibt gleich.
  Das erfordert eine dynamische Stabilisierung der Flexoren/Extensoren und der Dorsal- und Ventraltranslatoren der Halswirbelsäule.

Bewegungsablauf: 3. Arbeitsgang – Koordination der Rippenbewegungen mit der Zwerchfellbewegung

Primärbewegung

Zusätzlich zu den im 1. und 2. Arbeitsgang beschriebenen Bewegungen der kritischen Punkte am Körper bewegt sich das Zwerchfell bei der **Exspiration** nach kranial durch exzentrisches Nachlassen. Dabei wölbt es sich in den Brustkorbraum und verkleinert ihn.

Bei der **Inspiration** bewegt sich das Zwerchfell durch konzentrische Aktivität nach kaudal, komprimiert den Oberbauch und vergrößert den Brustkorbraum.

Bedingungen

Die im 2. Arbeitsgang beschriebenen gleich bleibenden Abstände gelten auch hier.

Bewegungstempo

Die Atemfrequenz pro Minute richtet sich ganz nach dem Zustand des Patienten.

Luftschlucker

Lernziel

Der Patient soll lernen,
- das Luftschlucken zu verhindern,
- die bereits geschluckte Luft aus dem Darmtrakt zu entfernen,
- die bereits geschluckte Luft aus dem Magen zu entfernen.

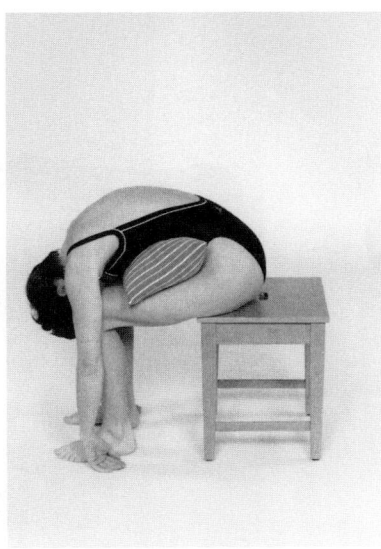
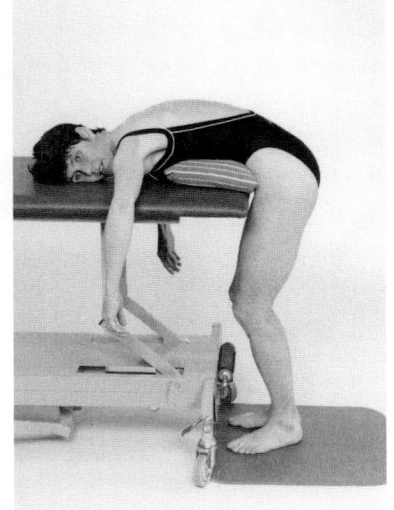

60.1   Konzept

❯ **Übersicht**

Die geforderten Lernziele werden in **3 Übungen** erarbeitet (◻ Abb. 60.1):

— Vermeiden von Luftschlucken
— Darmwind
— Rülpsen

1. Übung: Luftschlucken vermeiden

Das Luftschlucken außerhalb der Nahrungsaufnahme beruht auf einer spezifischen funktionellen Fehlatmung. Permanenter Stress, Nervosität, Hyperaktivität und Angst fördern das Luftschlucken. Die Luft wird beim Einatmen zu hastig eingesogen und dann bei der nötigen Pause für den Gasaustausch in der Lunge mit einem Glottisverschluss im Atemraum festgehalten.

Normalerweise wird am Ende der Einatmung die erreichte Weitstellung des Brustkorbs von der inspiratorischen Muskulatur und der die Brustwirbelsäule stabilisierenden Muskulatur garantiert. Verschließt aber die Glottis den Atemraum, tritt eine reflektorische Detonisierung dieser Muskelgruppen auf, da das eingeschlossene, nicht komprimierbare Luftpolster ihre Aktivität überflüssig macht. Durch den Druck von oben drückt es die Luft nach unten in den Magen.

Bei der Ausatmung sprengt die gestaute Atemluft die Stimmritze. Die Luft entweicht unkontrolliert und zu schnell. Die detonisierte Atemmuskulatur verpasst den Einsatz zur dosierten Bremsaktivität beim Zusammensinken des Rippenkorbs. Der Abfluss der Atemluft wird dann ausschließlich durch die Stimmbänder reguliert, hörbar an einer Art Räuspern, wenn die Stimmritze gesprengt wird.

Es ist sehr schwer, diese Gewohnheit abzulegen. Der eigentliche Vorgang des Luftschluckens wird nicht wahrgenommen, nur die unangenehmen Folgen davon.

In Magen und Darm entstehen Völlegefühl und Druck, wodurch die Atmung stark beeinträchtigt wird.

Der Patient soll nun häufig am Tag bewusst eine Atmung anwenden, bei der das Schlucken von Luft unmöglich ist. Dazu eignet sich das Pfeifen einer Melodie, das ohne Unterbrechung beim Aus- und Einatmen vonstatten gehen muss. Gelingt es, den Patienten so längere Zeit vom Luftschlucken abzuhalten, verliert er sein Fehlverhalten am leichtesten.

2. Übung: Darmwind

Hat der Patient schon Luft geschluckt, muss er lernen, sie aktiv wieder loszuwerden. Die Luft, die die Blähungen im Bauch verursacht, kann nur durch den Darm abgegeben werden.

Der Patient komprimiert mithilfe eines Kissens von außen den Bauch, vornübergebeugt im Sitzen oder mit

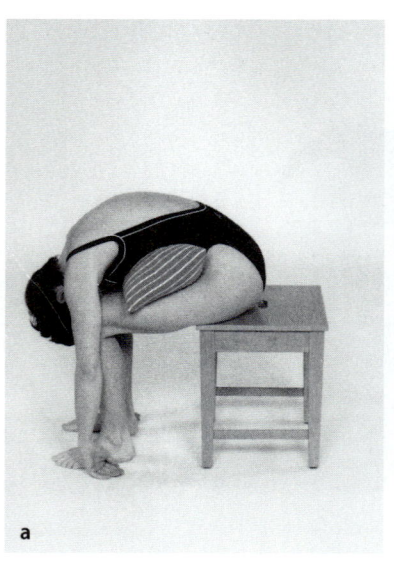
a

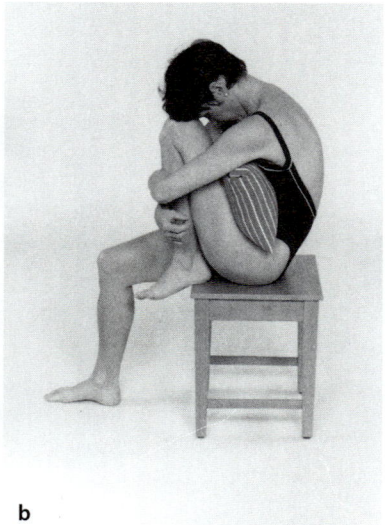
b

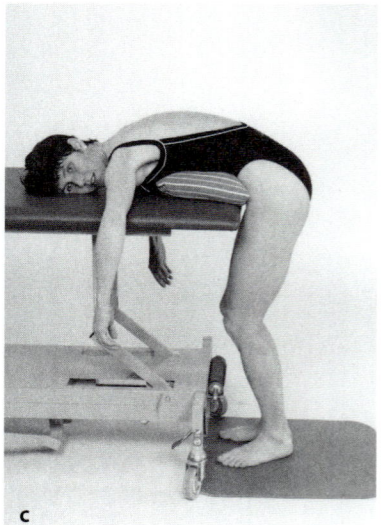
c

◻ **Abb. 60.1a–c.** »Luftschlucker«: Stellungen zum Komprimieren des Bauchinhalts

dem Kissen unter dem Bauch über einen Tisch gelegt. Dann senkt er mit einer vertieften Einatmung das Zwerchfell, um auch von kranial einen weiteren Druck auf den Bauchraum auszuüben. Bei etwas Geduld und Abbau der Hemmungen entweicht die Luft aus dem After.

3. Übung: Rülpsen

Die geschluckte Luft, die noch im Magen ist, kann nur nach oben durch die Speiseröhre entsorgt werden. Die Technik des Rülpsens muss wieder erlernt werden. Beim Essen und Trinken ist es ganz normal, dabei auch Luft zu schlucken. Da Luft nicht komprimierbar ist, entsteht häufig ein Druck im Magen. Ein Rülpsen nach der Mahlzeit brächte Erleichterung. Das ist aber in unserer Zivilisation nur noch den Säuglingen gestattet.

60.2 Lernweg

1. Übung: Luftschlucken vermeiden
Übungsanleitung für den Patienten

»Sie sitzen aufrecht auf einem Stuhl.

Zuerst machen wir ein Experiment, damit Ihnen die Atmung bewusst wird.

Die Zunge liegt entspannt im Unterkiefer. Der Kehlkopf ist entspannt. Legen Sie Ihre Hände rechts und links an den unteren Brustkorbrand. Machen Sie nun die unteren Rippen gegen einen leichten Druck der Hände zur Seite breit. Gleichzeitig drücken Sie etwas nach unten in den Oberbauch. Jetzt merken Sie, wie die Luft von selbst einströmt. Sie müssen sie gar nicht selbst einziehen.

Verharren Sie, nachdem die Luft eingeströmt ist, einen Moment mit offener Stimmritze. Dann erst lassen Sie die Rippen ganz langsam sinken. Der untere Brustkorbrand wird wieder schmal. Die Luft kommt von selbst raus.

Jetzt schließen Sie während des Ausströmens der Luft kurz die Stimmritze. Sofort werden Sie einen deutlichen Druck unter den Stimmbändern spüren.

Ihr Problem hat genau damit zu tun. Durch das unbewusste Schließen der Stimmritze nach dem Einatmen kommt diese lästige Luft in Ihren Magen.

Sie sollen sich nun eine Technik aneignen, mit deren Hilfe die Luft beim Atmen ohne Behinderung ein- und ausströmen kann.

Das Pfeifen wird Ihnen helfen. Denken Sie sich ein einfaches Lied aus. Das pfeifen Sie ganz leise vor sich hin. Aber nicht nur beim Ausatmen pfeifen Sie, sondern auch während des Einatmens. Strengen Sie sich nicht an. Sie pfeifen leise und gehen sparsam mit der Luft um. Das Pfeifen beim Einatmen ist ungewohnt, wird aber bald auch funktionieren.

Dieses spezielle Pfeifen können Sie von jetzt an bei jeder Beschäftigung am Tag ausüben. Bald wird Ihre Atmung verändert sein, sodass Sie ohne Stimmritzenverschluss und Luftschlucken atmen.«

Hinweise für den Therapeuten

> **Tipp**
>
> Der Therapeut sollte auf Folgendes achten:
> - Der Patient darf nicht außer Atem kommen. Es darf aber auch keine Hyperventilation geben.
> - Beginnt sich der Patient sichtlich unwohl zu fühlen und atmet er immer schneller, so ist das ein Zeichen beginnender Hyperventilation. Dann muss sofort eine Atempause eingeschaltet werden, evtl. sogar mit Zuhalten von Nase und Mund, bis die Ruheatmung wiederhergestellt ist.
> - Es soll nur um die Atemmittellage gepfiffen werden. Daher müssen sich Inspiration und Exspiration häufig abwechseln.

2. Übung: Darmwind
Übungsanleitung für den Patienten

»Wenn Sie nach dem Essen oder einfach so lästige Luft im Bauch spüren, können Sie von jetzt an etwas dagegen tun.

Setzen Sie sich auf einen Stuhl und nehmen Sie ein Kissen vor den Bauch. Nun legen Sie sich über das Kissen nach vorn, bis der Brustkorb auf den Knien liegt und das Kissen fest in den Bauch drückt. Dazu atmen Sie langsam, aber sehr tief in den Bauch ein. Das Kissen drückt von vorn und Ihr Zwerchfell von oben den Bauch zusammen.

Da man die Luft nicht zusammendrücken kann, muss sie sich bei diesem Druck einen Ausweg suchen. Haben Sie Geduld. Bald werden die Darmwinde abgehen.

Sie können sich auch mit einem Kissen unter dem Bauch über eine Tischkante legen, ganz wie es Ihnen am bequemsten ist. Nur der Erfolg zählt.«

Hinweise für den Therapeuten

> **Tipp**
>
> Der Therapeut sollte auf Folgendes achten:
>
> — Die benötigte Kissengröße hängt von der Dicke des Bauchs ab: dicker Bauch – kleines Kissen, dünner Bauch – großes Kissen.
> — Das Kissen soll vom unteren Brustkorbrand bis in die Leistengegend reichen.
> — Bei der tiefen Atmung in den Bauch darf trotz des entstehenden, erwünschten Drucks auf den Bauchinhalt nicht gepresst werden. Die Glottis soll immer offen bleiben.
> — Bei sehr guter Flexionsbeweglichkeit in den Hüftgelenken kann man im Sitzen auch ein Knie mit einem Kissen dazwischen gegen den Bauch drücken.
> — Bei Flexionsdefizit in den Hüftgelenken wird ein dickeres Kissen benötigt.

3. Übung: Rülpsen
Übungsanleitung für den Patienten

»Sie möchten den Druck im Magen loswerden. Der Ursache dafür ist geschluckte Luft.

Säuglinge dürfen oder müssen sogar nach jedem Trinken ein Bäuerchen machen, damit sie sich wohl fühlen. Aber bei uns Erwachsenen gilt das als unanständig.

Trotzdem muss die lästige Luft im Magen durch die Speiseröhre wieder hinaus. Also muss das Auslösen eines Rülpsers erlernt werden. Dazu gibt es 2 Methoden: **Leerschlucken und Leerspucken.**«

Leerschlucken

»Wenn Sie ausgeatmet haben, schlucken Sie hintereinander 3-mal leer, ohne dazwischen zu atmen. Bei jedem Mal Leerschlucken ziehen sich der Schlund und der Bauch zusammen. Manchmal hilft dazu noch ein zusätzliches Nicken mit dem Kopf.

Kurze Zeit nach dem letzten leeren Schlucken kommt die Luft mit einem Rülpser raus.«

Leerspucken

»Erinnern Sie sich noch an das Wettspucken mit Kirschensteinen in Ihrer Kindheit?

Das wollen wir versuchen, nur ohne Steine. Als Auftakt machen Sie Ihre Lippen spitz und so rund, dass gerade ein Kirschstein durchpassen würde. Dann atmen Sie aus und stoppen, kurz bevor Sie mit dem Ausatmen fertig sind. Jetzt spucken Sie mindestens 3-mal die gedachten Kirschensteine aus, ohne dazwischen einzuatmen.

Vielleicht kommt der Rülpser schon, bevor Sie wieder einatmen müssen.

Sie können auch nach dem Spucken die Stimmritze ganz öffnen und die Luft durch das Weitwerden des Brustkorbs durch die Nase einströmen lassen. Dann kommt der Rülpser bestimmt«.

Hinweise für den Therapeuten

> **Tipp**
>
> Der Therapeut sollte auf Folgendes achten:
>
> — Bei beiden Rülpsmethoden muss das Türmchen eingeordnet bleiben. Mit dem Zusammensinken des Türmchens kämen die Bauchmuskeln in die aktive Insuffizienz und wären nicht mehr in der Lage, die Bauchdecke zu verspannen und dem Druck des sich senkenden Zwerchfells zu widerstehen.

60.3   Analyse

Ausgangsstellung

Vermeiden des Luftschluckens
Das in- und exspiratorische Pfeifen kann in jeder Stellung ausgeführt werden.

Darmwind
Für den Druck auf den Bauch sind verschiedene Ausgangsstellungen möglich.

Rülpsen
Die Ausgangsstellung Sitz mit eingeordneten Körperabschnitten Becken, Brustkorb und Kopf ist am geeignetsten.

Bewegungsablauf

Vermeiden des Luftschluckens
Die Bewegungen der **Rippen** in den Kostovertebralgelenken und die des Zwerchfells sind klein und rasch. Sie spielen sich um die Atemmittellage ab.

Darmwind und Leerspucken

Von der **Bauchmuskulatur** wird eine hohe konzentrische Aktivität verlangt, um diese extreme Ausatmungsstellung zu erreichen.

Bedingung

Gleich bleibende Abstände zwischen körpereigenen Punkten

- Beim Rülpsen bleibt der **Abstand Th1–12** gleich. Das erfordert von den **Brustwirbelsäulenextensoren** dynamische Stabilisierungsarbeit.

Anhang

Literatur

Andersson GBJ, Winters JM (1990), Role of muscle in postural tasks: spinal loading and postural stability multiple muscle system: Biomechanics and Movement Organzations Winters and Woo. Springer, Berlin Heidelberg New York Tokyo pp. 377–395

Bacha S (2003) Klassifikation Teil 1 , Manuelle Therapie 7. Thieme, Stuttgart, S 157–166

Bacha S (2004) Muskelsysteme Teil 2. Von der Muskeldisbalance zur Myofascialen Dysfunktion-Assessment. Manuelle Therapie 8. Thieme, Stuttgart, S 28–38

Bacha S (2005) Untersuchen in der Physiotherapie. Thieme, Stuttgart, S 111–140

Bacha S (2005) Behandeln in der Physiotherapie. Thieme, Stuttgart, S 69–90

Crisco J, Panjabi N (1991) The intersegmental and multisegmental muscles of the lumba spine: a biomechanical model comparing lateral stabilizing potential. Spine 16:793–799

Debrunner HU (1971) AO-Gelenkmessung, Neutral-O-Methode. Dokumentation der DGOT Tübingen, Bern

Frisch H (1995) Programmierte Untersuchung des Bewegungsapparates, 6. Aufl. Springer, Berlin Heidelberg New York Tokyo

Gifford L (2000) Schmerzphysiologie. Angewandte Physiologie Bd. 2, Kap. 10. Thieme, Stuttgart

Gosselink R (2000) Atemsystem. Angewandte Physiologie Bd. 2, Kap. 10. Thieme, Stuttgart

Hamilton CF, Richardson CA (1995a) Towards development of a clinical test of local muscle dysfunction in the lumbal spine. 9th biennial Conference of the Manipulative Physiotherapists Association of Australia

Hamilton CF, Richardson CA (1995b) Towards the development of a clinical test of local muscle dysfunction. University of Queensland, Brisbane

Hamilton CF, Richardson CA (1997) Neue Perspektiven zu Wirbelsäuleninstabilitäten und lumbalen Kreuzschmerzen: Funktion und Dysfunktion der tiefen Rückenmuskeln. Manuelle Therapie 1(1):17–24

Hochschild J (1998) Strukturen und Funktionen begreifen, Bd. 1. Thieme, Stuttgart

Hodges PW, Richardson CA (1995) Disfunction in transversus abdominus associated with chronic low back pain. Manipulative Therapists Association of Australia Biennial Conference

Hodges PW, Richardson CA (1996) Inefficient muscular stabilization of the lumba spine associated with low back pain. Spine 21(22):2640–2650

Inman VT, Ralston HJ, Todd F (1981) Human walking. Williams & Wilkies, Baltimore London

Jull GA et al. (1998) New concepts for the control of pain in the lumbopelvic region. Third Interdisciplinary World Congress on Low Back and Pelvic Pain, Vienna

Kapandji IA (1984) Funktionelle Anatomie der Gelenke Bd. 1–3. Enke, Stuttgart

Kendali HO et al. (1971) Muscles testing and function. Williams & Wilkies, Baltimore London

Klein-Vogelbach S, Werbeck B, Spirgi-Gantert I (2000) Funktionelle Bewegungslehre, 5. Aufl. Springer, Berlin Heidelberg New York Tokyo

Klein-Vogelbach S (1995) Gangschulung zur Funktionellen Bewegungslehre. Springer, Berlin Heidelberg New York Tokyo

Klein-Vogelbach S (1992) Therapeutische Übungen zur funktionellen Bewegungslehre. 3. Aufl. Springer, Berlin Heidelberg New York Tokyo

Lanz T von, Wachsmuth W (1959) Praktische Anatomie. Springer, Berlin Göttingen Heidelberg

Mager R (1972) Motivation und Lernerfolg. Beltz, Weinheim

O'Sullivan PW et al. (1997) Evaluation of specific stabilization exercises in the treatment of chronic low back pain with radiological diagnosis of spondylosysis or spondylolithesis. Spine 22:2959–2967

Richardson CA et al (1998) Non-invasive assessments of deep muscle dysfunction associated with low back pain. Third Interdisciplinary World Congress on Low Back and Pelvic Pain, Vienna

Richardson CA et al (1999) Therapeutic exercise for spinal segmental stabilization in low back pain: Scientific basis and clinical approach. Churchill Livingstone London

Roggenbuck C, Conradi E (1996) Pädagogisch orientierte Kinesitherapie – Vorstellungen zu einem neuen Konzept der Kinesitherapie. Phys Rehab Kur Med 6:90–92

Schöttker-Königer T (2001) Stabilisation. In: Van den Berg F (Hrsg) Angewandte Physiologie Teil 3. Thieme, Stuttgart, S 47–60

Siebert H (1996) Didaktisches Handeln in der Erwachsenenbildung, 2. Aufl. Luchterhand, Neuwied Kriftel Berlin

Werle J (1991) Osteoporose – chronische Erkrankung und Bewältigung. In: Werle J (Hrsg) Osteoporose und Bewegung. Springer, Berlin Heidelberg New York Tokyo

Wilke HJ et al. (1995) Stability increase of lumba spine with different muscle groups: a biomechanical in vitro study. Spine 20(2):192–198

Sachwortverzeichnis

Die DVD zum Buch

Hier können Sie Susanne Klein-Vogelbach zusehen, wie sie eine Auswahl der Übungen zeigt und instruiert. In den einzelnen Buchkapiteln finden Sie jeweils Verweise mit diesem Symbol (⬤ DVD) auf die passenden »bewegten« Szenen auf der DVD.

Inhalt

(Quelle: Klein-Vogelbach 1992, Funktionelle Bewegungslehre: Therapeutische Übungen, Springer-Verlag Berlin Heidelberg, VHS)